基礎臨床藥物治療學

大專用書 ①

編著：賴建銘　藥學博士

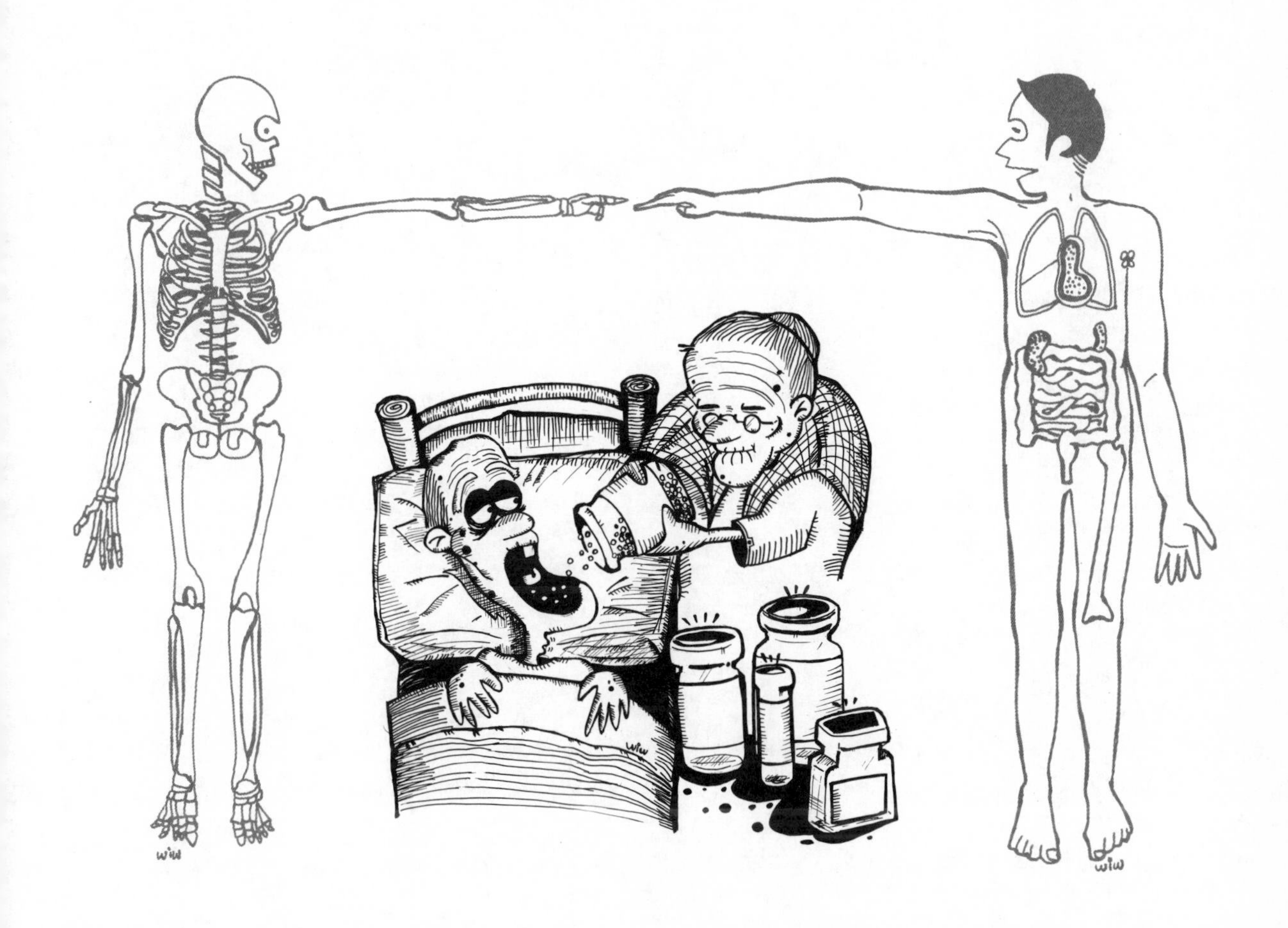

文興出版事業

【郭　序】

本書作者賴建銘博士就讀日本靜岡大學研究所開始，就潛心從事藥理學研究工作。返國後，曾在台中仁愛綜合醫院擔任藥劑部主任，大力發揮藥理學專長於藥學實務上。自73年開始，在本校擔任臨床藥學的教學工作迄今已20年，這段時間曾經同時兼任本校附設醫院及大里財團法人仁愛綜合醫院顧問。所以，賴博士在臨床藥學的學養以及實務經驗均甚爲豐富。他教學認眞頗受好評，平素也樂於助人，據個人了解，在本校服務期間很多藥師、醫師以及本校師生常常請教他有關治療藥物的用藥事宜，他都能如數家珍，馬上可以應答如流，甚至提供詳細資料，令人景仰。最近他爲讓更多的醫療人員學習藥物治療學知識而編著「基礎臨床藥物治療學」一書。從書的內容，個人發現其特色如下：

(1) 疾病的症狀與徵候有生動的圖解。
(2) 對疾病的病態生理有詳細的敘述。
(3) 藥物作用機理有簡明的圖示。
(4) 同類藥品間有簡單的表格比較。
(5) 新藥的使用時機及方法有明白的說明。
(6) 病患用藥注意事項亦有明確的指示。

個人閱讀後獲益良多，深感本書具有簡明與容易了解的特性，除適合藥學相關科系之學生研讀外，也相當適合相關醫療人員的自習使用，值得推廣，樂於爲序。

前中國醫藥大學校長

郭盛助

2004.2.16

【黃　序】

賴建銘博士任教於本校迄今已二十年，從事教育工作兢兢業業，態度嚴謹認眞、大公無私，廣獲師生讚賞;平日身體力行，嚴以律已、寬以待人，子女亦個個有成。

近年來醫藥科學的發展日新月異，臨床藥物的新陳代謝顯著加速，療效肯定的新藥物不斷湧現，不夠完善的藥物相繼的遭淘汰，如何緊跟著時代的步伐，提供妥善的臨床服務，爲廣大的病患服務，實爲具藥學專業知識者所應擔負之職責。賴博士爲提供欲從事臨床藥學的工作者的思路與應用，遂根據多年的教學及在本校附設醫院及台中仁愛綜合醫院的臨床實務經驗，編著此書「基礎臨床藥物治療學」。

本書分爲十五章，其內容由基礎而應用，其解說則由淺顯而深入，提綱契領地說明從事臨床藥學工作者所應了解的專業知識。本書的大綱與條理分明，內文以簡明的圖表敘述並表格化，對服藥與日常生活的關係有精簡之介紹，對疾病的病因與保健的描述簡明易懂，對藥物之不良反應及服用藥品之注意事項亦有扼要說明。相信本書不僅適於藥學相關科系之莘莘學子研讀外，其他醫療相關人員也可在短時間內掌握本書菁華。特撰此序，以爲推薦。

中國醫藥大學

藥物化學研究所所長

黃麗婷

2004.2.20

【編者序】

廿一年前由於家母突然接受直腸癌手術，中斷了未完成之學業，返國開始了所謂臨床之工作領域，這十年來台灣也因爲衛生署的藥事評鑑作業，正式推動臨床藥學，尤其近年來，政府推動醫藥分業政策，藥師總算名正言順執行臨床藥學的作業。

九月間逢家母往生4週年，百感交集時，將自己返國後十餘年來任教之講義及四處參加進修演講之內容收集成冊，定名爲「基礎臨床藥物治療學」。期望對想踏入臨床藥學的工作者能縮短一點學習時間，更希望在全民健保、藥物濫用之情況下對專業領域如何合理用藥提供一點心力。

最後要謝謝恩師郭盛助博士與黃所長賜序勉勵，及我的學生白斐瑛藥師的精采插畫，文興出版事業黃經理、賀小姐及林先生的編排，昱勛、美華、俊仁、鈺富、尚容、美如、柔輔、明薰、芳如、玉娟、倍漢等藥師及仁愛醫院郭主任的校稿，以及賢妻奉珠在病中長期的照顧，使本書能順利地出版。感激一切，無盡地誌謝！

賴建銘

2003.10.14

【目 錄】

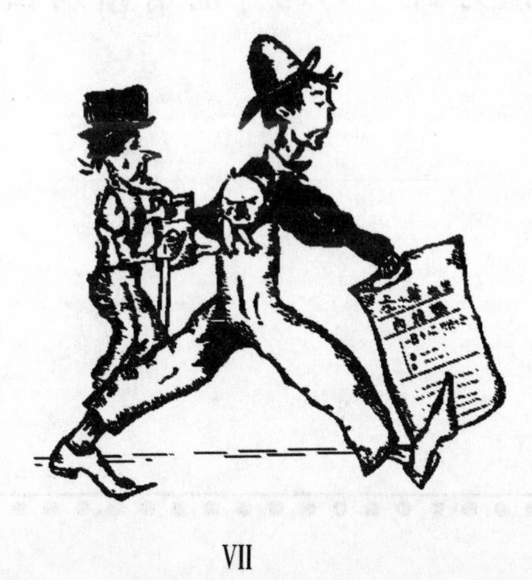

【前　言】

1. 本書之編排本作爲學生上課講義用，文中保留原文不作翻譯，除了不改變文義外，爲方便學生能習慣閱讀原文，以能日後自己進修更上一層樓。
2. 文中的圖解，尤其藥物的作用機轉，大部分依據 Lione H.Opie. Drugs for the Heart. 5th edition. 2001 改繪而成，僅此誌謝。
3. 藥物治療學乃一門較新的科學，隨著時代的進步與新藥的開發，疾病治療理論也會變化及修正，因此隨時更新是最重要的學習方法。
4. 本書採單元式編排，各單元均具獨立性，故不免有些重複，以方便閱讀的整體性，附錄的索引則主要採藥物成分名稱爲主，忽略各家商品名敬請原諒。
5. 臨床上病患即使是相同的疾病，也往往會出現不同的症狀，加上藥物對人體之反應亦常有Variation(差異)出現，故如何將書上死的理論變成活的知識，一定得透過臨床工作經驗的累積，故當藥師有了充分正確的理論，更重要的是如何在臨床上靈活運用。
6. 藥物治療學範圍非常廣泛，並非只有十五單元，本書僅是基礎入門而已，時間及體力許可的話，將有續篇出版。

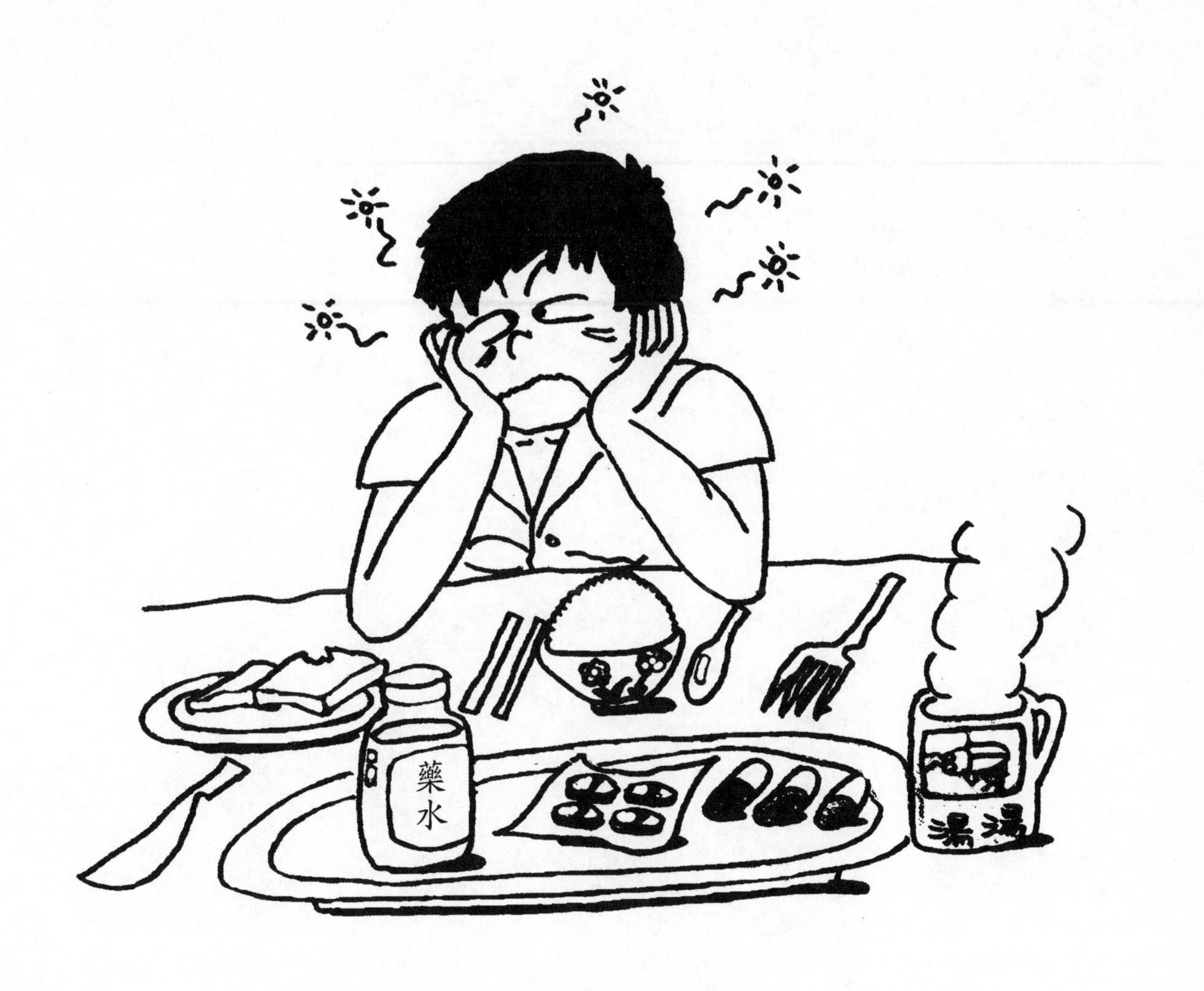

正確地服藥，不但有助疾病的治療，
且可避免藥物之不良反應。

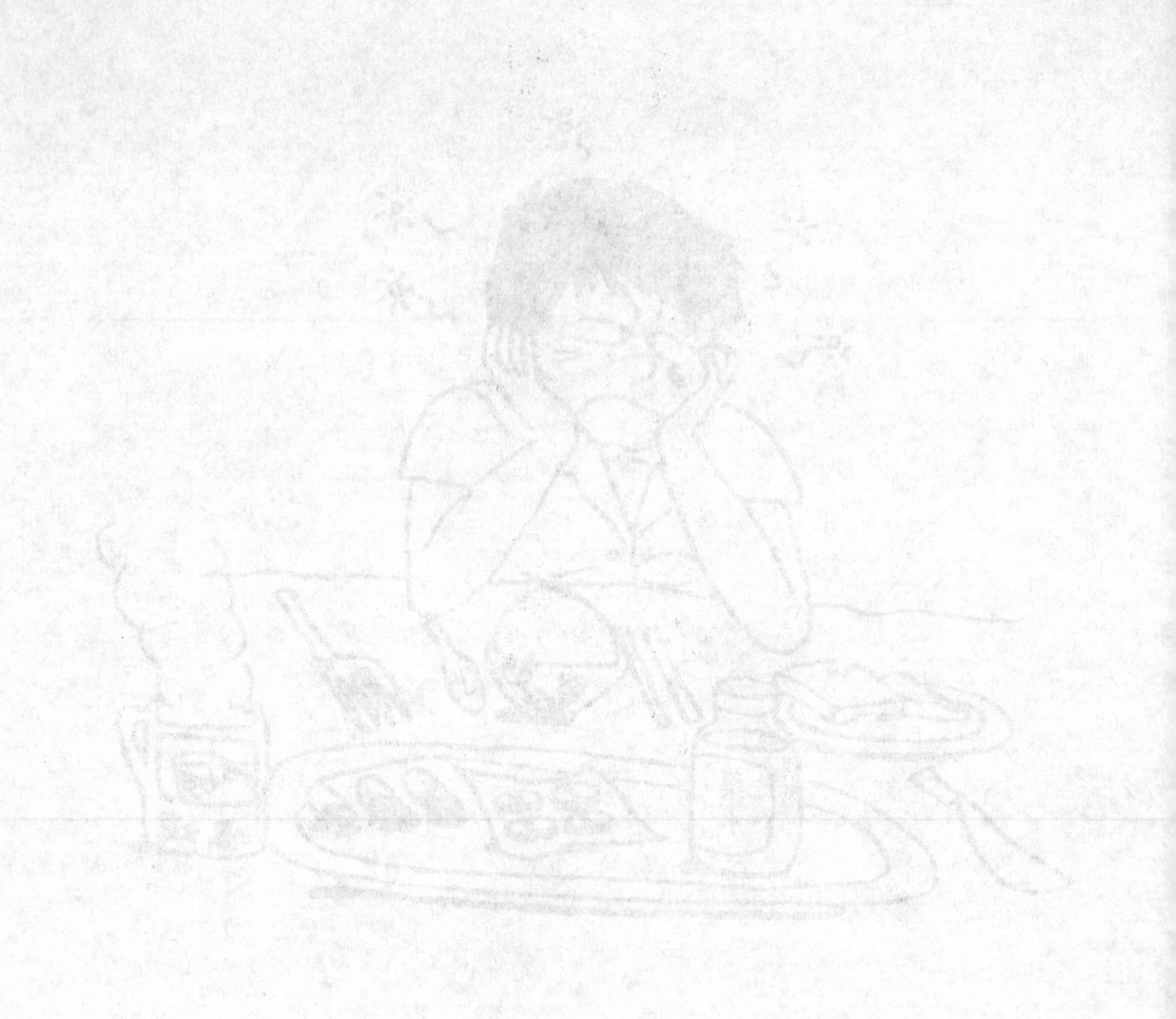

第一章
臨床藥學之基本常識

【摘　要】

一、何謂藥物？藥物之分類

（一）何謂藥物(Drugs)？

能改變人體自然化學反應特質的物質。一般常用來減輕疾病的症狀或治療、控制、預防及診斷病情。

Substances that alter the body's characteristic natural chemical reactions. (Compounds intended to relieve symptoms or to cure, control, prevent, or diagnose disease.)

藥物 → 生物體 → 作用(Action) → 療效 (Therapeutic Effect)
作用(Action) → 毒性 (Adverse Effect)

藥物在人體內產生作用後，會以不同的方式排出體外，有的由尿液、有的由糞便、有些則由肺或汗水排出；因為每個人的生理結構均有不同，因此相同的藥物在不同人的身上，常有不一樣的藥效，特別是老年人、嬰幼兒、孕婦或慢性疾病的病患；加上藥物由人體排出的速度也會因個體的不同而有所差別，故不可隨便服用別人的藥物。

◎ 影響藥物作用之生理因素：

（1）年齡 Age (Neonatal, Pediatric, Adolescent, Adult, Geriatric)
（2）體重 Body size and body weight
（3）性別 Sex
（4）遺傳因素 Genetic factors
（5）臨時的身體狀況 Temporary body condition
（6）疾病的狀況 Pathological conditions (Disease state)
（7）懷孕 Pregnancy
（8）耐受性及作用漸減性 Tolerance and tachyphylaxis

(二) 藥物之分類

1.毒藥（致死劑量 < 1克）：嗎啡(Morphine)、毛地黃(Digitalis)...

2.劇藥（致死劑量 < 10克）：咖啡因(Caffeine)、阿托品(Atropine)...

3.普通藥

(1) 一般藥品：保健及預防用藥

(2) 醫師指示藥：疾病治療用藥

(3) 麻醉藥品：成癮性列管用藥

如：安非他命(Amphetamine)、古柯鹼(Cocaine)、大麻(Marihuana)、鴉片(Opium)、速賜康(Sosegon)

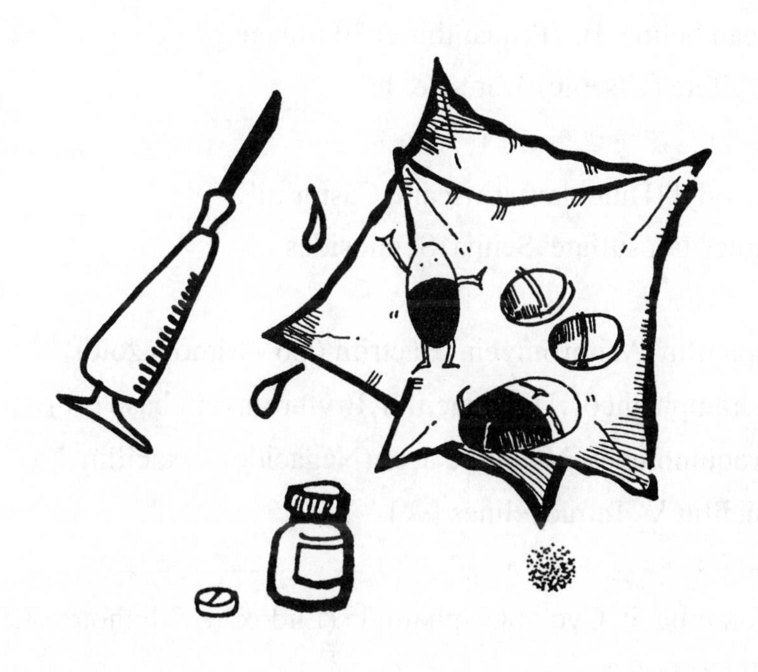

二、正確的服藥常識

(一) 飯前或飯後？

1.請於空腹飯前服用下列藥物，可增加藥物之吸收率（因食物會降低此類藥物之吸收）

(1) 心臟疾病用藥：

Captopril (Capoten), Dipyridamole (Persantin),
Isosorbide dinitrate (Isordil), Nifedipine (Adalat) 1 hr ac.

(2) 腸胃病用藥(治療消化性潰瘍)：

Carbenoxolone (Duogastrone) 30 min ac.

Metoclopramide (Primperan) 30 min ac.

Mucaine, Strocaine 15 min ac.

Propantheline Br (Probanthine) 30 min ac.

Sucralfate (Ulsanic) 1 hr ac.& hs

(3) 緩瀉劑(治療便秘用藥)：

Bisacodyl (Dulcolax), Cascara, Castor oil,
Magnesium sulfate, Senna, Sennosides

(4) 抗生素(#)：

Ampicillin, Azithromycin, Bactrim (Co - trimoxazole),
Chloramphenicol, Dicloxacillin, Erythromycin base (##),
Floroquinolones, Nalidixic acid (Negacide), Oxacillin,
Penicillin V, Tetracyclines (##)

(5) 抗癌藥：

Chlorambucil, Cyclophosphamide (Endoxan), Methotrexate

(6) 口服降血糖藥：

Glibenclamide (Euglucon), Gliclazide (Diamicron),
Glipizide (Glidiab), Chlorpropamide (Diabinese),
Repaglinide (NovoNorm), Nateglinide (Starlix)

（7）降脂血藥：

Cholestyramine (Questran)

（8）排尿困難治療藥：

Bethanechol (Urecholine) 30 min ac.

（9）氣喘治療藥：

Hexoprenaline HCl (Ipradol) 30 min ac.

（10）甲狀腺荷爾蒙：

Thyroxine sodium (Eltroxin) 30 min ac.

註(#)：抗生素最好的服用時間為q6h或q8h，上列抗生素因食物會干擾其吸收，故最好不要與食物併服；但有(##)者因有腸胃障礙的副作用，若病患有腸胃疾病，則可改與食物併服，以降低腸胃之刺激性。

---

2. 下列藥物與食物併服，反可增加其吸收率而加強藥效

（1）維生素：

Alinamin F (B_1), Alfarol (Onealfa), Vitamin B_2, Vitamin D

（2）消化性潰瘍治療藥：

Cetrexate (Neuer), Cimetidine (Tagamet)(*)

（3）止瀉劑：

Loperamide (Imodium)

（4）心臟血管用藥(**)：

Cyclosporine, Hydralazine (Apresoline),
Labetalol (Trandate), Metoprolol (Betaloc),
Methyldopa (Aldomet), Propranolol (Inderal),
Spironolactone (Adalactone), Ticlodipine

（5）中樞神經用藥：

Benzodiazepines, Bromocriptine (Parlodel),
Carbamazepine (Tegretol), Diazepam (Valium),
Lithium, Phenytoin (Dilantin), Trihexylphenidyl (Artane)

（6）抗菌藥：

Griseofulvin, Nitrofurantoin, Sulfasalazine

註(*)：H_2-antagonist 會抑制胃酸分泌，飯前服用會引起消化不良。
註(**)：食物可減低此類藥物之 first-pass effect 而加強藥效。

3.正確的服藥時間

(1) 消化性潰瘍之治療常服用制酸劑，一般正常情況下，病人在飯後一小時、空腹及睡覺時，胃酸分泌量較多，所以胃乳最好的服用時間是三餐飯後一小時、飯後三小時(空腹)與睡前，即一天服用七次。
(2) 高血壓之病患常服利尿劑來降壓，但服用利尿劑後，小便之次數會增加，為避免影響病患的睡眠，最後一次服藥請勿超過下午六點鐘；若每天服用一次，最好的時間則為早上十點鐘。
(3) 糖尿病患者為控制飯後血糖值而服用降血糖藥，因此請於吃飯前30分或吃飯時一併服藥，如此即可避免血糖過高或過低。
(4) 狹心症病患，由於病情發作甚快，平時請隨身攜帶藥片；當身體稍感不適時，應立刻將藥片置於舌下，五分鐘後若症狀未見改善，可再服一粒，若連續三次未見效時，請立刻就醫。
(5) 治療白斑的口服藥，由於必須接受陽光日晒的幫忙，才能發揮療效；故最好的服藥時間是早上，服藥後1～2小時再曬太陽30分鐘，若陰雨天時則請勿服用。

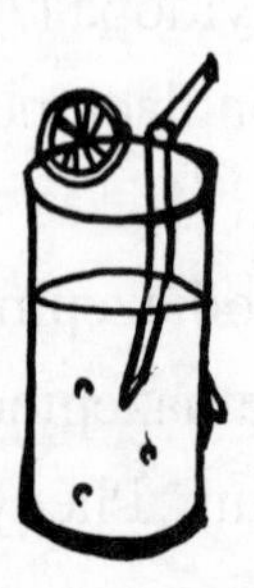

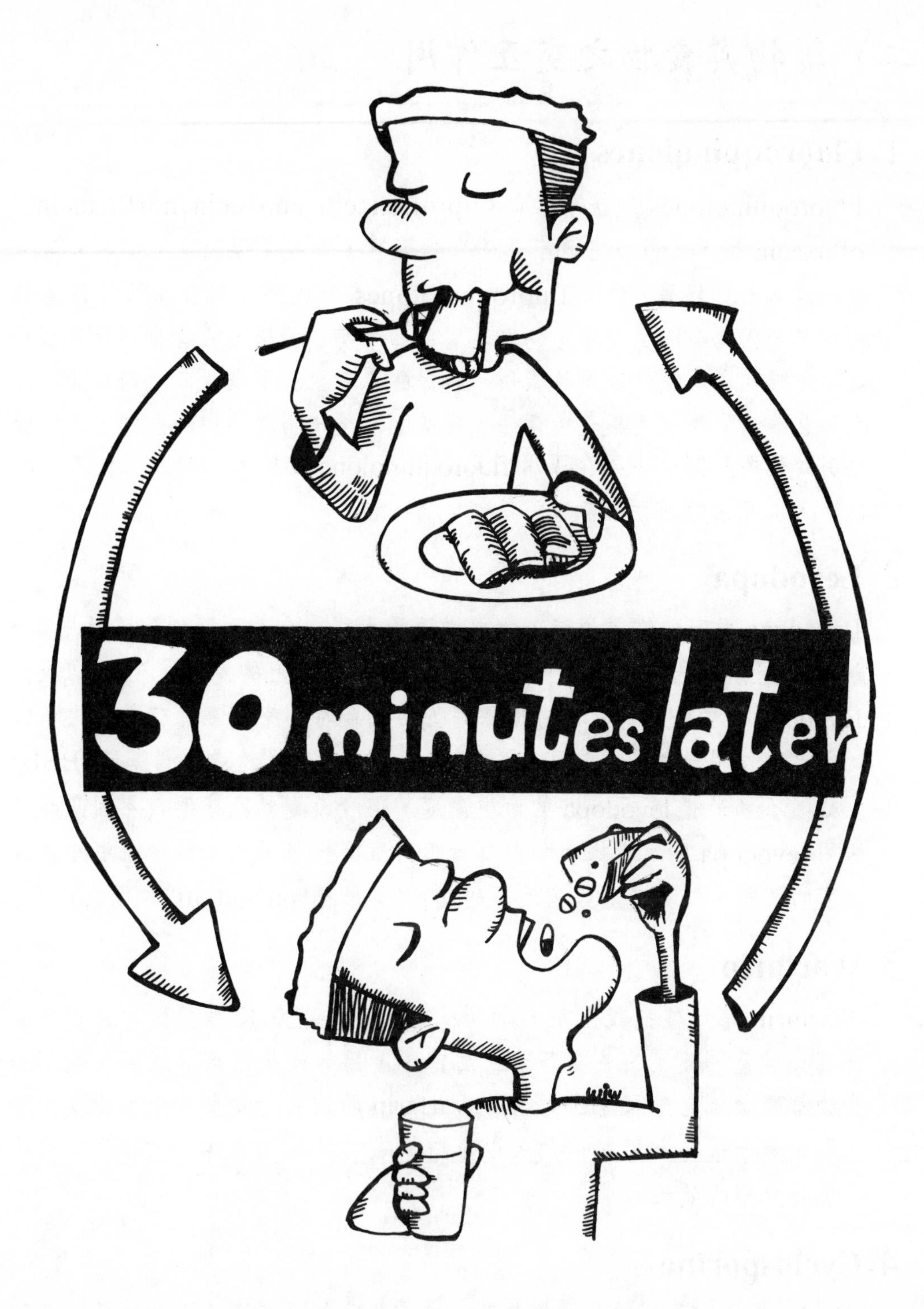
30 minutes later

(二) 藥物與食物之交互作用

1. Fluoroquinolones

Fluoroquinolones 類抗生素如 ciprofloxacin, enoxacin, norfloxacin, ofloxacin 等，一般而言並不會受食物影響，但是金屬離子（如鈣、銅、鐵、錳、鋅、鐵等）會與 fluoroquinolones 形成螯合複合物而降低生體可用率，因此要避免與富含鈣之乳製品如牛奶、優格，或含有礦物質成份之綜合維他命及鐵劑等同時服用，應提醒患者至少要間隔二小時以上才不會影響藥物吸收。尤其是含有鋁、鎂或碳酸鈣之制酸劑影響更大，因此服用制酸劑的時間最少要在服用 fluoroquinolone 之前六小時或之後二小時以上，以免影響抗菌療效。

2. Levodopa

Levodopa 與硫酸鐵併用時，會與鐵離子形成複合物而降低生體可用率，雖然可能會降低治療效果，但差別並無統計學上的意義。可是當服用 levodopa 之帕金森氏症患者攝取高蛋白飲食時，療效確實有明顯的降低；主要的作用機轉是因為胺基酸會與levodopa 競爭通過血腦障壁 (BBB)，雖然不會影響 levodopa 的血中濃度，但會改變其臨床療效。因此建議服用 levodopa 的患者攝取蛋白質營養時應固定且平均，減少血中胺基酸濃度的波動，以免造成臨床反應的起伏（即所謂"on and off"的現象）。

3. Warfarin

Warfarin 是一種抗凝血劑，所以作用會被維它命 K 拮抗，而許多綠葉蔬菜如甘藍、菠菜、紫花苜蓿、萵苣、蘆筍等或花椰菜、綠茶、豬肝等食物都富含維它命 K，因此服用 warfarin 時飲食一定要均衡，不要突然攝取大量含維它命 K 的食物，以免增加維它命 K 凝血因子的作用而拮抗了抗凝血劑的效果。

4. Cyclosporine

Cyclosporine 是一種免疫抑制劑，曾有報告指出高脂飲食會誘發肝臟脂肪酸，因此會增加 cyclosporine 的釋出，為了避免血中濃度的改變，服用藥物期間飲食中脂肪的含量應固定。牛奶和果汁也會增加 cyclosporine 的 AUC 約 23-39%，臨床上常會用牛奶、冷巧克力或果汁稀釋 cyclosporine 口服液以掩蓋味道，因此應教育患者要固定一種稀釋液以減少血中濃度的波動。最近更有報告指出葡萄柚汁因含有bioflavonoids，會抑制 cytochrome P-450 isoenzyme 而減少藥物的代謝，甚至可能造成 cyclosporine 中毒，所以腎功能差的患者應避免用葡萄柚汁來稀釋；而習慣食用葡萄柚汁的患者則要監測 cyclosporine 血中濃度或減少劑量。

5. Calcium channel blockers

鈣離子阻斷劑 felodipine、nifedipine 和葡萄柚汁一起服用時會增加生體可用率，原因也是和 flavonoid 配糖體抑制 cytochrome P-450 enzyme 有關；其它同屬 dihydropyridine 類的鈣離子阻斷劑如 nimodipine、nitrendipine 和 nicardipine 等也都會因葡萄柚汁而增加作用，所以服用上述降壓藥應避免與葡萄柚汁同時服用，尤其是老年人、或有嚴重高血壓、心絞痛的患者。

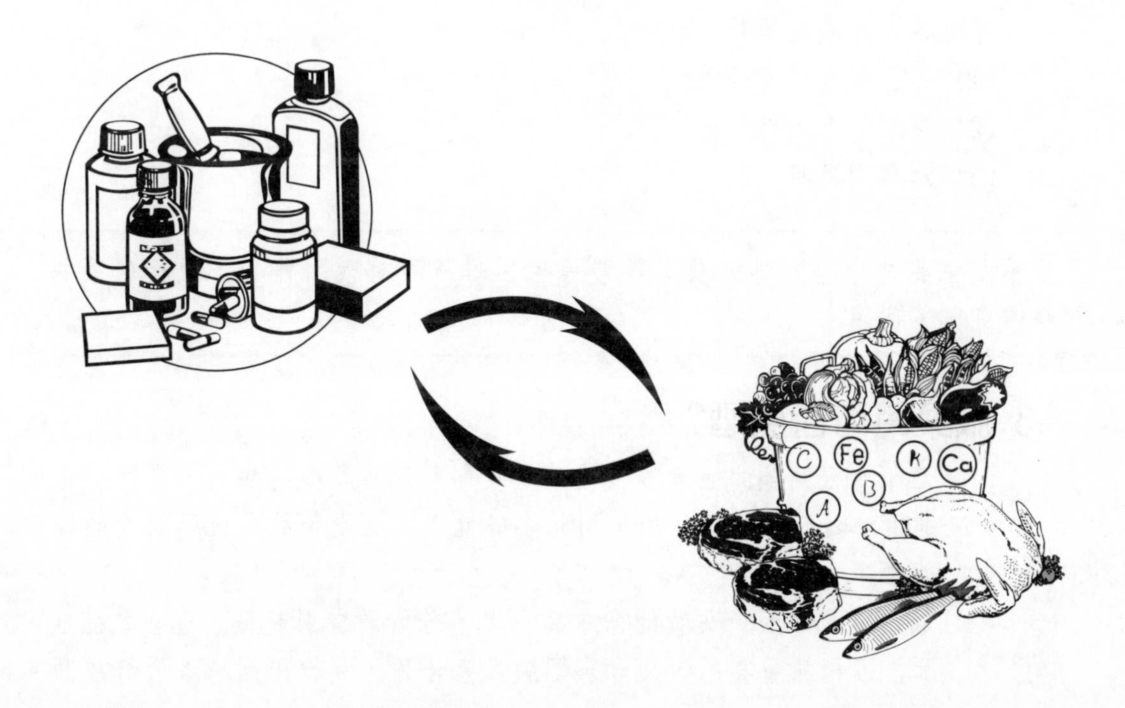

(三) 藥物可否與牛奶、茶葉、酒併服？

1.可否與牛奶併服?

不可與牛奶及含鋁(Al^{+3})、鎂(Mg^{+2})、鈣(Ca^{+2}) 離子之制酸劑一併使用之藥物

(1) 抗生素：Doxycycline, Minocycline, Norfloxacin, Quinolones, Tetracyclines 等

(2) 抗肺結核用藥：INAH (Isoniazid)

(3) 抗真菌感染用藥：Ketoconazole (Nizoral)

(4) 緩瀉劑：Bisacodyl (Dulcolax)

(5) 貧血用藥：Iron salts. (Fespan cap. Fergon tab.)

(6) 抗凝血藥：Coumadin (Warfarin)及強心配醣体 Digoxin

(7) 止吐藥：Prochlorperazine (Novamin)

(8) 胃潰瘍用藥：Sucralfate (Ulsanic)

(9) 腸衣錠：Encortin (Enteric-coated Aspirin) 等

2.可否與茶葉共飲?

可與茶葉共服之藥物：

(1) 感冒藥或抗過敏藥物

(2) 腹瀉、下痢時

(3) 消化不良時

茶葉之主要成分為咖啡鹼及單寧酸等，因單寧酸有吸附作用，故一般藥物應避免與茶併用。

3.服藥時可否飲酒?

(1) 酒精有很明顯的血管擴張作用，長期服用降壓藥的病人，若飲酒會加強藥物之血管擴張作用，引起姿勢性之低血壓，故高血壓病人最好少飲酒。

(2) 服用口服降血糖藥物的糖尿病患者，若飲酒會引起嚴重嘔吐之症狀，加上酒精熱量甚高，又會影響胰島素作用，故糖尿病患者最好戒酒。

(3) 酒精會抑制大腦中樞神經系統，若與安眠藥、鎮靜劑、止痛藥及抗過敏藥物併用，會造成嚴重的中樞神經抑制作用。如：昏睡、嗜眠等。故服用安眠藥、鎮靜劑、止痛藥及抗過敏藥物的病人亦請勿飲酒。

◎ 下列藥物於服藥期間不可飲酒

(1) 口服降血糖藥 (Oral Hypoglycemics)：
Diabenese, Euglucon, Glidiab

(2) 抗過敏藥 (Antihistamines)：
Allermin, Buclizine, Dimentan, Homoclomin, Periactin, Tavegyl, Teldane, Thephorin, Zadine

(3) 解熱鎮痛藥 (NSAID)：
Aspirin, Brufen, Feldene, Indocid, Mebron, Naposin, Ponstan, Sulindac

(4) 痛風治療藥 (Anti-gout)：
Allopurinol, Colchicine

(5) 鎮靜安神藥 (Benzodiazepines)：
Ativan, Lexotan, Librium, Loramet, Mogadon, Serenal, Valium

(6) 精神病治療藥 (Phenothiazines)：
Lortamin, Novamin, Stelazine

(7) 抗精神抑鬱藥 (Tricyclic antidepressants)：
Laroxyl, Tofranil

(8) 血管擴張藥 (Vasodilators)：
Ergotamine, Euclidan, Hydergin, Isordil, Niacin, Nitroglycerine, Ustimon

(9) 降血壓藥 (Antihypertensives)：
Apresoline, Beta-Blockers, Clonidine, Guanethidine, Methyldopa, Minoxidil, Prazosin, Reserpine, Tetrazosin

(10) 利尿劑 (Diuretics)：
Furosemide, Hydrochlorothiazide

(11) 副腎皮質荷爾蒙：
Cortisone, Dexamethasone, Prednisolone, Triamcinolone

(12) 抗生素：
Cefamandole, Griseofulvin, Metronidazole, Rifampin

4.抽煙是否會影響藥效?

香煙所釋放出來的〝煙〞是一種非常複雜的混合物，包括燃燒不完全的毒氣一氧化碳(CO)、水溶性的尼古丁(Nicotine)及脂溶性之焦油，而焦油是一種多環化的碳水化合物(Polycyclicaromatic Hydrocarbon)，是目前最明確的致癌誘導原；吸煙還會刺激肝臟內代謝藥物酵素的活性，加速藥物的代謝，使藥物血中濃度降低，減弱藥物治療效果；如治療氣喘之 Theophylline 抽煙患者之投藥量常需要增加兩倍；治療糖尿病之胰島素(Insulin)也會因抽煙而增加 30% 的藥量；經常服用避孕藥的人，在服藥期間吸煙，會增加心肌梗塞的死亡率；另外吸煙亦會引發過敏、消化性潰瘍、支氣管炎，增加高血壓、狹心症、糖尿病，及動脈硬化症的死亡率，真是百害而無一益。

(四) 藥物與飲食、各類疾病之飲食禁忌

- 長期服用阿斯匹靈 (Aspirin) 鎮痛藥，有時會引起缺鐵性貧血。
- 經常使用含鋁制酸劑(胃乳)，會導致磷酸鹽缺乏，而引起骨質疏鬆症。
- 過多之緩瀉劑會使食物沒有足夠時間吸收，造成維生素 A、D、E、K 缺乏。
- 高血壓服用利尿劑治療時，要多服含鉀的水果如香蕉，柳丁等。
- 口服避孕藥會干擾葉酸代謝，因此多服蔬菜，水果可避免葉酸不足。
- 服用抗生素時 可多補充維生素B群，以避免腸胃副作用發生。
- 服用抗精神憂鬱症藥物時，千萬不可吃香腸，乳酪等發酵的食物。
- 使用抗癲癇藥物時，要攝取維生素D，以免鈣質缺乏。

1.各類疾病之飲食禁忌

痛風：高膘呤食品、高蛋白飲食、發芽豆類、動物內臟、海鮮。

高血壓：油膩食品、高膽固醇(動物內臟、蛋黃、腦髓等)、煙酒高鈉鹽食品。

糖尿病：高熱量飲食、油膩食品、高膽固醇(動物內臟、蛋黃、腦髓等)、煙酒。

消化性潰瘍：碳酸飲料、油炸物、酸辣食品、甜點、糯米類。

腎炎、尿毒症：高蛋白飲食、高鈉鹽飲食。

肝炎、肝硬化：煙酒、油膩食品。

結石：高磷酸食品、高草酸食品、高鈣食品。

◎ 各類食品之列舉

(1) 高磷酸食品：

酵母、小麥胚芽、穀類、牛奶、可可粉、巧克力、 蝦、蛋黃、香菇、動物內臟、豆類。

(2) 高膘呤食品：

動物內臟、牡蠣、雞精、酵母粉、發芽豆類、黃豆、蘆筍、香菇、紫菜、肉汁、魚肉、小魚乾。

(3) 高草酸食品：

甜菜、菠菜、地瓜、韭菜、芹菜、扁豆、李子、草莓、杏仁、花生、蕃茄醬、無花果、巧克力、阿華田、可可亞。

(4) 高鈣食品：

豆類、木耳、金針菜、髮菜、九層塔、鹹菜干、紫菜、芝麻、奶粉、黑糖、蝦米、魚乾、牡蠣、蚵仔、螃蟹。

(5) 高鉀的水果及蔬菜：

番石榴、哈蜜瓜、香蕉、柳丁、柑橘、木瓜、枇杷、楊桃、龍眼、葡萄乾、梅子、馬鈴薯、胡蘿蔔、花椰菜、豌豆、毛豆、皇帝豆、海苔。

(6) 高鈉鹽食品：

醃製、燻製及滷製食品：火腿、香腸、肉鬆、豆腐乳、醬菜、酸菜、榨菜。

罐頭食品：肉醬、瓜仔肉、醬瓜、鮪魚、沙丁魚。

雞精、牛肉精、鰻魚精、紅蘿蔔汁、芹菜汁、蕃茄汁、運動飲料。

速食品：炸雞、漢堡、薯條、洋芋片、爆米花、肉丸、魚丸。

速食麵、速食米粉、速食冬粉、油麵、麵線。

麵包、蛋糕、美乃滋、沙拉醬、奶油、甜點、鹹餅乾、瑪琪琳、乳酪等。

調味品：豆瓣醬、沙茶醬、甜麵醬、辣椒醬、蠔油、烏醋。

2.加強藥效及避免副作用發生之服藥方法

(1) 感冒、咳嗽時，濃痰常不易咳出，若服感冒藥時能多喝開水，不僅能稀釋痰液，更能增強祛痰劑的藥效。

(2) 便秘時，多喝開水，亦能加強緩瀉劑的藥效。

(3) 有些藥品對腸胃道的刺激性較大，如鎮痛之阿斯匹靈、補血之鐵劑、抗生素之四環素等，若服藥時多喝開水，亦可減少藥物對腸胃之副作用。

◎ 服用下列藥物時應多喝開水

(1) 祛痰藥 (Expectorants)：
Ammonium chloride, Bisolvon, Guaifenesin (Hustosil), Mucosolvon, Potassium iodide (KI)

(2) 緩瀉劑 (Laxatives)：
Bisacodyl, Cascara, Mag.oxide, Mag.sulfate, Senna

(3) 尿路殺菌：
Bactrim(Co-trimoxazole), Nalidixic acid, Sulfonamides

(4) 抗生素：
Chloramphenicol, Cleocin, Tetracyclines

(5) 鎮痛藥：
Analgesics, NSAIDs

(6) 痛風治療藥：
Allopurinol, Probenecid

(7) 心臟病用藥：
Dipyridamole (Persantin), Isosorbide dinitrate (Isordil)

(8) 補血鐵劑：
Ferrous gluconate (Fergon), Fespan (FeSO4)

(9) 肝病治療藥：
Thiola (Tiopronin)

慢性疾病長期接受藥物治療時，切記定期作血液生化檢查，以預防疾病惡化，並可避免藥物所引起之不良反應。運動、食物及藥物三種治療一併進行才是真正的《完美療法》。

◎ 常備解毒劑

Poison drugs	**Antidote**
Acetaminophene中毒	N-acetylcystein
Benzodiazepines過量	Flumazenil (Anexate) 0.1 mg/ml amp
Carbamate有機磷殺蟲劑中毒	Atropin mesulfate PAM (Pralidoxime HCl) 500 mg/20ml
Methemoglobinemia	Methylene blue 4 mg/5 ml amp
Heparin 過量	1% Protamine sulfate
Warfarin中毒	Vitamin K 2 mg/ml
鐵質沈著 急性鐵中毒	Deferoxamine meslyate (DFOM)
重金屬中毒	*D*-Penicillamine
麻醉藥過量	Naloxone HCl 0.4 mg/ml
葉酸拮抗劑	Leucovorin (Calcium folinate)
一般性中毒	Activated charcoal

三、藥物之不良反應(ADR)

(一) Adverse Drug Reactions [W.H.O.]

Any response to a drug that is noxious and unintended and that occurs at doses used in man for prophylaxis, diagnosis or therapy of disease, or for the modification of physiological function.

ADR：Unwanted effects occurring at therapeutic dose of the drug.

(1) A型不良反應：與藥物正常的藥理作用相關的不良反應，通常與劑量相關且可以預測(predictable)。

(2) B型不良反應：與藥物正常的藥理作用不相關(unpredictable)的不良反應，通常與劑量無關且有相當大的死亡率(mortality)。

(二) 藥物不良反應之分類

(1) 副作用(Side Effect)：便秘、口乾、氣脹、頭暈、疲倦、不眠

(2) 過敏反應(Hypersensitivity)：呼吸困難、蕁麻疹、低血壓、休克

(3) 特異體質反應(Idiosyncratic Effects)：溶血性貧血、消化性潰瘍、肝功能障礙、腎功能異常

(4) 毒性反應(Toxic Reactions)

a.心血管毒性 Cardiovascular toxicity

b.皮膚毒性 Dermatologic toxicity

c.腸胃毒性 Gastrointestinal toxicity

d.血液毒性 Hematological toxicity

e.肝毒性 Hepatotoxicity

f.腎毒性 Nephrotoxicity

g.肺毒性 Pulmonary toxicity

h.神經毒性：Oculotoxicity, Ototoxicity, Neurologic disorders

(5) 致畸胎作用(Teratogenic effects = Congenital malformations)

(6) 基因突變作用(Mutagenic effects)

(7) 致癌作用(Carcinogenic effects)

(8) 藥物依存性(Drug dependence)：身體及心理依賴性

（三）藥物所引發疾病的機轉

1.可預測的反應 (Predictable reactions)

Explained by the drug's pharmacology, pharmacokinetic profile, or chemical properties.

Propranolol	Asthma
Antineoplastics	Blood dyscarsias
Disopyramide	Urinary retention
NSAIDs	Prerenal azotemia
H-2 antagonists	Mental confusion
Captopril	Skin reactions, cough
Aminoglycosides	Nephrotoxicity
Opiates	Pulmonary edema
Anticholinergics	Tachycardia, Urinary retention, Dry mouth
Beta-blockers	Bradycardia, Asthma
Contraceptives	Hepatotoxicity
Carbamazine	Nystagmus, Strabismus.
Tricyclic antidepressants	Dilated pupils, Dry mouth

2.不可預測的反應 (Unpredictable reactions)

（1）過度反應 HYPERSENSITIVITY

Immunologic response (Ag-Ab reaction) to a standard dose of a drug；relies on the induction of immune globulins (humoral immunity) or sensitized T-lymphocytes (cellular immunity)

例如:

藥物	反應
Penicillin	Skin reaction
Rifampin	Nephritis
Quinidine	Thrombocytopenia
Zomepirac	Anaphylaxis

◎ 反應特性 **(Characteristics)**：

One organ or multi-organ involvement, variable onset, may be able to is olate involved antibody, usually reversible upon drug discontinuation

◎ 類過敏反應 **(Anaphylactoid)**：

Mimics anphylactic reactions in presentation but is not mediated by immune response

（2）**特異體質反應 IDIOSYNCRATIC REACTIONS**

Inordinate (unexpected) response or excessive response to the usual (or less than usual) dose of a drug

例如：

藥物	反應
NSAIDs	Aseptic meningitis
Clioquinol	SMON*
Thalidomide	Phocomellia
Phenylbutazone :	Agranulocytosis
Temafloxacin	Renal failure
Diethylstibestrol	Vaginal cancer

*SMON為**Subacute Myelo-Optico-Neuropathy**之簡寫

(四) 常見之藥物不良反應

1.腸胃毒性

(1) 會造成消化性潰瘍之藥物：

a.鎮痛劑：Aspirin, Indomethacin, Phenylbutazone
b.副腎皮質荷爾蒙：Corticosteroids
c.治貧血藥：Iron salts
d.鉀鹽：Potassium chloride (KCl)
e.抗癌藥物：Cytotoxic agents, Methotrexate
f.抗高血壓藥：Ethacrynic acid, Reserpine

(2) 會造成下痢之藥物：

a.抗生素：Cleocin, Neomycin, Penicillins, Sulfasalazine
b.抗凝血藥：Coumarin anticoagulant
c.心臟用藥：Digoxin, Quinidine
d.降壓藥：Guanethidine, Propranolol
e.胃腸藥：Cimetidine, Lactulose, Laxatives, Magnesium salts
f.利膽劑：Chenodeoxycholic acid, Cholinergics
g.抗癌藥：Cytotoxic agents
h.其他：Colchicine, Potassium salts

(3) 會造成便秘之藥物：

a.制酸劑：鋁鹽(Aluminum) 鈣鹽(Calcium) 鉍鹽(Bismuth)
b.治貧血藥：鐵劑(Iron salts)
c.鎮痛藥：Narcotic analgesics
d.抗膽鹼藥：Anticholinergics：Buscopan, Probanthin
e.抗過敏藥：Antihistamines：Bena, Dimetan, Peractin
f.抗抑鬱藥：Tricyclic antidepressants
g.心臟用藥：Clonidine, Dispyramide, Verapamil
h.降壓藥：Diuretics(利尿劑)
i.交感神經興奮藥：Ephedrine, Phenylpropanolamine, Terbutaline
j.降脂血藥：Cholestyramine

（4）會造成吸收不良 **(Malabsorption)** 的藥物：

a.抗癌藥：Cytotoxics

b.廣效抗生素：Broad-spectrum antibiotics, Neomycin

c.抗癲癇藥：Phenobarbital, Phenytoin, Primidone

d.其他：Biquanides, Cholestyramine, p-aminosalicylic acid, Colchicine

2.中樞神經抑制

（1）會造成中樞神經抑制之藥物

a.鎮靜劑 Anxiolytic drugs (Minor tranquilizers)
Barbiturates, Benzodiazepines, Chlormezanone, Meprobamate

b.抗精神病用藥 Antipsychotics (Major tranquilizers)
Fluoenthixol, Haloperidol, Phenothiazines, Pimozide, Sulpiride

c..抗精神抑鬱藥 Antidepressants
Amitriptyline, Doxepin, Imipramine, Maprotiline, Mianserin

d.麻醉性鎮痛藥 Opioid analgesics
Codeine, Dextropropoxyphene, Morphine, Pethidine, Pentazocine

e.抗癲癇藥 Anticonvulsants
Carbamazepine, Phenytoin, Primidone, Phenobarbital, Valproic acid

f.抗過敏藥 Antihistamines
Buclizine, Chlorpheniramine, Cyproheptadine, Diphenhydramine

g.肌肉鬆弛劑 Muscle relaxants
Baclofen, Dantrolene

h.抗高血壓藥 Antihypertensives
Clonidine, Guanfacine, Methyldopa, Propranolol, Reserpine

● 皮膚過敏之治療，經常使用抗組織胺藥，但此類藥物很容易引起倦睡感，經常駕車或操作機器的患者，請小心服用，必要時請與醫師商議減量或變換新藥。
● 中樞神經抑制藥與酒精併用時常有相乘的抑制作用，故服藥期間請勿飲酒。

(2) 會影響記憶力的藥物

Antihistamines	Antiparkinsonism	Barbiturates
Benzodiazepines	Isoniazid (INAH)	MAO inhibitors
Phenytoin	Primidone	Scopolamine

(3) 會造成視力模糊的藥物

Acetazolamide	Anticholinergics	Antidepressants
Antihistamines	AntiArthritis (NSAID)	Clomiphene
Chlorthalidone	Ciprofloxacin	Cyclophosphamide
Corticosteroids	Digitalis	Diethylstibestrol
Ethambutol	Etretinate	Oral contraceptives
Phenytoin	Quinidine	Sulfonamides
Tetracyclines	Thiazide diuretics	

3.皮膚毒性

(1) 會造成皮膚過敏 **(Skin allergies)** 之藥物

a.鎮痛藥：

Aspirin, Aminopyrine, Brufen, Naposin, Phenacetin

b.抗生素：

Chloramphenicol, Nalidixic acid, Nitrofurantoin, Penicillins, Tetracyclines, Sulfonamides

c.鎮靜劑：

Barbiturates, Chlordiazepoxide, Phenothiazines

d.抗癌藥：

Bleomycin, Busulfan, Cyclophosphamide, Cytarabine, Dactinomycin, Fluorouracil, Methotrexate, Vincristine, Vinblastine

e.荷爾蒙：

Androgen, Oral contraceptives, Progestogens

f.中樞用藥：

Carbamazepine, Pentazocine, Phenytoin, Trimethadione

g.心臟血管用藥：

Clofibrate, Hydralazine, Methyldopa, Procainamide, Propranolol

h.其他：

Allopurinol, Colchicine, Excess vit.A, Gold salts, Iodines, Penicillamine, Propylthiouracil, Tolbutamide

(2) 會造成光過敏性皮膚炎 (Drug-induced Photodermatitis) 之藥物

Chlordiazepoxide	Furosemide	Griseofulvin
Nalidixic acid	Oral Contraceptives	Phenothiazines
Sulfonamides	Sulfonylureas	Tetracyclines
Thiazide Diuretics	Triamterene	

(3) 會造成光致敏性 (Photosensitizing Drugs) 之藥物

Acetohexamide	Amitriptyline	Barbiturates
Carbamazepine	Chloroquine	Chlordiazepoxide
Coal tar	Clindamycin	Cyproheptadine
Diphenhydramine	Diethylstilbestrol	Estrogens
Griseofulvin	Gold preparations	Haloperidol
Methotrexate	Nalidixic acids	Oral contraceptives
Phenothiazines	Phenylbutazone	Phenytoin
Retinoids、Isotretinoin	Sulfonamides	Sulfonylureas

Tetracyclines　Thiazide Diuretics　Trimethadione
Tricyclic antidepressants

4.肝毒性 (Hepatoxicity)

(1) 可能會引起黃疸的藥物

a.抗感染(Anti-infectives)：
Carbarsone, Clindamycin, Cloxacillin, Erythromycin estolate, Ethambutol, INAH, Ketoconazole, Rifampin, Sulfonamides, Nitrofurantoin

b.中樞神經用藥：
Benzodiazepines, Carbamazepine, Chlorprothixene, Dantrolene, Haloperidol, Ibuprofen, Indomethacin, Naproxen, NSAID, Phenylbutazone, Phenytoin, Phenothiazines, Tricyclic antidepressants

c.荷爾蒙(Hormones)：
Methylyestosterone, Oral contraceptives, Synthetic progestins

d.抗癌藥(Antineoplastics)：
Carmustine, Cyclophosphamide, Mercaptopurine, Methotrexate, Tamoxifen

e.心血管用藥：
Captopril, Disopyramide, Methyldopa, Nicotinic acid, Warfarin, Verapamil

f.口服降血糖藥：
Chlorpropamide, Glyburide, Tobutamide

g.抗甲狀腺亢進藥：
Propylthiouracil, Methimazole

(2) 可能會引起膽汁鬱滯性肝炎的藥物

Tricyclic Antidepressants, Phenothiazines, Benzodiazepines, Erythromycin estolate & ethylsuccinate, Propoxyphene,

Gold salts , Penicillamine , Phenylbutazone

Oral Hypoglycemics：Chlorpropamide , Tolbutamide , Glibenclamide

Antithyroid drugs：Carbimazole , Methimazole

（3）可能會引起肝細胞壞死的藥物

Dantrolene(Dantrium) , Propylthiouracil

Anticonvulsants：Carbamazepine , Phenytoin , Valproic acid

Anesthetics：Fluroxene , Halothane , Methoxyflurane

Anti-TB：Ethionamide , Isoniazid , Pyrazinamide

Sulfonamides , Nitrofurantoin , Carbarsone ,

Phenylbutazone , Indomethacin , Ibuprofen , Penicillamine

MAO inhibitors , Methyldopa , Quinidine

5.腎毒性 (Nephrotoxicity)

（1）會引起腎毒性之藥物

a.抗生素 Antibiotics：

Aminoglycosides , Amphotericin B , Cephalosporins , Colistin , Griseofulvin , Methicillin , Sulfonamides , Sulfones , Nitrofurantoin , Polymyxins , Tetracyclines

b.抗肺結核藥 Anti-TB：

Ethambutol , Kanamycin , Rifampin , Streptomycin

c.解熱鎮痛劑 NSAIDs：

Fenoprofen , Ibuprofen , Indomethacin , Naproxen , Salicylates , Phenylbutazones , Oxicams

d.抗痛風藥 Anti-Gout：

Allopurinol , Probenecide

e.抗風濕藥 Anti-Rheumatics：

Gold saltsPenicillamine

f.抗癌藥 Antineoplastics：

Asparaginase, Carmustine, Cispltin, Lomustine, Methotrexate, Nitrosoureas

g.利尿劑 Diuretics：

Mercurials, Thiazidess, Triamterene

h.抗癲癇藥：

Paramethadione, Phenytoin, Trimethadione

i .有機溶媒 Organic Solvent & X-ray contrast agents

j .其他 Miscellaneous：

Acetaminophene, Captopril, Dextrans, Enflurane, Heavy Metals, Hydralazine, Lithium, Methoxyflurane, Phenazopyridine

(2) **可能有腎毒性的藥物**

Acetaminophene	Allopurinol	Aminoglycosides
Amphotericin B	Analgesics	Asparaginase
Captopril	Carmustine	Cephalosporins
Cisplatin	Demeclocycline	Dextrans
Fenoprofen	Ibuprofen	Gold salts
Indomethacin	Lithium	Lomustine
Methicillin	Methotrexate	Methoxyflurane
Naproxen	Nitrosoureas	Penicillamine
Penicillins	Phenazopyridine	Phenylbutazone
Phenytoin	Polymyxins	Rifampin
Salicylates	Sulfonamides	Sulfones
Tetracyclines	Vancomycin	Thiazides
Triamterene	Trimethadione	

(3) **會引起腎小球腎炎(Glomerulonephritis)的藥物**

Ampicillin	Doxorubicin	Gold salts
Methicillin	Mefenamic acid (Ponstan)	
Penicillamine	Phenylbutazone	Probenecid
Potassium perchlorat	Rifampin	Sodium diatrizoate
Sulfonamides	Tolbutamide	Troxidone

四、藥物不良反應之對策

(一) 對策

(1) 耳朵方面

有少數幾個藥物 (Kanamycin...) 大量使用時會聽力喪失，一般會造成眩暈、耳鳴。若持續性出現此類問題時必須告知醫師。

(2) 眼睛方面

很多藥物有視力模糊之副作用，如Digoxin會造成所看的東西有光暈，有些藥物會造成夜盲，Chlordiazepoxide與Clidinium併用會造成開車時測不準距離及眼睛對太陽光過敏。Digoxin造成眼睛現象時是中毒之危險徵兆，Chlordiazepoxide與Clidinium併用造成之現象是副交感神經受抑制；在服藥期間出現眼睛的問題時一定要告知開處方醫師。

(3) 腸胃道系統方面

腸胃道包括口腔、食道、胃、小腸及大腸，一般藥物對腸胃道多少都會有影響，很多藥物會造成口乾、喉嚨痛、吞嚥困難、心灼熱痛、噁心、嘔吐、下痢、便秘、食慾減低、異常絞痛、脹氣或直腸搔癢等副作用。很多藥物會造成腹瀉，此現象通常是暫時性且會自動復原，通常三天就會停止，在這期間不需治療只要補充喪失的體液，若腹瀉超過三天或同時出現發燒症狀時則要告知醫師。腹瀉有時只是警告訊號而已，例如一些抗生素會造成嚴重腹瀉甚至腸道潰瘍、出血。若是服用抗生素之後出現嚴重腹瀉很多天或糞便內有血、膿、黏液時要告知醫師。

便秘比腹瀉更常見但是不嚴重，有許多抑制副交感神經的藥物很容易降低腸道的蠕動。Chlorpromazine與Amitriptyline會降低腸蠕動，有些藥物造成腸道水份被重吸收，糞便太乾燥不容易排出，有些藥物作用在神經系統，降低神經傳遞至腸道之衝動(例如：methyldopa)；藥物造成之便秘會持續數天，改善方法包括：

a.每天喝８～１０大杯水

b.增加食物中纖維之攝取量

c.多運動（除非醫師另有交代）

d.除非醫師交代不要服用瀉劑，若便秘超過三天要告知醫師。

(4) 循環系統

藥物可能讓心跳加快或減慢，若是心跳減慢可能會想睡覺、疲倦、眩暈；藥物讓心跳加快時會感到心悸，一般人偶而會出現心跳漏拍情況，但是若常出現時要與醫師討論後調整劑量或改藥。有些藥物造成水腫（液體滯留—體液留在血管外面 ），若是體重一星期增加超過５公斤時要告知醫師。藥物也會造成血壓上昇或下降，血壓下降時會覺得想睡覺、疲倦、眩暈甚至昏倒（特別是突然站起來或從躺著爬起來＝姿勢性低血壓）；若是用藥後感到眩暈或頭重腳輕時，先坐著或躺一會兒再起來，先腳部運動一下再慢慢站起來可避免頭重腳輕。有些藥物則會造成血壓上昇頭暈、頭痛或視力模糊、耳鳴或常流鼻血，若出現這些現象要告知醫師。

(5) 神經系統

作用在神經系統之藥物可能造成嗜睡或興奮，藥物造成嗜睡時病人會頭暈、動作不協調；神經興奮類藥物會讓病人神經質、睡不著覺、顫抖。若會造成嗜睡者建議病人不要開車或操作機械；若是病人出現頭痛、手、腳指刺痛感且持續超過數天到一星期，必需告知開處方醫師。

(6) 呼吸系統

常見情形如鼻塞、喉嚨乾燥、呼吸短促或變慢。鼻塞、喉嚨乾燥常在給藥後數天就消失，若是情況造成病人困擾時與醫師溝通後使用滴鼻劑 (nose drops) 或用爽喉片 (throat lozenges)，也可以用溫熱鹽水漱口。一些藥物 (如 propranolol) 會造成呼吸短促，若常出現時要告訴醫師並辨別是嚴重副作用或純粹是運動過度引起的。

(7) 皮膚方面

皮膚反應包括小疹子、腫脹、癢及流汗。這些是藥物過敏之訊號，與醫師諮商後確定若是過敏就立刻停止服用。另外無汗會使體溫昇高或運動後體溫不易下降。若是皮膚反應不到過敏程度，藥師可建議使用皮膚舒爽乳膏 (calamin lotion)、多洗澡或在敏感部位使用爽身粉。光過敏反應 (photosensitivity) 也是皮膚反應之一種 (例：tetracycline) 甚至只曝晒10—15分鐘也會受到嚴重太陽灼傷，這種狀況不必一定要躲在房子裏面，只要出門時把全身皮膚遮蓋好、不在陽光下停留太久即可。停用藥物後經過一段時間 (2天) 讓血中的藥物完全排除後才能放心。

不易偵測之副作用：有一些副作用很難偵測,可能看不出徵兆或表現很輕微，因此醫師會要你定期驗血或作檢驗以得知藥物對器官系統之傷害。

---

(8) 腎臟

假設藥物的副作用是因減低腎臟將藥物從血中移除的能力，藥物或其代謝物就會蓄積在身體組織中，經過一段時間後會出現不明原因的症狀：腫脹、液體滯留、噁心、頭痛、虛弱，較明顯的症狀例如疼痛則少見。

(9) 肝臟

藥物引起之肝損害可能導致脂肪蓄積在肝中，肝臟會將藥物或化學品轉換成可經由其他器官(腎臟、肺、腸道)移除之化合物，這些會損傷肝臟，服用肝損傷性藥品期間要定期做肝功能檢查。

(10) 血液

許多藥物會影響血液及循環系統，但是要一段時間才會出現明顯症狀，會減少紅血球數目的藥物，影響氧氣及養份的攜帶；紅血球數量太少時就是貧血，令人臉色蒼白、容易疲倦、虛弱、眩暈甚至饑餓。使白血球減少之藥物會讓患者易受傳染、病程延長；若是用藥後出現喉嚨痛或發燒且持續數天，你必須告知開處方醫師。

懷孕及授乳期用藥須知：計劃懷孕或已懷孕及授乳期一定要告訴醫師，讓醫師所開立藥品是孕婦及授乳婦安全可用的。

（二）如何預防藥物引起的不良反應？

（1）過去是否有使用藥物後產生不良反應的經驗？

The patient should inform the physician or the pharmacist of any history of prior adverse drug experience.

（2）有無先天過敏之病史？ **Allergies**

Individuals who are allergic by nature (Asthma, Eczema, Hayfever...) are more likely to develop allergies to drugs that are non-allergic. The allergic patient must be observed very closely for the earliest indication of a developing hypersensitivity to any drug. Know drug allergies must be noted in the medical record. The patient must inform every physician and pharmacist consulted that he is allergic by nature and is allergic to specific drugs by name.

（3）熟知藥物之禁忌症 **Contraindications**

Both patients, pharmacist and physician must strictly observe all known contraindications to any drug under consideration. Absolute contraindications include those conditions that prohibit the use of drug for any reason. Relative contraindications include those conditions that do not precludethe use of the drug altogether, but make it essential that special considerations be given to its use to prevent the intensification of preexisting disease or thedevelopment of new disease. Such conditions usually require adjustment of dosage, additional supportive measures and close supervision.

（4）熟知使用藥物之注意事項 **Precautions in use**

The patient should know about any special precautions to observe while taking the drug. This includes the advisability of use during pregnancy or while nursing an infant；precautions regarding sure to the sun or ultraviolet lamps；the avoidance of extreme heat or cold, etc.

（5）熟知藥物使用之正確劑量 **Dosage**

The patient must adhere to the prescribed dosage schedule as closely as possible. This is most important with those drugs that have narrow margins of safety. Circumstances that interfere with taking the drug as prescribed (nausea, vomiting, diarrhea) must be reported to the physician and pharmacist so that appropriate adjustments can be made.

（6）熟知藥物之交互作用 **Interactions**

Much is known today about how some drug can interact unfavorably with certain foods, alcohol and other drugs to produce serious adverse effects. The patient must be informed regarding all likely interactants that could alter the action of the drug he is using.

（7）認清服藥後是否有警告徵候 **Warning symptoms**

Severe headache and visual disturbances may appear before the onset of a stroke in a woman taking oral contraceptives. It is imperative that the patient be familiar with those symptoms and signs that could be early indicators of impending adverse reactions.

（8）監測藥效 **Examinations to monitor drug effects**

Certain drugs are capable of damaging vital body tissues (Bone marrow, liver, kidney, eye structures, etc.) - Especially when these drugs are used over an extended period. Hence、the patient should cooperate fully with the physician or pharmacist in the performance of periodic examinations for evidence of adverse drug effects.

（9）高齡或體力衰弱 **Advanced age and debility**

The altered functional capacity of vital organs that accompanies advancing age and debilitating disease can greatly influence the body's response to drugs. Such patients tend not to tolerate drugs with inherent toxic potential well；it is usually necessary for them to use smaller doses at longer intervals.

(10) 正確的藥物選擇 **Appropriate drug choice**

The drugs selected to treat any condition should be the most appropriate of those available . Many adverse reactions can be prevented if both patient and physician exercise good judgment and restraint. The wise patient will not demand overtreatment.

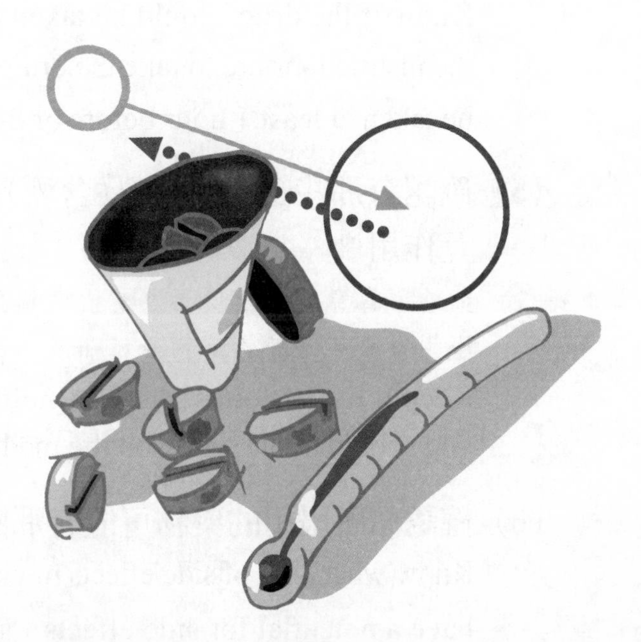

五、如何正確安全地服用藥物

（1）明確地認知你正在服用什麼藥物？

(最好記下它的藥名及作用)是用來控制血壓或血糖，預防癲癇、狹心症或氣喘的發作？

Know exactly why you are taking the medicine, whether it is to control hypertension or blood sugar, to prevent angina pain or ow often.

（2）確認你需要服用多少量的藥物及每次服藥的間隔爲多久？

Know exactly how much medication you should take and how often.

（3）詢問一下，如果突然忘記服藥時，該怎麼辦？

Ask what to do if you happen to miss taking the drug at the required time.

（4）確認服藥時間是應在飯前或飯後或該與食物一併服用？

而所謂空腹是指至少在飯前一小時或飯後二小時。

Know if the drug should be taken before, after, or with meals. If the instructions are to take the drug on an empty stomach, it should be taken at least 1 hour before or 2 hours after eating.

（5）確認有那些食物及飲料(含酒)會與你服用的藥物發生交互作用？

如治療青春痘的四環素及貧血的鐵劑不可與牛奶併服。

服用口服降血糖的藥物或鎮痛及鎮靜的藥物不可飲酒。

Keep a list of foods, drinks (including alcohol), or other drugs you should avoid while on the medication.

（6）確認你所服用的藥物可能有那些副作用及其預防的方法？

Know what kind of side effects might occur with the drug. All drugs have a potential for side effects；some are temporary and some can be reduced by changing the dosage schedule or substituting another medication.

（7）**確認你服用的藥物是否有嗜睡、影響情緒、集中精神能力或智力的副作用？**

Ask your doctor or pharmacist if the drug will make you feel sleepy or have any effect on your mood, ability to concentrate, or mental alertness.

（8）**確認你需要服藥多久(短期或長期)？**
什麼時候要再重配處方？

Know how long you are supposed to take the drug and if (and when) your prescription should be refilled.

（9）**確認你所服用的藥物，服用後要經過多久時間才能發生療效？**

如服用抗精神抑鬱的藥物，至少要經二星期後，症狀才會改善；若無效時，要告知你的醫師或藥師。

Ask how much time will pass before you will feel the effects of the drug.

（10）**確認你所服用的藥物應該保存在什麼地方？**

通常藥物應置放於陰涼且乾燥的地方。

Know where and how the drug should be stored. In general, drugs should be stored in cool, dry places.

服藥的特別狀況：老年人、懷孕、哺乳、服用特別飲食或對某些飲食及藥物過敏，氣喘、肝病、腎功能異常、消化性潰瘍、糖尿病、高血壓的病患。

六、一般病患的服藥指示

(1) 服用制酸劑：

飯後一小時、三小時及睡前服用效果較好；可能引起便秘或下痢，若長期使用含鋁制酸劑，會導致磷酸鹽缺乏，而引起骨質疏鬆症。

(2) 服用 Anticholinergics（鎮痙劑）時：

會有口乾、便秘、排尿困難、視覺模糊等副作用。

(3) 服用 Antihistamines 時：

有時會有口乾、視覺模糊及嗜睡等副作用。

(4) 服用副腎皮質荷爾蒙時：

請與食物或胃乳片一同服用，以避免腸胃障礙；如有發燒，喉嚨痛等感染症狀，或大便變黑時，請停藥並通知醫師或藥師。

(5) 服用非類固醇解熱鎮痛消炎藥時：

請與食物或胃乳片一同服用，以避免腸胃障礙；如果大便變黑色，或排尿困難等症狀出現時，請停藥並通知醫師或藥師。

(6) 服用利尿劑時：

請常服含鉀量多的水果或食物如橘子、香蕉、番茄、馬鈴薯、甜瓜等；並請定期檢驗血中膽固醇、尿酸、血糖及電解質。

(7) 服用毛地黃時：

請常服含鉀量多的水果，如橘子、香蕉、番茄、馬鈴薯、甜瓜等；如有嘔吐、心跳異常及視覺異常（黃綠光）等症狀出現時，請通知醫師或藥師。

(8) 服用支氣管擴張劑治療氣喘時：

會有心跳過速、心悸、腸胃障礙及震顫、焦慮不安等副作用。

(9) 服用降壓劑時：

請每天定時服用，千萬不可因血壓下降即立刻停藥；並請定期檢驗血中膽固醇、尿酸、血糖及電解質。不可飲酒，並請戒煙及減低食鹽之攝取量，以維護健康。

(10) 服用口服降血糖藥時：

不可飲酒，並請戒煙，控制飲食不可過量，以維護健康；並請定期檢驗血中膽固醇、尿酸、血糖及電解質。如有皮膚疹、異常出血、發燒等副作用出現時，請通知醫師或藥師。

(11) 服用抗精神憂鬱症藥物時：

千萬不可吃香腸，乳酪等發酵的食物。

(12) 服用口服避孕藥時：

會干擾葉酸代謝，因此多服蔬菜，水果可避免葉酸不足。

(13) 服用過多之緩瀉劑時：

會使食物沒有足夠時間吸收，造成維生素A、D、E、K 缺乏。

(14) 使用抗癲癇藥物時：

要攝取維生素D，以免鈣質缺乏。

(15) 服用酒精時：

會抑制大腦中樞神經系統，若與安眠藥、鎮靜劑、止痛藥、及抗過敏藥物併用，會造成嚴重的中樞神經抑制作用，如昏睡、嗜眠等；故服用安眠藥、鎮靜劑、止痛藥及抗過敏藥物的病人請勿飲酒。

(16) 一般細菌感染症(如：扁桃腺發炎、泌尿道發炎等)之治療時：

常使用抗生素由於抗生素必須持續服用一段時間(4-10天)，才能將致病的細菌完全殺死；故千萬不可因一時症狀消失，如退燒等，便立刻停藥，如果造成感染症再度復發，要想完全治癒，就非常困難。

七、老年病患用藥之注意事項

◎ 老年病患用藥之複雜性

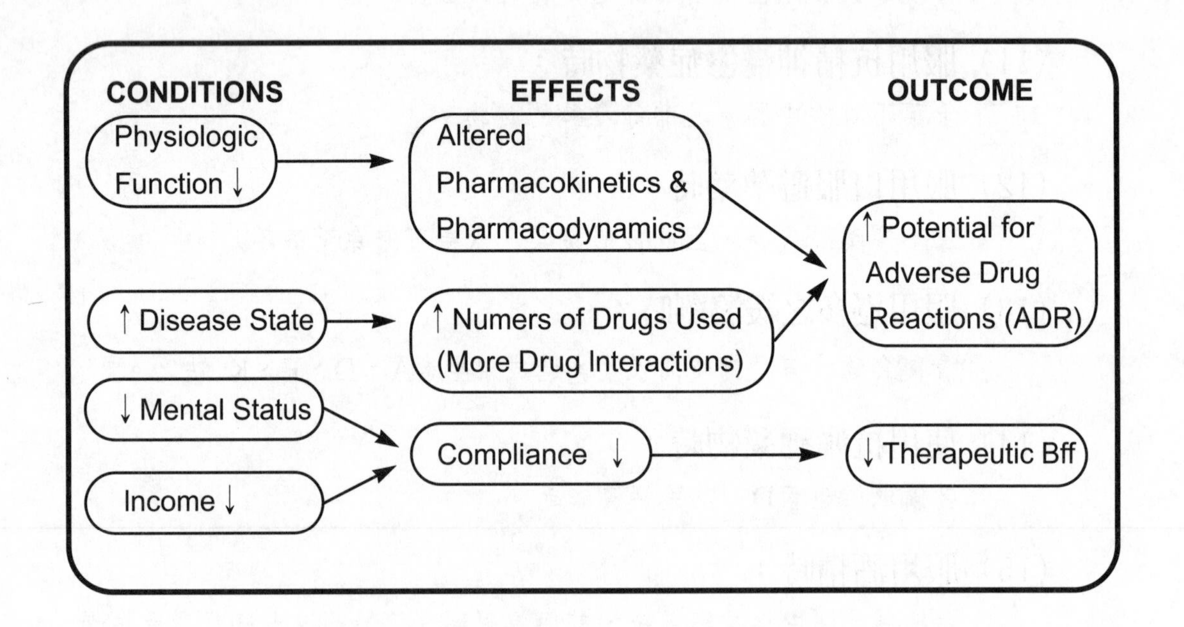

(一) 老年人常見的疾病

(1) 高血壓、心臟病、動脈血管硬化、中風、意外傷害。
(2) 肌肉骨骼關節疾病：骨關節炎、骨質疏鬆症、骨折。
(3) 消化系統疾病：潰瘍、出血、便秘、營養不良、肝炎、肝硬化。
(4) 腎臟疾病、泌尿道感染、腎炎、尿失禁、前列腺肥大。
(5) 老年性癡呆、自律神經失調、重聽、白內障、青光眼。
(6) 呼吸道疾病：肺氣腫、慢性支氣管炎、肺炎、呼吸道感染。
(7) 癌症：肝癌、肺癌、大腸直腸癌、子宮頸癌。
(8) 糖尿病、電解質體液異常。

（二）老年病患服藥不遵從性的主要原因

（1）Chronic disease or long term therapy.
（2）Use of multiple pharmacies.
（3）Psychiatric illness.
（4）Cognitive impairment.
（5）Multiple physicians.
（6）Multiple medications.
（7）Multiple or complicated dosing schemes.
（8）Ineffective communication with health care professionals.

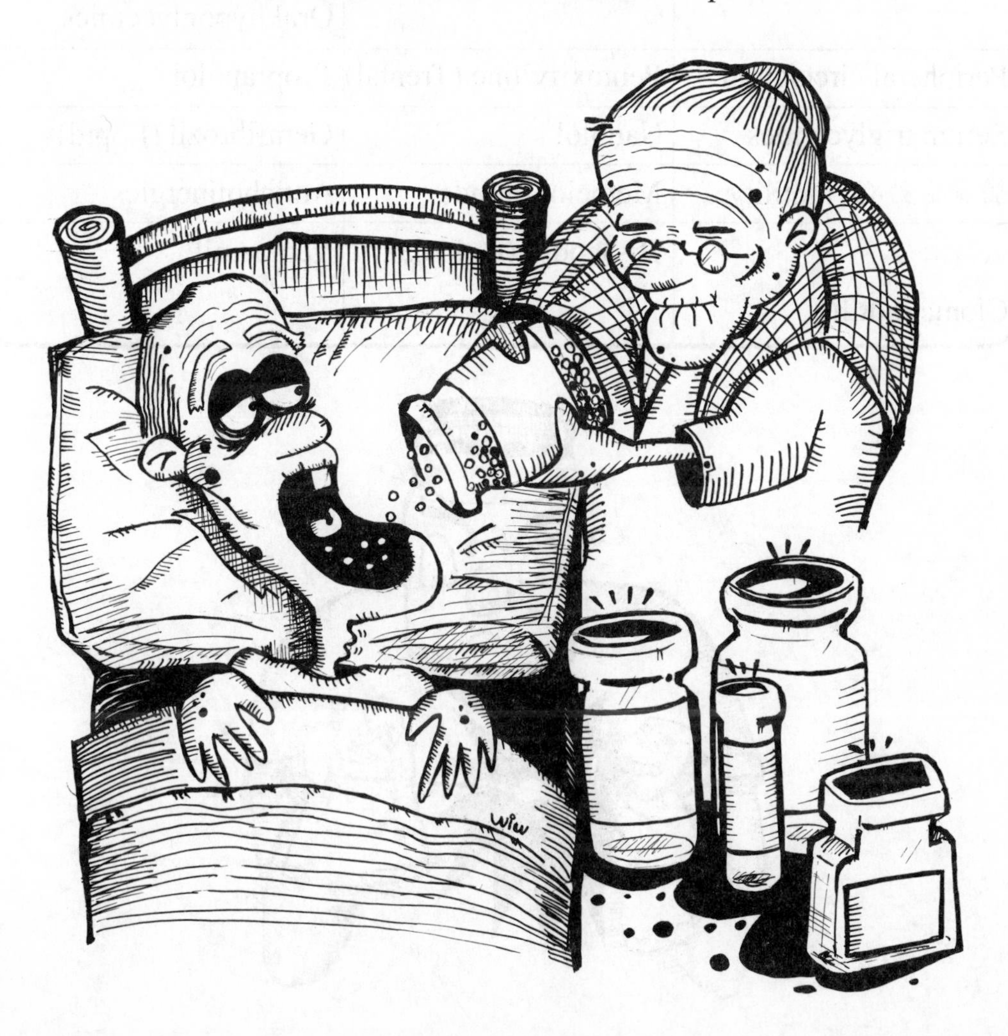

1.矛盾的藥物組合 (Paradoxic drug combination)

生理狀態	加強狀態的藥物	減弱狀態的藥物
Central dopamine	Levodopa-carbidopa	Haloperidol
心肌收縮力 Myocardial contractility	Digoxin	Atenolol , Beta-blockers Verapamil
呼吸道阻抗性 Airway resistance	Propranolol Beta-blockers	Albuterol (Ventolin) Beta-Stimulants
血糖 Blood sug	Phenylpropanolamine	Glyburide Oral hypoglycemics
Peripheral circulation	Pentoxifylline (Trental)	Propranolol
Serum triglycerides	Nadolol	Gemfibrozil (Lopid)
腸胃活動 GI motility	Metoclopramide	Anticholinergics
大腸收縮 Clonic motility	Bisacodyl (Dulcolax)	Verapamil

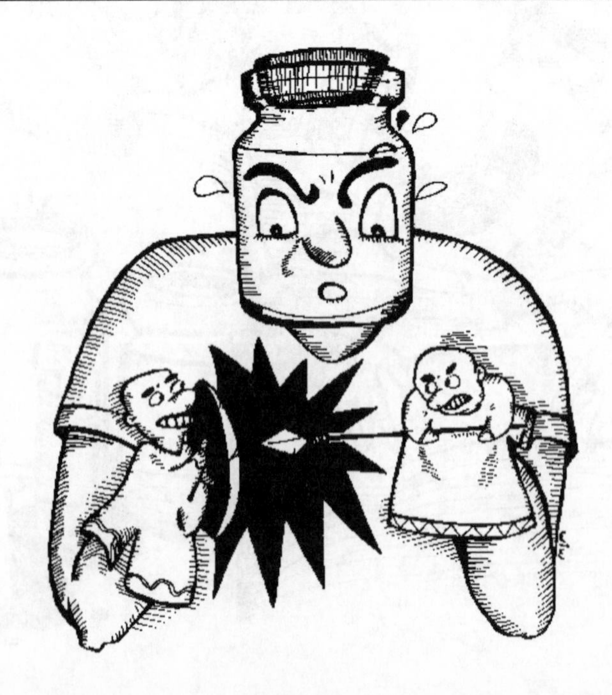

2.因會有不良反應增加，老年病患最好避用的藥物

Barbiturates, Clonidine, Chlorpropamide, Cyclophosphamide, Diazepam, Diethylstibestrol, Estrogens, Guanethidine, High Sodium Antacids, Indomethacin, MAO inhibitors, Oxyphenbutazone, Phenylbutazone, Phenacetin, Tetracyclines.

3.會導致肝臟疾病的藥物 (Drugs induced liver diseases)

（1）肝細胞壞死 **(Hepatic necrosis)**：
Cytotoxic drugs, Dantrolene, Halogenated hydrocarbons, Heavymetals, Overdose of iron or paracetamol, Propylthiouracil, Tetracycline.

（2）脂肪肝 **(Fatty liver)**：
Alcohol

（3）肝炎 **(Hepatitis like reaction)**：
Antidrpressants, Anticonvulsants, Anti-Rheumatics, Halothane, Anti-TB drugs.

（4）膽汁鬱滯 **(Intrahepatic cholestasis)**：
Chlorpromazine, Antidepressants, Benzodiazepines, Methyldopa, Antithyroid drugs, Thiazides, Oral hypoglycemics, Sulfonamides, Phenylbutazone, Oral anabolic agents, Methyltestosterone.

4.有明顯腎毒性的藥物 (Drugs with significant renal toxicity)

Aminoglycosides, Amantadine, Amphotericin B, Allopurinol, Digoxin, Gold salts, Lithium, NSAIDs, Oral Hypoglycemics, Phenytoin, Procainamide, Probenecid, Polymyxins, Sulfonamides, Tetracyclines.

(三) 老年病患調劑注意事項

1.腸胃道用藥 (Alimentary system)

Carbenoxolone：增加高血壓，水腫及低鉀血的危險性。

Cimetidine：腎排泄量減少，血中濃度昇高，較容易引起意識混亂，最好減低劑量。

Metoclopramide：增加巴金森氏症的危險性,避免長期使用。

Anti-cholinergic：有尿滯留、便秘、口乾、視力模糊的副作用。

2.心血管系統用藥 (Cardiovascular system)

Digoxin：腎排泄量減少，增加中毒的危險性，可進行TDM。

Diuretics：較容易引起脫水，低鈉血症，姿勢性低血壓，尿失禁或尿滯留之副作用，避免過度利尿，儘量使用低劑量。

Beta-blockers：較容易引起心跳徐緩及心衰竭的副作用，請使用低劑量。

Clonidine：會增加因忘記服藥所引起的反彈性高血壓，請避免使用。

Guanethidine：避免使用—因容易引起嚴重的姿勢性低血壓。

ACE inhibitors：增加低血壓及腎機能不全的危險性，初劑量最好減輕。

Vasodilators：容易引起姿勢性低血壓，致摔倒或中風，避免突然快速地降壓，初期使用低劑量較安全。

Anticoagulants：增加出血的危險性，避免長期使用全劑量，初期請使用低劑量。

3.呼吸系統用藥 (Respiratory system)

Beta-stimulant：因 beta-receptor 的反應性降低，療效較不明確。

Theophylline：血中濃度較高，較容易出現嘔吐，腸胃不適，心悸等副作用，初期使用低劑量較安全，可進行TDM。

4.神經系統用藥 (Nervous system)

Benzodiazepine：作用時間及效果增強，較容易引起白天昏睡，跌倒，焦躁不安，意識混亂等副作用，最好Lormetazepam.

Phenothiazines：較容易引起錐體外路症及遲發性運動困難，尿滯留，便秘，口乾，視力模糊等副交感神經抑制的副作用。

Antidepressant：腎排泄量減少血中濃度上昇，容易出現口乾，視力模糊，便秘，尿滯留及姿勢性低血壓，意識混亂等副作用。

Phenytoin： Protein binding is reduced.?

Levodopa：較容易出現意識混亂，精神及行為異常，姿勢性低血壓等副作用。

5.內分泌系統用藥 (Endocrine system)

Thyroxine：會使狹心症惡化，初期請使用低劑量。

Sulfonylureas：增加低血糖的危險性，請使用短效的較安全。

Corticosteroids：會增加骨質疏鬆症及骨折的危險性，尤其對停經後的婦女。

6.鎮痛藥 (Analgesics)

Opioids：Pethidine的血中濃度昇高，較容易出現低血壓，中樞抑制及嘔吐等副作用。

NSAIDS：增加腎機能不全的危險性，引起体液滯留，影響心衰竭及高血壓的治療，避免使用半衰期長的藥物或長期使用。

7.抗菌藥物 (Antibacterial drugs)

Tetracyclines：腎排泄量減少，較容易引起嘔吐及BUN上昇的副作用，儘量避免使用。

Aminoglycosides：腎排泄量減少，增加聽神經及腎毒性，請使用低劑量或進行TDM。

Sulfonamides：增加血液毒性，易引起光敏感。

Nitrofurantoin：腎排泄量減少，增加腸胃障礙及末梢神經病變的危險性，避免使用。

八、孕婦用藥之安全性

1.A 類藥物：Safe（安全）

在良好之控制下，對孕婦進行研究，証實對胎兒沒有危險性。如 KCl

2.B 類藥物：Probably safe（可能安全）

a.對動物實驗，不能証實對胎兒有危險性，但對孕婦尚未充分研究。
b.動物實驗雖然對胎兒有不良作用，但對孕婦卻無法証明有危險性。
如 Acetaminophen、Ampicillin、Cimetidine、Digoxin 等。

3.C 類藥物：Avoid unless treatment profit （避免使用除非有治療必要）

a.動物實驗顯示對胎兒有危險性，但對孕婦尚未充分研究。
b.對動物及婦女均無研究資料，其安全性未知。
如 Amikacin、Aminophylline、Aspirin、Buclizine、Lorazepam。

4.D 類藥物：Avoid（避免使用）

對人類胎兒有明確的危險性.
如 Streptomycin、Tetracyclines、Estrogens & Antineoplastics。

5.X 類藥物：teratogenicity（致畸胎性）

對動物及人類的研究均証實有畸形胎發生或對胎兒有危險性
如 Thalidomide、Trimethadione、Diethylstilbestrol、Aminopterin 等。

（1）懷孕期間均不可服用之藥物

Thalidomide, Diphenylhydatoin, Trimethadione, Paramethadione.

Antibiotic：Tetracyclines, Streptomycin, Kanamycin,

Colistin, Griseofulvin.

Anabolic Hormones：Androgens, Estrogens, Diethylstibestrol, Clomiphene.

Anticoagulants：Coumadin and congeners.

ACE inhibitors & Angiotensin II antagonists Antihyperlipidemics：Lovaststin & Clofibrate.

Folic acid antagonist：Aminopterin, Etretinate (Tigason).

High doses of Vitamin A & D. Oral, Methotrexate, Isotretinoin.

Hypoglycemics：Sulfonylureas；Excess Alcohol.

Heavy Smoking；Smallpox, Rubella.

Measles & Mumps vaccines

Radiopharmaceuticals.

（2）懷孕前三個月不可服用之藥物

Chlordiazepoxide (Librium), Diazepam (Valium), Ethchlorvynol, Imipramine, Lithium, Meprobamate, Thalidomide, Tricyclic antidepressant.

Anticonvulsants：Carbamazepine, Clonazepam, Primidone, Valproic acid.

Oral hypoglycemics：Tolbutamide, Chlorpropamide, Acetohexamide.

Corticosteroids, Metronidazole,Progesterones, Rifampin, Trimethoprim.

Quinolone antibiotics：Bacidal,Cipro,Negacide,Tarivid.

Antineoplastics：Aminopterin, Busulfan, Cyclophosphamide.

（3）懷孕中末六個月不可服用之藥物

High doses of iodide, Iodinated glycerol (IPG), Radioactive Iodine.

Anti-thyroid drugs：Carbimazole, Methimazole, Propylthiouracil.

Thiazide diuretics, Metolazone, Diazoxide, Ergot alkaloids.

（4）懷孕末三個月及生產前不可服用之藥物

Chloramphenicol, Novobiocin, Nitrofurantoin,
Long acting Sulfonamides.

Large dose of general anesthetics.

Menadione, Phenothiazines, Reserpine, Nicotine, Lithium.

NSAIDs：Aspirin,Brufen,Indocid,Naposin,Ponstan.

Opiates (Morphine, Meperidine, Fentanyl).

◎ 懷孕期間均不可服用的藥物

a.抗癲癇藥：Phehydatoin (Dilantin), Trimethadione

b.抗生素：四環素類、鏈黴素、康黴素、灰黴素

c.荷爾蒙：男性荷爾蒙、女性荷爾蒙、Diethylstibestrol

d.抗凝血藥：Coumarin（香豆素）

e.抗癌藥：葉酸拮抗藥 Aminopterin, Methotrexate

f.皮膚用藥：Isotretinoin, Etretinate (Tigason)

g.口服降血糖藥：Sulfylureas, Tobutamide, Chlorpropamide

h.放射性藥品：Radioactive pharmaceuticals

i.生物疫苗：天花、麻疹、風疹(德國麻疹)、腮腺炎、疫苗

j.其他：酒精、吸煙過量、大量之維他命A、D及大量的碘劑
Thalidomide, Lovastatin (HMG CoA reductase inhibitors)

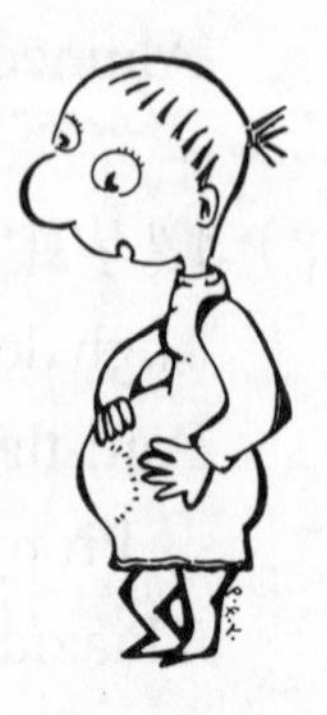

◎ Drugs with known Teratogenic effect

致畸胎劑	引發胎兒畸形之部位及情形
Rubella virus 德國麻疹 Cytomegalovirus	眼睛、耳、心臟：眼盲、耳聾、心臟缺陷。 腦，中樞神經異常。
口服抗凝血劑 (Coumadin and congeners)	鼻、骨骼：鼻骨下陷(Nasal hypoplasia)、 骨骼發育異常(Epiphyseal stipping) 視神經萎縮(Optic atropy)
Tetracyclines 四環素	牙齒變色、骨骼發育異常
高劑量碘劑及抗甲狀腺藥物	甲狀腺：甲狀腺腫大(goiter)
Diethylstilbestrol	致癌性Carcinogenesis、Vaginal adenosis、 生殖器官異常Uterine anomalies、 隱睪症cryptochidism、小陰莖microphallus、 附睪異常epididymal anomalies、 睪丸萎縮testicular hypoplasia
Estrogens and Progestins	生殖器官異常、心臟缺陷 Limb and cardiac defects (?)
Alcohol 酒精	大腦、中樞神經、智能異常、五官異常 ＊Fetal alcohol syndrome：Growth retardation、 Mild mental retardation、increase in anomalies
Thalidomide	四肢：短肢症(Phocomelia)
Folic acid antagonist： Aminopterin、Methotrexate	脊椎發育異常、流產 Abortion、 Multiple malformations.
Anticonvulsants 抗癲癇藥： Trimethadione、Phenytoin	中樞神經智能異常、顏面五官異常 Facial dysmorphogenesis、Growth retardation、 Mild mental retardation
Isotretinoin (Accutane) Etretinate (Tigason)	中樞神經智能異常、顏面五官異常、心臟缺陷 Cardiac anomalies、Facial abnormalities Deafness and Blindness(眼盲、耳聾)

九、哺乳婦女用藥之注意事項

（1）**腸胃藥：**

Atropine：可能會引起嬰兒的副交感神經抑制作用，最好避免使用

Anthraquinone：會增加嬰兒腹瀉。Senna可能較安全，但避免大量使用。

（2）**心血管用藥：**

Amiodarone：在母體乳汁中分泌，可能會引起新生兒甲狀腺機能低下。

β-blockers：會引起嬰兒心跳徐緩及低血糖，尤其水溶性高者。

Anticoagulant：Phenindione有出血的危險。Warfarin則較安全。

（3）**呼吸系統用藥：**

Theophylline：有引發嬰兒興奮不安的報告，長效型製劑可能較安全。

Pseudoephedrine：可能使嬰兒興奮及無法睡眠。

Antihistamines：可能使嬰兒興奮不安或倦睡。

（4）**神經系統用藥：**

Benzodiazepines：會引起倦睡及發育不良，避免大量經常的使用。

Phenothiazines：有引起嗜睡的副作用。

Sulpiride：乳汁中有大量的分泌，避免服用。

Lithium：會分泌於乳汁中，但服藥濃度控制良好的母親少有副作用。

（5）**鎮痛藥：**

Opioids：治療劑量雖不影響嬰兒，但經常使用會造成依賴性。

Aspirin：經常使用會影響血小板機能 造成出血傾向。

Indomethacin：有造成嬰兒痙縮(Convulsions)的報告。

Gold salts：會分泌於乳汁中 可能有毒性。

（6）**抗感染用藥：**

Aminoglycosides：會改變腸內菌落，可能造成下痢。

Chloramphenicol：會抑制骨髓的功能。避免服用。

Tetracyclines：避免使用。

Sulfonamides：G6PD缺乏的嬰兒，有溶血性貧血的危險。

Nalidixic acid：G6PD缺乏的嬰兒，有溶血性貧血的危險。

Nitrofurantoin：G6PD缺乏的嬰兒，有溶血性貧血的危險。

Dapsone：G6PD缺乏的嬰兒，有溶血性貧血的危險。

Isoniazid：可能有痙縮(convulsions)及神經病變的危險性。

(7) **內分泌系統用藥：**

Sulfonylureas：對新生兒可能有造成低血糖的危險。

Corticosteroids：長期大量使用(>10 mg PDL/天)會抑制腎上腺功能。

Radioactive 碘：會造成新生兒甲狀腺機能低下，避免服用。

Oral contraceptive：會抑制乳腺分泌。

(8) **Miscellaneous：**

Cytotoxics：有造成毒性的危險，避免使用。

Cyclosporin：會分泌於乳汁中，可能有毒性，避免使用。

Iodines：會造成新生兒甲狀腺機能低下，避免使用。

Etretinate：避免使用。

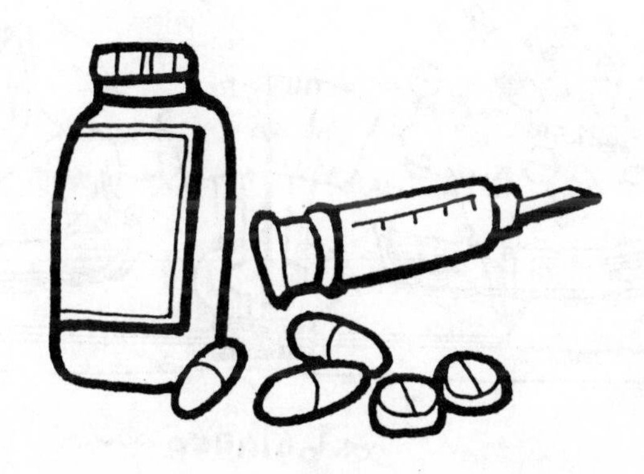

十、嬰幼兒服藥應注意事項

（1）給藥問題 Problems with drug administration

Dosage calculation for children

a.Fried's Rule：小於二歲的嬰幼兒
成人劑量×(嬰幼兒月份數/150)

b.Young's Rule：大於二歲的嬰幼兒
成人劑量×(嬰幼兒的足歲年齡數/年齡數+12)

c.Clark's Rule：大於二歲的嬰幼兒
成人劑量×(嬰幼兒體重公斤數/68.2)

- Early postnatal Period (< 1 month) 新生兒
- Second to twelfth month of life 二至十二個月
- The 'Toddler' and Early School age Child 就學前兒童
- Adolescence 年輕學童

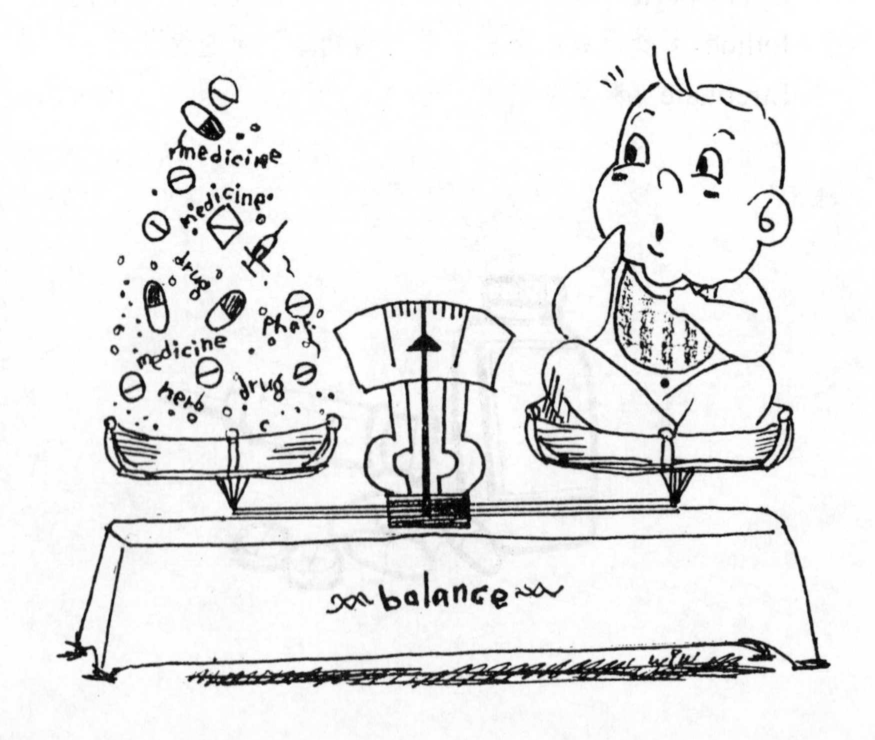

（2）**Problems with therapy and Therapeutic Drug Monitoring**

Chloramphenicol"Gray baby syndrome"

Theophyllin、Phenytoin、Salicylates、Aminoglycosides

（3）哺乳婦女禁止服用的藥物

Carbimazole/Methimazole

Chloramphenicol

Cytotoxic agents

Ergotamine

Gold preparations

Immunosuppressive agents

Indomethacin (High dose)

Phenindione

（4）會抑制乳汁分泌的藥物

Bromocriptine

Estradiol、Stilboestrol、Dienoestrol

Combined estrogen / progestagen oral contraceptives

Pyridoxine

Thiazide Diuretics

（5）**G-6PD** 缺乏禁止使用的藥物 嬰兒特別容易引發藥物導致的溶血作用

a.抗瘧疾藥：Chloroquine、Hydroxychloroquine、Quinidine、Quinine、Primaquine、Pamaquine

b.磺胺藥：Sulfonamides、Co-trimoxazole、Sulfoxone、Dapsone

c.解熱鎮痛藥：Aspirin、Antipyrine、p-aminosalicylic acid

d.其他：Chloramphenicol、Isoniazid、Nalidixic acid、Nitrofurantoin、Probenecid、Procainamide、Naphthalene、Methylene blue

(2) Problems with therapy and Therapeutic Drug Monitoring

Chloramphenicol "Gray baby syndrome"

Theophylline、Phenytoin、Salicylates、Aminoglycosides

(3) [illegible]

[illegible]

Chloramphenicol

Cytotoxic agents

Isoniazide

Cephalosporins

Immunosuppressive agents

Indomethacin ([illegible])

[illegible]

(4) [illegible]

[illegible]

Estradiol、Stilbestrol、Thiouracil

Combined estrogen-progestin oral contraceptives

[illegible]

Thiazide Diuretics

(5) G-6-PD [illegible]

[illegible]

a. [illegible]：Chloroquine、Hydroxychloroquine、Quinidine、

Quinine、Primaquine、Pamaquine

b. [illegible]：Sulfonamide、Co-trimoxazole、Sulfasalazine、Dapsone

c. [illegible]：Aspirin、Acetophenetidin、p-aminosalicylic acid

d. [illegible]：Chloramphenicol、Furazolidone、Nalidixic acid、

Nitrofurantoin、Probenecid、Procainamide、[illegible]、

Methylene blue

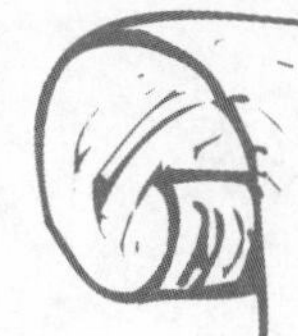

第二章

孕婦用藥安全問題：畸形胎

【摘　　要】

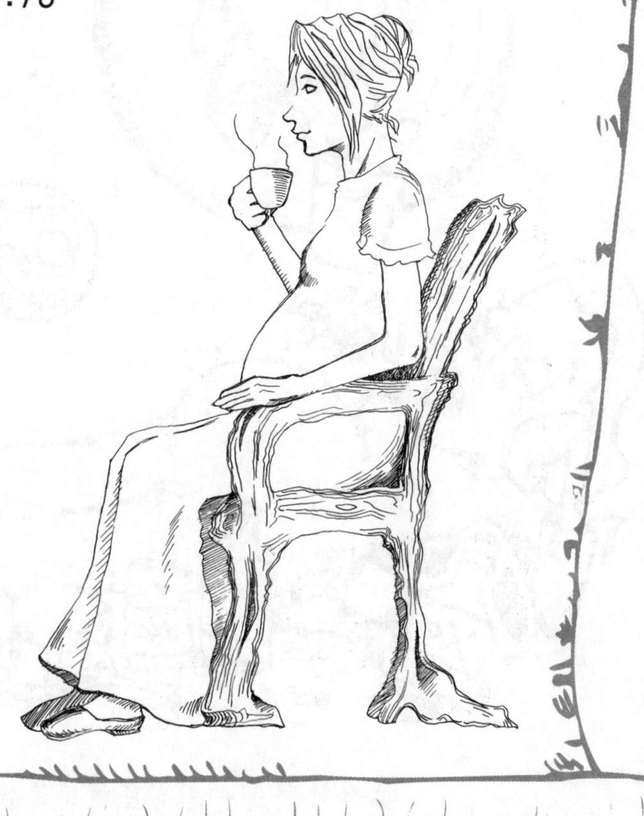

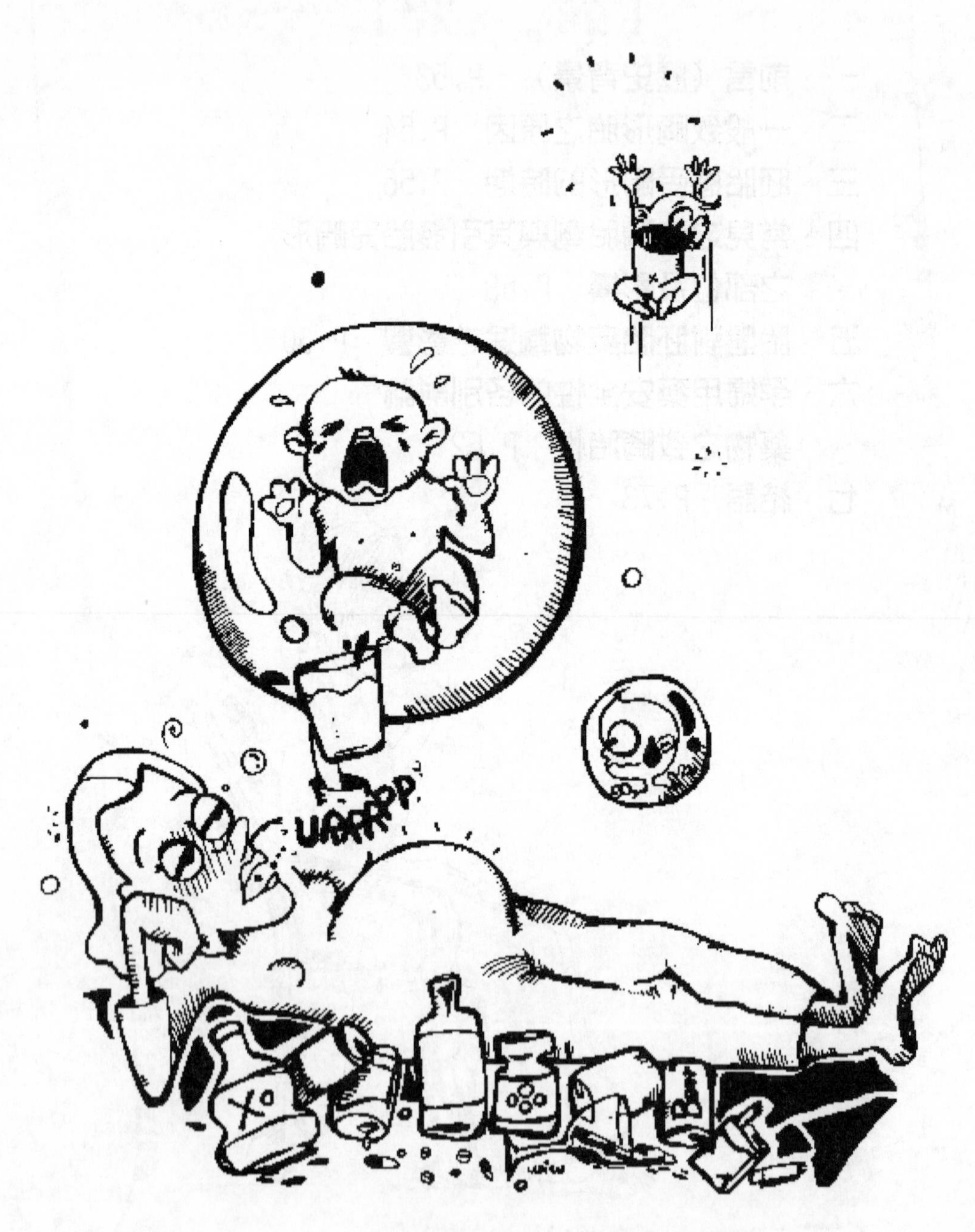

懷孕期間是不是不可服用藥物？

一、前言(歷史背景)

1930 - 婦女骨盆X光檢查，發現先天缺陷之嬰兒。

1940 - 妊娠前三個月患德國麻疹的婦女，嬰兒易發生先天性耳聾及眼盲。

1960 - Thalidomide 四肢短缺海豹肢症之致畸胎作用，造成萬人以上之悲劇。

1962 - FDA 規定新藥必須作「致畸胎試驗」Teratogenic Potential Test。

1980 - FDA 規定必須將藥物標示《使用於孕婦之安全性》之說明。

(1) **A類藥物：Safe(安全)**

在良好之控制下，對孕婦進行研究，証實對胎兒沒有危險性。

如：KCl

(2) **B類藥物：Probably safe(可能安全)**

a.對動物實驗，不能証實對胎兒有危險性，但對孕婦尚未充分研究。

b.動物實驗雖然對胎兒有不良作用，但對孕婦卻無法証明有危險性。

如：Acetaminophen, Ampicillin, Cimetidine, Digoxin 等

(3) **C類藥物：Avoid unless treatment profit (避免使用除非有治療必要)**

a.動物實驗顯示對胎兒有危險性，但對孕婦尚未充分研究。

b.對動物及婦女均無研究資料，其安全性未知。

如：Amikacin, Aminophylline, Aspirin, Buclizine, Lorazepam

(4) **D類藥物：Avoid(避免使用)**

對人類胎兒有明確的危險性。

如：Streptomycin, Tetracyclines, Estrogens & Antineoplastics

(5) **X類藥物：teratogenicity(致畸胎性)**

對動物及人類的研究均証實有畸形胎發生或對胎兒有危險性。

如：Thalidomide, Trimethadione, Diethylstilbestrol, Aminopterin

二、一般致畸形胎之原因

「致畸胎作用」不只是指造成胎兒在身體結構和內臟方面的畸形，也包括嬰兒在出生後之心理、行為和發育的變化，其發生之原因，依統計資料如下表：

◎ 人類畸形胎之原因

原因	比例
Known genetic transmission（基因遺傳）	20 %
Chromosome anomalies（染色體異常）	5 %
Environmental factors（環境因素）	10 %
Irradiation（放射線）	< 1 %
Infections（感染症） (Rubella, Cytomegalovirus, Toxoplasmosis, syphilis)	2-3 %
Maternal disorders（母體異常）：Diabetes糖尿病、 Virilizing tumor 生殖器腫瘤、PKU*	1-2 %
Drugs and Chemicals（藥物與化學藥品）	4-5 %
Multifactorial/unknown（多重因素/原因不明） 如：Congenital heart disease 先天性心臟病、 Neural tube defects 神經管缺陷、Facial cleft 顏面畸形等	65 %

＊PKU (Phenylketonuria)：缺乏 phenylalanine hydroxylase 所造成的一種代謝異常疾病。

◎ 胎兒的先天畸形一般可分為

中樞神經的缺陷	Neutral tube defects 神經管缺陷、Microcephaly 小腦症、Ancephaly 無腦症、Spina bifida 脊柱分叉
心臟血管的缺陷	Cardiac anomalies 心臟異常、Ebstein's anomaly
四肢手腳之變形	Phocomelia 海豹肢症
顏面五官之變形	Facial cleft 顏面畸形、Cleft palate 齶裂、Nasal hypoplasia 鼻骨下陷、Deafness 耳聾、Facial dysmorphogenesis 顏面五官變形、Blindness 眼盲
成長之異常	IUGR 子宮內發育遲緩、Absortion 流產、Mental retardation、Multiple malformations
生殖器官異常	Vaginal adenosis 腺癌、Uterine anomalies 子宮異常、Testicular hypoplasia 睪丸萎縮

雖然遺傳因素及不明原因所占比率很高(約 90％)，但是若有正確的知識，仍可預防 10％以上的悲劇，以下各節謹就孕婦用藥必須注意的常識，簡單說明。

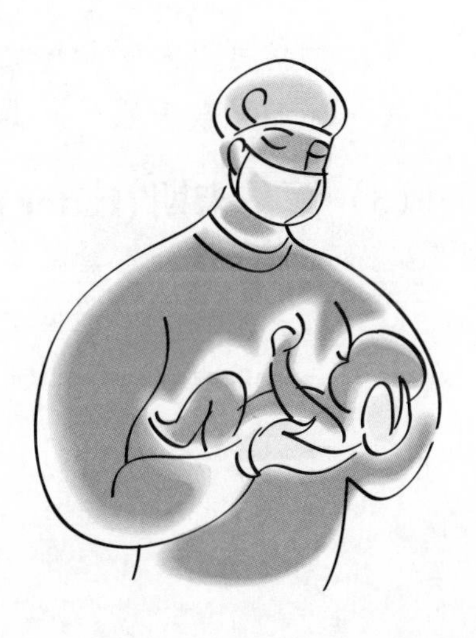

三、胚胎感受畸形的時期

對畸胎形成物(致畸胎劑)的感受性，常隨胚胎發育期所發生的暴露而異。一般可將胚胎發育期分為五期：

(1) 全或無時期 (All or nothing period)

人類受精卵之殖入約在受精七天後發生，在殖入前的階段稱之，通常藥物在此時期，對胚胎的影響，不是導致死亡，就是沒有作用，因為受傷害的細胞可迅速為未分化的細胞所替代而正常地發育。

(2) 胚胎前期 (Pre-embryonic period)

胚胎之分化開始於第二個星期(14天)，在此之前，組織之分化作用尚未發生，故藥物對未分化的組織不會有任何親和力。

(3) 胚胎期 (Embryonic period)

胚胎器官之生成涵蓋了懷孕前三個月的大部分時間，而在第17—20天時是影響大結構發育最敏感的時期，每一種器官在其發育形成中均易受致畸胎劑干擾的關鍵時刻，因此妊娠的最初三個月內孕婦的正確服藥是最需要關切的。

(4) 胎兒期 (Fetal period)

在妊娠的次三個月和後三個月，大結構之畸形已不可能發生，但藥物仍可以影響胎兒之生長和器官功能的發育，如在妊娠後六個月內，胎兒較易感受到藥物影響的是中樞神經系統。

(5) 懷孕末期 (Later pregnancy period)

在懷孕晚期生產前，由於藥物胎盤之通透率增加，故會影響子宮收縮之藥物及影響胎兒血液凝固之藥物亦得避免使用，以免造成早產或新生兒黃疸之發生。

◎ 胚胎發育期組織之分化情形(分化期中最易受致畸胎劑影響)

懷孕天數	分化階段
< 15	未發生分化
15-25	中樞神經系統分化
20-30	四肢肢芽出現
24-40	眼睛、心臟及下肢分化
60	器官分化近乎完成
> 90	先天性畸形感受性較小

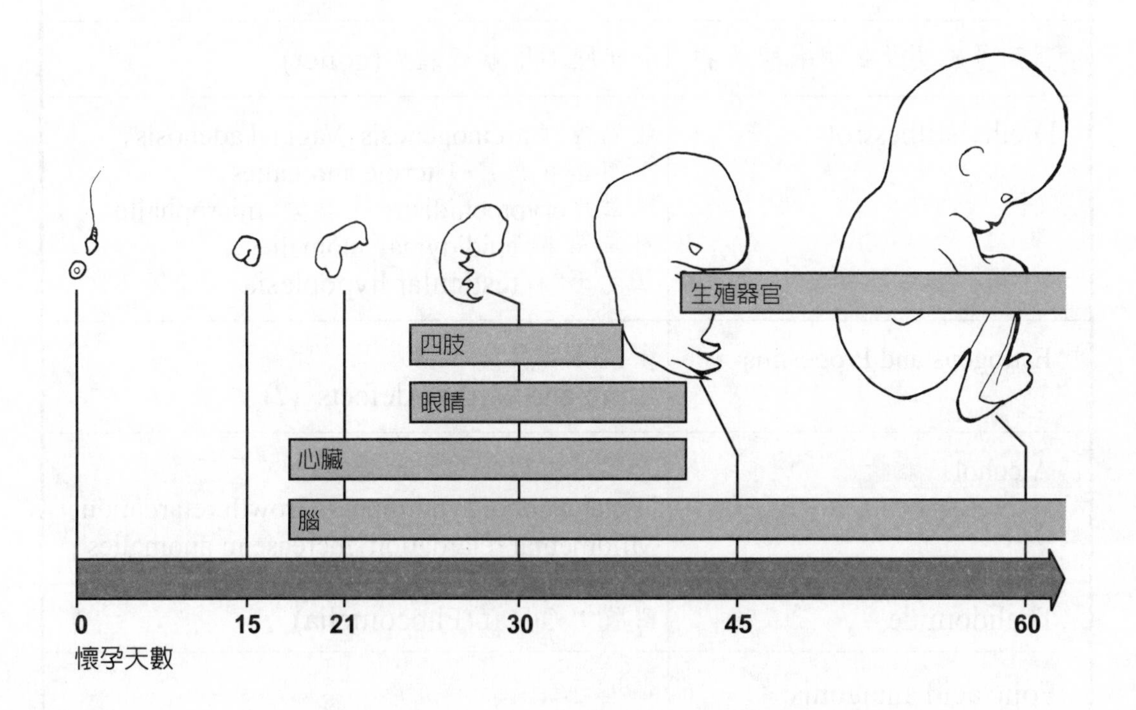

四、常見之致畸胎劑與其引發胎兒畸形之部位及影響

◎ **Drugs with known Teratogenic effects**

致畸胎劑	引發胎兒畸形之部位及情形
Rubella virus 德國麻疹	眼睛、耳、心臟：眼盲、耳聾、心臟缺陷
Cytomegalovirus	腦：中樞神經異常
口服抗凝血劑 (Coumadin and congeners)	鼻、骨骼：鼻骨下陷(Nasal hypoplasia)、 骨骼發育異常(Epiphyseal stipping)、 視神經萎縮(Optic atropy)
Tetracyclines 四環素	牙齒變色、骨骼發育異常
高劑量碘劑及抗甲狀腺藥物	甲狀腺：甲狀腺腫大(goiter)
Diethylstilbestrol	致癌性 Carcinogenesis, Vaginal adenosis, 生殖器官異常 Uterine anomalies, 隱睪症cryptochidism, 小陰莖 microphallus, 附睪異常 epididymal anomalies, 睪丸萎縮 testicular hypoplasia
Estrogens and Progestins	生殖器官異常、四肢及心臟缺陷 Limb and cardiac defects (?)
Alcohol 酒精	大腦、中樞神經、智能異常、五官異常 *Fetal alcohol syndrome：Growth retardation, Mildmental retardation, increase in anomalies
Thalidomide	四肢：短肢症(Phocomelia)
Folic acid antagonist： Aminopterin, Methotrexate	脊椎發育異常、流產 Abortion, Multiple malformations
Anticonvulsants 抗癲癇藥： Trimethadione, Phenytoin	中樞神經智能異常、顏面五官異常 Facial dysmorphogenesis, Growth

	retardation, Mild mental retardation
Isotretinoin (Accutane) Etretinate (Tigason)	中樞神經智能異常、顏面五官異常、心臟缺陷 Cardiac anomalies, Facial abnormalities Deafness and Blindness(眼盲、耳聾)

◎ Drugs with suspected Teratogenic effects

藥　物	可能的副作用 **Suspected effect**
Alkylating agents	↑ 流產 Abortion, anomalies
Oral contraceptives	↑ Limb and cardiac defect (?)
Androgens	Masculinization of female fetus
Adrenocorticoid	↑ Cleft palate 齶裂 (?)
Lithium carbonate	Ebstein's anomaly, Cardiac anomalies
Benzodiazepines	↑ Facial clefts, Cleft palate (?)
Valproic acid	↑ Spina bifida, Neural tube defects
Sulfonylureas	↑ Anomalies (?), Hypoglycemia

常見之致畸胎劑及其在人體引發之畸形部位

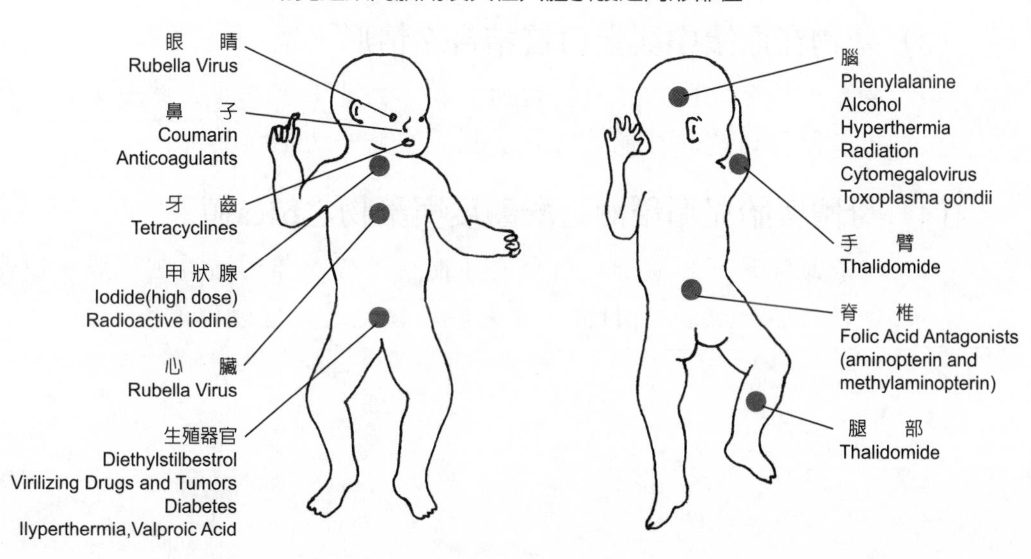

五、胎盤對胚胎藥物輸送之影響

藥物必須到達發育中胚胎之所在，然後才能引發畸形胎之發生。而藥物必須經由母體循環，方能進入胎兒之循環或組織。故藥物之轉運必藉由胎盤而達成，一般而言，藥物通過胎盤之情形與藥物通過脂質膜之情況相似。

而影響藥物通過胎盤運轉率之主要因素為：

(1) 胎盤膜之厚度和表面積，及胎盤之血液循環。

通常在懷孕晚期，藥物經由胎盤之輸送會較早期為多，因經由子宮至胎盤之血液常隨妊娠的進展而增加，妊娠後期胎盤之血流量約占母體心輸出量的五分之一(20％)，同時由於懷孕晚期胎盤之脂質量增加，致表面積增加，胎盤膜亦變得較薄(25μ→2μ)，更助長藥物通過胎盤之力量。

(2) 藥物分子之大小與脂溶性(分配係數)。

藥物分子量小於500者，較易通過胎盤，介於500—1000者通過即有些困難，如超過1000者則完全不能通過。而一般藥物之分子量常在250—500之間，若脂溶性佳即能通過胎盤。即油／水分配係數高，其通過胎盤率較快。

(3) 藥物在血漿中與蛋白質結合之情形。

游離未結合之藥物方可通過胎盤膜，因此具有高蛋白結合力的藥物，其胎盤通透的可能性常低於低蛋白結合力的藥物。

(4) 母體與胎兒循環液之酸鹼度與藥物之pKa值。

一般而言只有未離子化的藥物才能借著擴散作用通透細胞膜，因此母體及胎兒血液之pH值，會影響藥物通過胎盤膜的速率。

◎ 懷孕晚期藥物胎盤通透率增加之原因：

1.Increased unbound drug available for transport.
2.Increased uteroplacental blood flow (500 ml/min.).
3.Increased placental surface area.
4.Decreased thickness of the semipermeable lipid membranes (2 μ at term) between the placental capilaries.
5.Greater physical disruption of placental membranes.
6.More acidic fetal circulation to "trap" basic drugs.

◎ 藥物對胎兒或新生兒容易造成嚴重副作用的原因：

1.More free drug available.
2.Increased volume of distribution.
3.Greater cell membrane & specialized membrane permeability.
4.Reduced hepatic capacity.
5.Delayed renal excretion.

藥物對胎兒胎盤之通透狀況

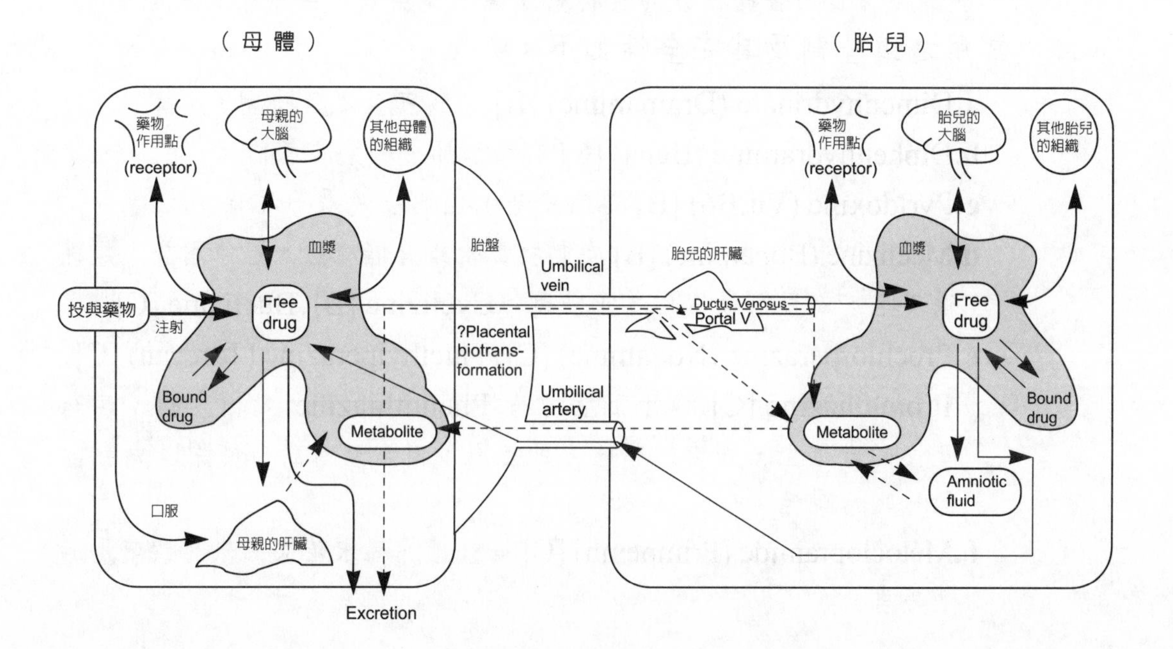

六、孕婦用藥安全性的各別討論—藥物之致畸胎性

(一) 孕婦用藥安全性分級：

[A]：Safe（安全）
[B]：Probably safe（可能安全）
[C]：Avoid unless treatment profit（避免使用除非有治療必要）
[D]：Avoid（避免使用）
[X]：Teratogenicity（有致畸胎作用）

(二) 孕婦用藥之各別討論：

1.止吐劑 (Antiemetics)

一般70-80％孕婦在懷孕前三個月，常有噁心、嘔吐之現象，這種不適最好先教導孕婦食用含高糖分的食物來改善，如無效時再用藥物治療。

◎ 常用之鎮吐劑及其安全性如下：

a.Dimenhydrinate (Dramamine) [B] 為較安全之鎮吐劑。

b.Diphenhydramine (Bena) [C] 有增加胎兒顎裂之報告。

c.Pyridoxine (Vit.B6) [B] 雖然安全，但鎮吐效果不明確。

d.Meclizine (Bonamine) [B] 在動物實驗雖有催畸性，但使用於人類卻很安全，為目前最常用之止吐劑。Cyclizine [B], Buclizine [C].

e.Prochlorperazine (Novamine) [C], Thiethylperazine (Torecan) [C], Promethazine [C] 以上三個均為 Phenothiazine 之衍生物，其安全性尚未確立，嚴重的嘔吐方可使用，但生產前請勿使用以免影響胎兒之活動性。

f.Metoclopramide (Primperan) [C] 安全性亦尚未確立，未有致畸形胎之報告。

2.抗組織胺 (Antihistamines)

◎ 常用之抗組織胺及其安全性如下：

a.Diphenhydramine (Bena) [C] 可能增加胎兒顎裂(Cleft palate)發生率。

b.Brompheniramine, Dexbrompheniramine [C] 會抑制胎兒呼吸，故請勿使用。

c.Carbinoxamine [C], Clemastine (Tavegyl) [C], Chlorpheniramine [B], Dexchlorpheniramine [B], Doxylamine [B], Cyproheptadine (Peractin) [B], Triprolidine (Actidil) [B／C], Terfenadine (Teldane) [C], Azatadine (Zadine) [B], Astemizole (Hismanal) [C]，均未有畸形胎之報告。

d.Cyclizine [B], Buclizine (Longifene) [C] 動物實驗有畸形胎之報告，但是人類之安全性尚無法確立，屬於此類之 Meclizine [B] 則是最常用的止吐劑。

3.鎮痛劑 (Analgesics)

NSAIDs 在懷孕最後三個月均不可長期服用，因為會抑制 Prostaglandin之合成，而導致延長母親懷孕與生產時間，並影響胎兒出生後之血液肺循環。

◎ 常用之鎮痛劑及其安全性如下：

a.Aspirin, Salicylate, Salsalate, Choline Salicylate [C／D]會造成胎兒出血傾向，孕婦尤其在生產前三個月請勿使用。

b.Ibuprofen, Napoxen, Fenoprofen, Meclofenamate, Indomethacin, Sulindac [B／D]解熱鎮痛藥，孕婦必要時可以服用，但在生產前三個月間則不可長期服用。

c.Acetaminophen (Panadol) [B] 懷孕期間較安全之鎮痛藥，但亦不能長期或大量服用，以避免產生肝毒性。

d.Morphine, Meperidine, Fentanyl, Optium, Pentazocine [B／D]在生產前三個月間使用，會使胎兒體形較小，發育不良。

4.抗生素及抗感染藥 (Antibiotics & Anti-infection)

◎ 常用之鎮吐劑及其安全性如下：

a.Penicillins [B] 在懷孕期間使用最安全之抗生素，上呼吸道感染(URI)時常用 Ampicillin 及 Amoxicillin；Dicolxacillin,Oxacillin 亦十分安全。

b.Cephalosporins [B],Moxalactam [C],Imipenem-cilastatin [C]由於資料不足，安全性無法完全確立，但可用於懷孕期間嚴重感染之患者，如：腹腔感染、泌尿道感染等。

c.Tetracyclines [D],Minocycline,Doxycycline 會與胎兒骨骼及牙齒結合，造成將來牙齒變色，身體發育不正常等，懷孕期間切勿服用。

d.Chloramphenicol [C] 由於胎兒肝臟解毒作用不全，容易積蓄體內，造成灰色症候群(Gray-baby)，孕婦於懷孕最後三個月，千萬不可服用。

e.Aminoglycosides [C] 除了Streptomycin及 Kanamycin [D] 會損傷胎兒第八對腦神經，造成耳聾外，其他如 Gentamicin,Amikacin,Netromycin,Tobramycin 等安全性尚無法確立，嚴重腹腔感染時方可使用。

f.Erythromycin [B] 除了estolate鹽(Ilosone)因肝毒性較大，避免使用外，其他如 Erythromycin sterate，Erythromycin base & Azithromycin [B],Clarithromycin [C],Vancomycin [C]可用於對Penicillins過敏之患者。

g.Lincomycin [B] & Clindamycin (Cleocin) [B]未有致畸形胎之報告。

h.Sulfonamide [B／D] 雖對胎兒無害，但會干擾膽紅素代謝，加重新生兒黃疸；故孕婦在最後三個月內，不要服用。

i.Trimethoprim-Sulfamethoxazole (Bactrim) [C／D] 會干擾葉酸之合成，造成胎兒缺損。懷孕期間，尤其前三個月切勿使用。

j.Nitrofurantoin [B／D] 雖無畸形胎之報告，但會造成溶血，故近產期最後三個月，亦不可服用。

k.Quinolone antibiotics：Negacide (Nalidixic acid),Bacidal,Cipro,Tarivid會造成細菌基因突變，懷孕前三個月亦請勿用。

l .Colistin,Polymyxin B [D] 腎毒性高，請勿使用。

m.Spectinomycin [B],Novobiocin [C],Bacitracin [C],Rifampin [C] 有致畸胎之報告，故一般肺結核之孕婦，先用Ethambutol[B] 及INAH治療，等十六週後再考慮使用Rifampin 較安全。

n.Metranidazole [C] 會造成細菌基因突變，懷孕前三個月請勿使用。

o.抗真菌：Griseofulvin [C-D] 動物實驗有致畸形胎之報告，請勿使用。
Amphotericin B [B],Clotrimazole [B],Miconazole [C],
Nystatin [B],
抗病毒：Acyclovir [C],Amantadine [C],Idoxuridine [C]
驅虫藥：Piperazine [B],Mebendazole [C],Pyrantel pamoale [C],
Chloroquine [C],Primaquine [C],Quinine [D]

5.腮腺炎、麻疹、風疹疫苗 (Mumps & Measles、Rubella Vaccine)

疫苗若由減弱之病毒所製成，懷孕或有懷孕傾向者，請避免使用。
Measles [X],Mumps [X],Rubella [X],Smallpox [X],BCG [C],
Hepatitis B [C],Cholera [C],Poliovirus [C]

6.抗癲癇藥 (Anticonvulsants)

懷孕期間由於體液增加，胃腸對此類藥物之吸收減低，而肝臟之代謝率及腎臟之排泄率均增加，故常得增加藥物劑量才能維持有效血中濃度。接受此類藥物治療之孕婦，產生畸形胎的危險性較正常者高出三倍以上。但由於疾病本身即有發生畸胎的可能，因此評估困難。

◎ 常用之抗癲癇藥及其安全性如下：

a.Trimethadione (Troxidone)及 Paramethadione [X]會造成胎兒顎裂、V字形眉、面部怪異及心智身體發育障礙等。

b.Hydantoin (Dilantin)[D]會造成胎兒顎裂、兔唇、五官異常、短指(趾)、小頭症(Microcephaly)、心智遲鈍(Mental retardation)及發育障礙等。

c.Carbamazepine (Tegretol)[C] 資料不足，安全性未確立。

d.Valproic acid [D] 有使胎兒發生裂脊椎(Spina bifida)畸形之報告。

e.Diazepam (Valium)[D] 可能增加胎兒顎裂及兔唇之發生率。

f . Clonazepam [C]及Phenobarbital [B]是唯一較安全的 Anticonvulsants，但最近(1988)的報告則列為 [D] 與 Hydantoin 有相類似的副作用。
Ethosuximide [C], Methsuximide [C], Phensuximide [D], Mephenytoin[C], Magnesium sulfate [B]

7.抗甲狀腺及甲狀腺製劑 (Anti-Thyroid preparations)

High dose Iodide [D] & Radioactive iodine [X],Propylthiouracil (Procil)[C], Methimazole (Tapazole) & Carbimazole [D]

胎兒之甲狀腺功能，開始於妊娠第三個月末期。所以孕婦如服用高劑量之碘劑或抗甲狀腺藥物，均會造成嬰兒甲狀腺腫大。若甲狀腺腫大至阻塞呼吸道，則會造成胎兒出生時呼吸困難而致死亡。

Levothyroxine (T4) [A], Liothyronine (T3) [A], Thyroid [A], Calcitonin [B], Sodium Iodide 131 [X]

8.糖尿病治療劑 (Anti-Diabetics)

糖尿病婦女之嬰兒，常較易發生先天性畸形，如骨骼發育異常及脊柱膜突出(Meningomyeloceles)等；控制良好之糖尿病，對減少畸胎發生甚有幫助，因胰島素的分子量較大，不能通過胎盤，未發現有致畸胎作用，是糖尿病孕婦最好之藥物。但懷孕期間避免使用長效型，並必須對使用量小心控制，以免血糖過低休克造成胎兒危險；最近報告顯示牛或豬之胰島素會引發人體產生抗體，此抗體能通透胎盤造成胎兒生長異常，故孕婦最好使用 Human insulin。

口服藥 Oral hypoglycemics：Tolbutamide、Chlorpropamide [D] 有致畸形胎之報告，請避免使用；Metoformin [B]、Acrarbose [B]較安全。

9.抗凝血劑 (Anticoagulants)

除 Heparin [C] 外，所有抗凝血劑均會通過胎盤，造成胎兒異常出血或流產。

◎ 常用之抗凝血劑及其安全性如下：

a.Coumadin (Warfarin)[D] 會造成胎兒顏面五官異常(如：鼻骨下陷)、視神經異變、肢端發育不全、子宮內發育不全(IUGR)及心智遲緩等，孕婦切勿服用。

b.Heparin & Low mol.wt heparin (Enoxaparin, Dalteparin) [B] 由於不通過胎盤，不會造成胎兒異常，必要時可使用。

c.Streptokinase、Urokinase [C] 雖未有致畸胎之報告，但廠商建議不適合使用於孕婦。t-PA (tissue-Plasmanogen Activator) [C]。

10. 荷爾蒙 (Hormones)

◎ 常用之荷爾蒙及其安全性如下：

a.Diethylstilbestrol [X] 母親於懷孕時若曾經使用，會增加女孩將來得腺癌(Adenocacinoma)及性器變異之機會，而男孩則易出現性器萎縮和不孕症。

b.Estrogens & Progestins [X] 口服避孕藥之成分，可能與 Vecter 症候群(脊椎、心臟、氣管、食道、肛門及腎之畸形)有關，會增加胎兒心臟血管之異常。

c.Estradiol [X], Mestranol [X], Conjugated estrogen [X], Clomiphene [X], Progesterone, Hydroxyprogesterone [D] 有使女性胎兒男性化之報告。

d.Androgens [D] 孕婦於前三個月使用男性荷爾蒙，可能使女性胚胎產生陰唇湊合(labil fusion)及男性化。

e.Adrenocorticoids [C] 有使胎兒產生顎裂(Cleft palate)及新生兒腎上腺功能不全之報告。

f.Prednisolone & Prednisone [B] 則較安全。
Somatostatin [B], Vasopressin [B], Corticotropin [C]

11. 心臟血管用藥 (Cardiovascular Drugs)

◎ 常用之心臟血管用藥及其安全性如下：

a.Digoxin [B-C] 雖會通過胎盤，但未有致畸胎之報告。

b.Hydralazine [B-C] 目前較安全之孕婦降壓藥，但有頭痛及嘔吐之副作用。

c.Propranolol (Inderal) [C] 因易通過胎盤，會抑制胎兒呼吸，減少胎兒心輸出量及胎盤之血流量，造成胎兒發育遲緩，故請勿使用。

d.Atenolol (Tenormin) [B-C] 選擇性β拮抗劑，較安全。

e.Pindolol (Visken) [B], Acebutolol [B], Metoprolol [B], Methyldopa[C] 對孕婦肝毒性大，雖無致畸胎報告，但請小心服用。

f.Clonidine [C], Labetalol [C], Prazosin [C], Minoxidil [C], Captopril, Enalapril [C] 會增加動物胎兒之死亡率，安全性未知。

g.Angiotensin Ⅱreceptor 阻斷劑[D]亦會增加動物胎兒之死亡率，安全性未知。

h.Verapamil [C], Nifedipine [C] 有抑制孕婦子宮收縮的報告，安全性未知。

i.Reserpine [D] 會增加胎兒鼻部之分泌物，造成新生兒呼吸障礙，故產前三個月，切勿服用。

j.Thiazide diuretics [D], Metolazone [D] 有增加畸形胎發生率之報告。

k.Furosemide (Lasix) [C] 未有致畸胎之報告，可用於懷孕末期之水腫。

l.Amiloride [B], Chlorthalidone [D], Quinethazone [D], Quinidine [C], Disopyramide [C], Aminodarone [C], Nitroglycerin [C], Isosorbide dinitrate [C], Dipyridamole [C], Clofibrate [D], Cholestyramine [C], Gemfibrozil (Lopid) [C], Lovastatin [X] 均會影響胎兒成長，請勿使用。

12.氣喘治療藥 (Anti-asthma)

◎ 常用之氣喘治療藥及其安全性如下：

a.β-stimulants [C] 懷孕前三個月，交感神經興奮劑，有時會促進子宮收縮造成流產，請小心使用。

b.選擇性高之 β_2-stimulant 如：Fenoterol (Berotec), Terbutaline (Bricanyl) [B] 則較安全(?)。懷孕末期，交感神經之β興奮劑，由於會使子宮肌肉弛緩，反而有安胎作用。

c.Ritodrine [B], Aminophylline, Theophylline [C] 懷孕末期會影響胎兒呼吸，請小心使用。

d.Cromoglycate (Intal) [B] 較安全之氣喘預防藥。

e.Ipratropium [B] & Zafinlukast, Montelukast [B]均無對胎兒影響之報告。

13.安神、鎮靜、催眠劑及抗憂鬱藥 (Tranquilizers、Sedatives、Hypnotics & Antidepressants)

◎ 常用之安神、鎮靜、催眠劑及其安全性如下：

a.Chlordiazepoxide (Librium) [D], Diazepam (Valium) [D], Lorazepam (Ativan) [C], Oxazepam [C], Flunitrazepam [C], Alprazolpan (Xanax) [X], Flurazepam [X], Phenobarbital [B-D], Pentobarbital [C], Secobarbital [C], Meprobamate [D], Chloral hydrate [C], Zolpidem (Stilnox) [B], Chlordiazepoxide & Diazepam 可能會增加胎兒顎裂及兔唇之發生率。

b.Barbiturates 亦有造成胎兒顎裂(Cleft palate)及兔唇(Cleft lip)之報告。

c.Meprobamate 則可能造成胎兒發育不正常。其他之鎮靜、安眠藥、安全性亦尚未確定，非治療必要時請勿服用。

d.Lithium [D], Phenothiazines [C], Haloperidol [C], Clozapine [B], Nortriptyline, Amitriptyline [D], Imipramine [D], Desipramine [C], Fluoxetine, Paroxetine, Sertraline, Bupropion [B], Venlafexine, mirtazapine [C]

14.抗癌藥 (Antineoplastics)

由於抗癌藥物之作用是抑制腫瘤細胞過度分裂與生長，故此類藥物均會對成長中之胚胎細胞產生不良的作用。如孕婦接受葉酸拮抗藥 Folic acid antagonist (Aminopterin)治療，常造成胎兒之死亡，或典型之多形性胎兒異常，故患癌症之婦女最好不要生育兒女。

◎ 常用之安神、鎮靜、催眠劑及其安全性如下：

Aminopterin , Methylaminopterin [X] , Azathioprine [D] , Busulfan , Chlorambucil , Cisplatin , Cyclophosphamide , Thiotepa [D] , Flurouracil , Methotrexate , Mecaptopurine , Thioquanine [D] , Bleomycin [D] , Dactinomycin [C] , Mithramycin [D] , Procarbazine , Vinblastine , Vincristine [D]

15.維生素 (Vitamins)

Vitamin A過量之維生素 A 會升高胎兒之腦內壓，而且維生素 A 之衍生物 Isotretinoin (Roaccurane) [X] 治療痤瘡、粉刺之口服藥，及治療牛皮癬之 Etretinate (Tigason)則有很嚴重之致畸胎作用(心臟及中樞神經之缺陷)，孕婦或有懷孕傾向者，千萬不可服用。

◎ 常用之氣喘治療藥及其安全性如下：

a.Vitamin D 過量亦會使胎兒血鈣過高，反而抑制胎兒之發育成長。

b.Vitamin K (Menadione) [D] , Calcifediol [A/D] , Ergocalciferol [A/D] , Calcitriol [A/D] 過量亦容易造成新生兒黃疸(Hyperbilirubinemia)，故孕婦維生素之攝取不宜過量。

16.酒精 (Alcohol [D/X])

酒精屬潛在性之致畸胎劑，酒精成癮之婦女產生畸形胎兒之比率較正常者高出三倍以上，重成癮者生產畸形胎之比率甚至高達30～50%。一般所謂「胎兒酒精症候群」是指胎兒在子宮內發育遲緩、心臟缺陷、低額面形、鼻上翻、短唇及耳朵變形等五官異常及精神心智發育遲緩之症候。奉勸好杯中物之婦女，及早戒酒，以免遺害下一代。

17.吸菸 (Smoking)

尼古丁(Nicotine)會造成胎兒體重過輕及早產，故吸菸對孕婦亦有不良影響。

◎ 下列各表為懷孕期間不可服用藥物之總整理

懷孕期間均不可服用之藥物

- Thalidomide, Diphenylhydatoin, Trimethadione, Paramethadione
- Antibiotics：Tetracyclines, Streptomycin, Kanamycin, Colistin, Griseofulvin
- Isotretinoin, Etretinate (Tigason)
- Anabolic Hormones：Androgens, Estrogens, Diethylstibestrol, Clomiphene
- Oral hypoglycemics：Sulfonylureas
- Anticoagulants：Coumadin and congeners
- ACE inhibitors & Angiotensin II antagonists Antihyperlipidemics：Lovaststin & Clofibrate
- Folic acid antagonists：Aminopterin, Methotrexate
- High doses of Vitamin A & D：Excess Alcohol, Heavy Smoking, Smallpox, Rubella, Measles & Mumps vaccines, Radiopharmaceuticals

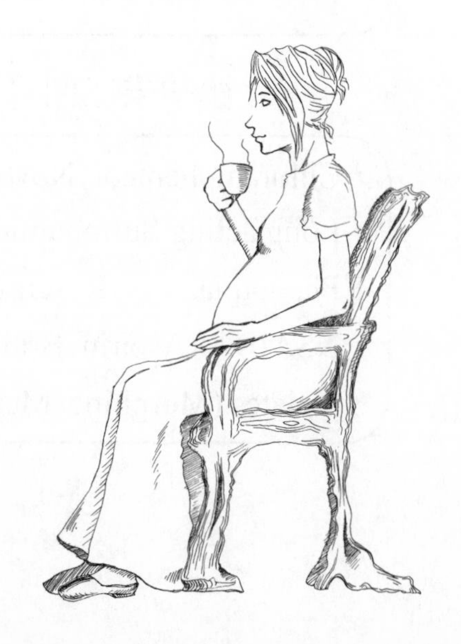

懷孕前三個月不可服用之藥物

- Chlordiazepoxide (Librium), Diazepam (Valium), Imipramine, Lithium, Meprobamate, Thalidomide, Ethchlorvynol, Tricyclic antidepressant
- Anticonvulsants：Carbamazepine, Valproic acid, Clonazepam, Primidone, Diphenylhydatoin, Phenobarbital (?)
- Oral hypoglycemics：Tolbutamide, Chlorpropamide, Acetohexamide, Corticosteroids, Progesterones
- Trimethoprim, Rifampin, Metronidazole
- Quinolone antibiotics：Negacide, Bacidal, Cipro, Tarivid...etc
- Antineoplastics：Aminopterin, Busulfan, Cyclophosphamide ...etc

懷孕中末六個月不可服用之藥物

- High doses of iodide, Iodinated glycerol, Radioactive Iodine
- Anti-thyroid drugs：Carbimazole, Methimazole, Propylthiouracil (?)
- Thiazide diuretics, Metolazone, Diazoxide, Ergot alkaloids

懷孕末三個月及生產前不可服用之藥物

- Chloramphenicol, Novobiocin, Nitrofurantoin, Long acting Sulfonamides, Large dose of general anesthetics
- Phenothiazines, Reserpine, Nicotine, Lithium, Menadione
- NSAIDs：Aspirin, Brufen, Indocid, Naposin, Ponstan… etc.
- Opiates (Morphine, Meperidine, Fentanyl)

七、結語

懷孕期間用藥之安全性是醫療作業上重要問題之一，雖然用藥目的乃為了維護母體之健康，然而胎兒常是藥物不良反應之受害者，若因自己不慎而造成下一代永不可挽回之悲劇，誠為可憐；如果孕婦能有「對發育中之胎兒而言，沒有一種藥物是 100%絕對安全」的觀念，在懷孕期間，尤其前三個月內，避免使用非絕對必要之藥物，並戒除菸酒之惡習，相信必有更美好的明天。

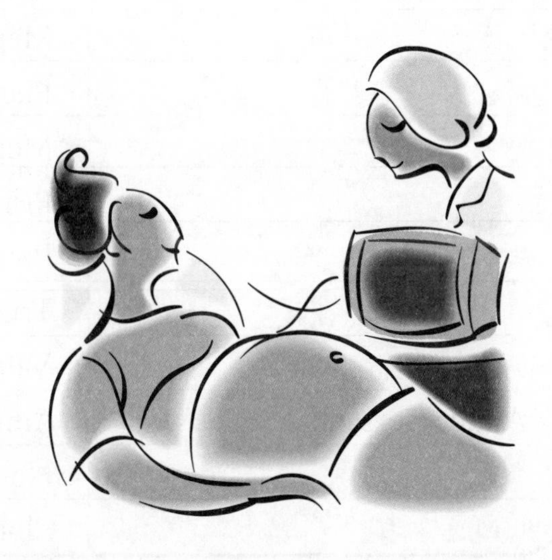

藥理分類	**Drugs**	安全
Analgesics	Acetaminophen	B
	Aspirin	C/D
	Fenoprofen , Ibuprofen	B/D
	Meclofenamate	B/D
	Indomethacin	B/D
	Sulindac	B/D
	Ketorolac	C/D
	Piroxicam	B/D
Narcotic analgesics	Meperidine , Methadone	B
	Opium , Morphine	B
	Pentazocine	B
	Fentanyl	B
	Codeine	C
	Tramadol	C
Anticonvulsants	Carbamazepine	C
	Clonazepam	C
	Ethosuximide	C
	Phensuximide	D
	Phenytoin	D
	Mephenytoin	C
	Phenobarbital	D
	Mephobarbital	D
	Primidone	D
	Paramethadione	D
	Trimethadione	D
	Valproic acid	D
Antidepressants	Amitriptyline	D
	Nortriptyline	D
	Clomipramine	D

藥理分類	**Drugs**	安全
	Imipramine	D
	Desipramine	C
	Doxepin	C
	Bupropion	B
	Fluoxetine	B
	Sertraline	B
	Venlafaxine	C
	Mirtazapine	C
	Tranylcypromine	C
Antiemetics	Buclizine	C
	Cyclizine, Meclizine	B
	Dimenhydrinate	B
	Doxylamine	B
	Droperidol	C
	Metoclopramide	C
	Prochlorperazine	C
	Trimethobenzamide	C
Anticoagulants	Warfarin	D
	Heparin	B
	Enoxaparin, Dalteparin	B
	Streptokinase	C
Antidiabetics	Metformin, Acrarbose	B
	Chlorpropamide	D
	Tolbutamide	D
	Insulin	B
	Glipizide (Gludiab)	C
Antihistamines	Brompheniramine	C
	Chlorpheniramine	C
	Cyproheptadine	B

藥理分類	**Drugs**	安全
	Diphenydramine	C
	Promethazine	C
	Trimeperazine	C
Antihypertensives	Captopril	D
	Enalapril	D
	Losartan	D
	Clonidine	C
	Hydralazine	C
	Methyldopa	B
	Minoxidil	C
	Prazosin	C
	Reserpine	D
Anti-asthma	Cromolyn sodium	B
	Ipratropium	B
	Terbutaline	B
	Zafinlukast，Montelukast	B
Beta-blockers	Acebutolol	B/D
	Atenolol	C
	Metoprolol	D
	Nadolol	D
	Propranolol	D
	Pindolol	B
	Labetalol	B
Cardiac drugs	Digoxin	C
	Quinidine	C
	Amiodarone	C
	Disopyramide,aopidogrel	C
	Procainamide	C

藥理分類	**Drugs**	安全
	Nifedipine	C
	Verapamil	C
	Lidocaine	C
	Lovastatin	X
	Cholestyramine	C
Anti-infectives	Penicillins	B
	Cephalosporins	B
	Imipenem-cilastin	C
	Chloramphenicol	C
	Clindamycin, Lincomycin	B
	Erythromycin	B
	Clarithromycin	C
	Metronidazole	B
	Tetracyclines	D
	Spectinomycin	B
	Sulfonamides	B/D
	Trimethoprim	C
	Vancomycin	C
Anti-fungus	Amphotericin B	C
	Clotrimazole	C
	Griseofulvin	C
	Ketoconazole, Fluconazole	C
	Nystatin (Mycostatin)	B
	Fucytosine	C
Anti-TB	Ethambutol	B
	Isoniazid	C
	Rifampin	C
Aminoglycoside	Amikacin	C
	Gentamicin	C

藥理分類	**Drugs**	安全
	Kanamycin	D
	Neomycin	D
	Tobramycin	D
Anti-virus	Acyclovir	C
	Amantadine	C
	Idoxuridine	C
	Vidarabine	C
	Ritonavir	B
	Famciclovir	B
	Lamivudine	C
	Zidovudine	C
Anti-malarial	Chloroquine	C
	Primaquine	C
	Quinine	D
	Quinacrine	C
	Ribavirin	X
Quinolone	Nalidixic acid	C
	Cinoxacin	C
	Bacidal	C
	Cipro	C
Urinary antiseptics	Nitrofurantoin	B
Adrenal hormones	Beclomethasone	C
	Betamethasone	C
	Dexamethasone	C
	Prednisone	B
	Prednisolone	B
	Triamcinolone	C
	Hydrocortisone	C
Estrogens	DES (Diethylstilbestrol)	X

藥理分類	**Drugs**	安全
	Chlorotrianisene	X
	Dienestrol, Mestranol	X
	Estradiol, Estrone	X
	Conjugated estrogens	X
	Ethinyl-Estradiol	X
	Oral contraceptives	X
	Clomiphene	X
	Danazol	X
Progesterones	Progesterone	D
	Hydroxyprogesterone	D
	Medroxyprogesterone	D
	Ethisterone	D
	Ethynodiol	D
	Lynestrenol	D
	Norethindrone	D
	Norethynodrel	D
	Norgestrel	D
Androgens	Methyltesterone	D
	Tamoxifen	D
Thyroid	Levothyroxine	A
	Liothyronine	A
	Thyroglobulin	A
	Thyrotropin	A
	Thyroid	A
Antithyroid	Carbimazole	D
	Methimazole	D
	Propylthiouracil	D
	Sodium iodine I^{131}	X
Pituitary hormones	Somatostatin	B

藥理分類	**Drugs**	安全
	Vasopressin	B
	Corticotropin	C
Anti-peptic ulcer	Cimitidine, Ranitidine	B
	Lanscoprazole	B
	Misoprostol	X
Vitamins	Folic acid	A
	Vitamin A (High doses)	X
	Isotretinoin	X
	Menadione, Menadiol	X
Antidiarrheals	Paregoric	B
	Loperamide	B
	Diphenoxylate	C
Lexatives	Cascara Sagrada	C
	Casanthranol	C
	Mineral oil	C
Antitussive/ Expectorant	Codeine	C
	Potassium iodine	D
	Sodium iodine	D
	Hydroiodic acid	D
	Iodinated glycerol	X
Anticholinergics	Atropine	C
	Belladonna	C
	Scopolamine	C
Adrenergics	Albuterol	C
	Ritodrine	B
	Fenoterol	B
	Terbutaline	B
	Isoxsuprine	C
	Nylidrin	C

藥理分類	**Drugs**	安全
	Dopamine	C
	Epinephrine	C
	Phenylephrine	C
	Phenylpropanolamine	C
Antineoplastics	Aminopterin	X
	Leuproline	X
	Azathioprine	D
	Bleomycin	D
	Busulfan	D
	Chlorambucil	D
	Cyclophosphamide	D
	Cytarabine	D
	Dactinomycin	C
	Daunorubicin	D
	Florouracil	D
	Mechlorethamine	D
	Mercaptopurine	D
	Methotrexate	D
	Procarbazine	D
	Teniposide	D
	Thioguanine	D
	Thiotepa	D
	Vinblastine	D
	Vincristine	D

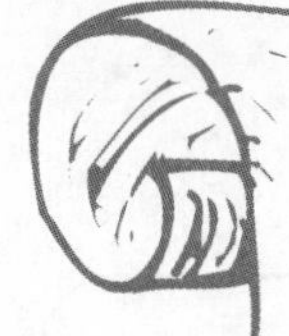

第三章

感冒

【摘　　要】

（一）鼻塞：

Nasal decongestants (α -adrenergic agonists)

（二）咳嗽：

鎮咳劑 **Antitussives**

（三）痰：

袪痰及溶痰劑 **Expectorants & Mucolytics**

（四）過敏症：

抗組織胺 **(Histamine H_1 - receptor antagonist)**

（五）疼痛、發炎、發燒：

非類固醇消炎鎮痛藥 **NSAIDs**

（六）上呼吸道感染：

Upper Respiratory Tract Infections (URI)

（七）下呼吸道感染：

Lower Respiratory Tract Infections (LRI)

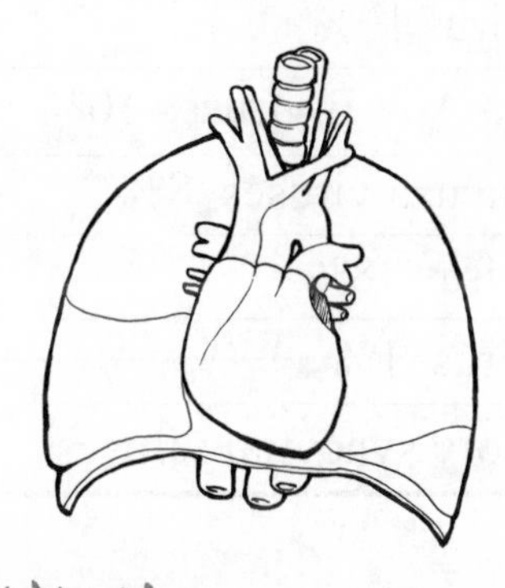

一、感冒的症狀及病因

(一) 感冒：鼻、喉嚨、支氣管等呼吸器官黏膜之急性炎症

(1) 上呼吸道感染(URI)
急性鼻炎(Rhinitis)、急性咽頭炎(Pharyngitis)、
急性喉頭炎(Laryngitis)、急性扁桃腺炎(Tonsillitis)

(2) 下呼吸道感染(LRI)
支氣管炎(Bronchitis)、肺炎(Pneumonia、Pneumonitis)

(3) 流行性感冒(Influenza)
Orthomyxovirus：Influenza A,B,C,
Paramyxovirus：Parainfluenza 1,2,3,4 &
Respiratory syncytial virus

病毒感染	細菌感染
白血球數目正常	白血球數目昇高(一萬三千以上)
流鼻水 打噴嚏 鼻塞 頭痛	喉嚨疼痛 化膿 濃痰 咳嗽
發燒 倦怠	發高燒 呼吸急促 胸痛
Rhinovirus 40%	*Streptococcus pneumoniae*
Herpesvirus 10%	*Streptococcus pyogenes*
Influenza A & B viruses 10%	*Hemophilus influenzae*
Parainfluenza viruses 8%	*Staphylococcus aureus*
Coronavirus 8%	*Pneumococcus pneumonia*
Adenovirus 1%	*Pseudomonas pyocyanea*
Respiratory syncytial viruses	*Mycoplasma pneumoniae*

(二) 感冒症候群

(1) 鼻塞(Nasal congestion)、鼻粘膜充血、鼻炎(Rhinitis)
(2) 流鼻水(Rhinorrhea)、鼻子癢(Nasal pruritus)
(3) 打噴嚏(Sneezing)
(4) 咳嗽(Cough)
(5) 喀痰(Mucus, Sputum)
(6) 發燒(Fever)
(7) 紅眼(Red eye)、流淚(Tears)
(8) 頭痛(Headache)、眩暈(Dizziness)
(9) 咽喉痛(Sore throat)、聲音沙啞、失聲
(10) 耳異常感(Ear discomfort):中耳炎(Otitis media)
(11) 肌肉酸痛(Myalgia)、痲痺(Malaise)
(12) 腹痛(Abdominal pain)、下痢(Diarrhea)
(13) 全身無力(Fatigue)、食慾不振

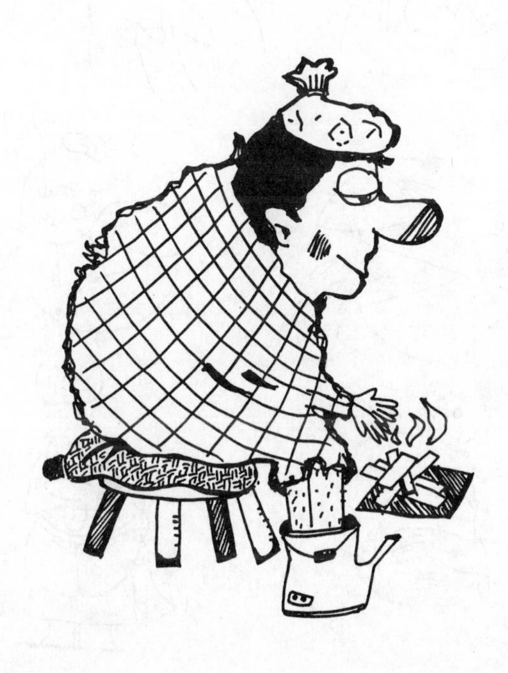

二、感冒的症狀治療
(Symptomatic Treatment of Common cold)

(1) 以去鼻充血藥解除鼻塞
to relieve nasal congestion with Nasal decongestants.

(2) 以抗組織胺乾燥鼻黏膜
to dry the nasal mucous membranes with Antihistamine.

(3) 以鎮咳祛痰藥停止咳嗽
to stop cough with Antitussives and Expectorants.

(4) 以非類固醇解熱鎮痛藥消除發燒及疼痛
to relieve the fever and pain with NSAIDs.

(5) 以抗感染藥控制細菌感染
to control bacteria infection with Antibiotics.

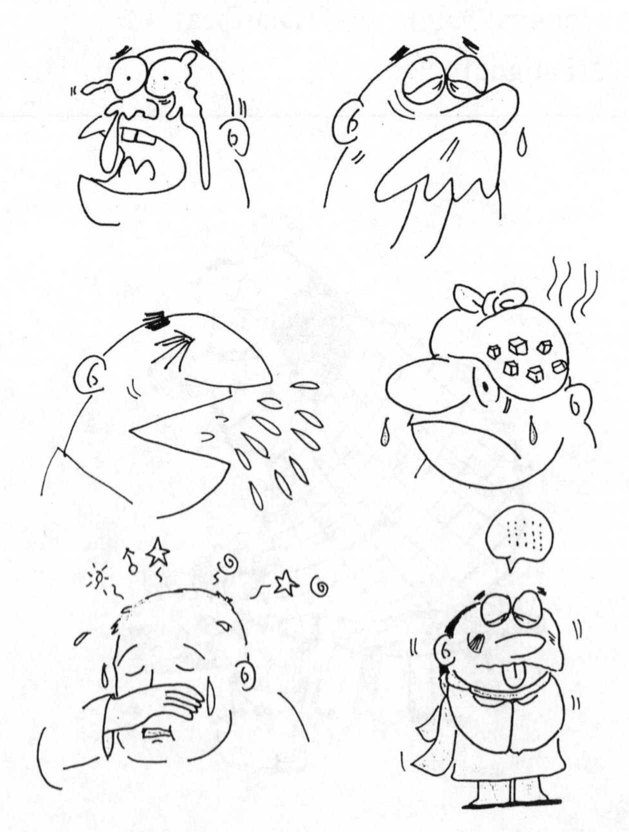

感冒症狀消除是否立刻停藥？

三、感冒的治療藥物

(一) 鼻塞 Nasal decongestants
(α -adrenergic agonists)

Constrict dilated blood vessels in the nasal mucosa, reducing blood flow to engorged, edematous tissue. thus promote drainage of the sinuses, relieve the stuffy feeling in the nose and improve nasal ventilation.

(使鼻黏膜中已擴張的血管收縮，降低腫脹組織之血流量，因此促進鼻竇的通暢，解除鼻塞感，並改善換氣量)

◎ 口服藥

Drug name	中樞興奮	心悸	成人劑量	小孩劑量
Phenylpropanolamine	+	+–	50 mg q4h	3 mg/kg/day
Pseudoephedrine	++	+	60 mg q6h	2 mg/kg/day
Phenylephrine	–	++	10 mg q4h	4 mg/kg/day
Ephedrine	+++	+++	50 mg q4h	3 mg/kg/day

◎ 外用噴鼻藥

Ephedrine 0.1%, Naphazoline 0.05% (Privine),
Oxymetazoline 0.05% (Afrin)

1. 作用機轉

Stimulation of α-adrenergic receptors in the mucosa of the respiratorytract may produce vasoconstriction which results in shrinkage of swollennasal mucous membranes, reduction of tissue hyperemia, edema, &nasal congestion. and an increase in nasal airway potency. Drainage of sinus secretions is increased and obstructed Eustachian ostia may beopened.

2.副作用 & 不良反應

（1）CNS ：中樞興奮、焦燥不安、震顫、不眠、幻覺
Fear, anxiety, tenseness, estlessness, tremor, insomnia, hallucinations.

（2）CVS ：心血管、心律不整、心跳加快、心悸、暫時性高血壓
Arrhythmias, palpitation, tachycardia, transient hypertension.

（3）GI ：腸胃不適、嘔吐、食慾不振
Nausea, vomiting and anorexia.

（4）GU ：尿滯留(Urinary retention)、排尿困難(dysuria)

（5）Ocular：瞼痙縮(Blepharospasm)、眼刺激性(ocular irritation)

（6）Topical use(噴鼻用)：燒痛感、打噴涕、鼻乾、局部刺激或反彈
Burning, stinging, sneezing, dryness, local irritation, rebound

【使用本類藥品之注意事項】

- 本類藥品會使血壓及血糖上升，故甲狀腺機能亢進、高血壓、糖尿病、心臟疾病、眼內壓上升及前列腺肥大的病患請小心使用。
- 小孩(嬰幼兒)、孕婦及老年人，服用三環抗憂鬱劑者亦請小心服用。
- 有消化性潰瘍、冠狀動脈硬化疾病(CAD)的病患請勿使用。
- 使用本藥若有不眠(insomnia)、頭暈(dizziness)、衰弱無力(asthenia)、震顫(tremor)、及心律不整(Arrhythmias)等現象時請立即停藥。

（二）咳嗽 Cough

Cough is part of the normal defense mechanism for cleansing the tracheobronchial tree.

咳嗽是一種清除支氣管附著物的正常防禦機轉。

1. Mechanism of cough

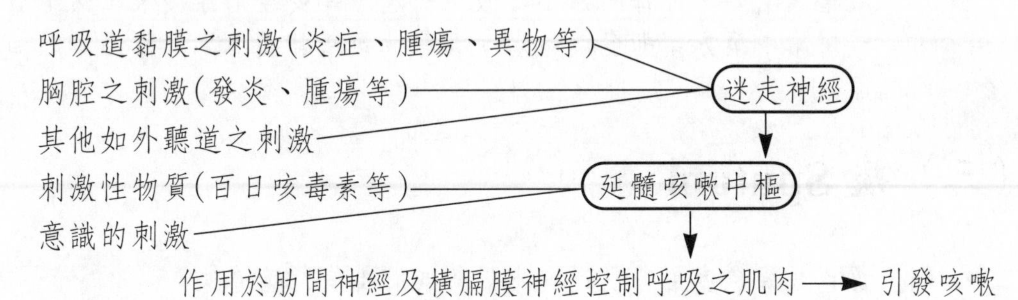

2. 引發咳嗽的刺激 (Conditions in which cough occurs)

(1) 發炎 (Inflammation)：刺激呼吸道黏膜
(2) 心血管疾病 (Cardiovascular disorders)：刺激胸腔
(3) 外傷及刺激物，如：粉末、塵埃等 (Trauma and physical agents)
(4) 腫瘤 (Neoplasms)
(5) 過敏 (Allergic disorders)或百日咳毒素等
(6) 意識及精神上的因素 (Nervous & psychogenic factors)

3. 鎮咳劑 (Antitussives)

(1) Narcotic 成癮性
Codeine 成人10-40 mg q4h, 小孩0.2 mg/kg q4h for children
Dihydrocodeine (Hydrocodone) 5-10 mg q4h
(2) Nonnarcotic 非成癮性
Dextromethorphan (Medicon)
成人15-30 mg q4h, 小孩0.2 mg/kg q4h for children
Noscapine (Nectadon) 10-30 mg q4h
Benzonatate (Tessalon) 50-100 mg q4h
Carbetapenate (Toclase) 15-30 mg q4h
Diphenhydramine (Bena)
成人25-50 mg q4h, 小孩6.5-13 mg q4h for children
Chlophedianol (ULO) (Mekon) 25 mg q4h
Asverin (Tipepidine) 20-40 mg q4h
Resplene (Eprazinone) 20-30 mg q4h
Hustazol (Cloperastine) 10-20 mg q4h

本類藥品均作用於延髓的咳嗽中樞，抑制咳嗽的反射作用，急性期嚴重咳嗽時，可每隔四小時服用一次，等炎症消除後，自然止咳。或併用中藥方劑如麥門冬湯、杏蘇散、清肺湯、小青龍湯等以加強療效。

（三）痰 Sputum

（1）黃色或綠色痰：呼吸道、支氣管或肺部有細菌感染
（2）鐵鏽色痰(a rust-colored sputum)：肺炎(pneumococcal pneumonia)
（3）鮮紅色帶血絲混濁有黏性的痰：Klebsiella pneumonia
（4）惡臭的膿痰Purulent sputum with a foul odor：
streptococci or bacteroides anaerobic infection in lung abscess
（5）棕色痰：肺癌

1.祛痰及溶痰劑 (Expectorants & Mucolytics)

（1）增加氣管之分泌物使痰容易咳出 (Expectorants)
enhance the secretion of respiratory fluids,thus decreasing the mucus viscosity,increase the output of respiratory tract fluid.
Guanifenesin (Robitussin) = Glyceryl quaiacolate (Hustosil) 200 mg
Ammonium chloride 300 mg q4h
Potassium Iodides. Iodinated glycerol (IPG) 30-60 mg
Saponin 遠志、桔梗、甘草、櫻皮、美遠志、吐根等
Terpin hydrate 100 mg q6h
Bisolovon (Bromhexine) 4-8 mg tid
Mucosolvon (Ambroxol) 30 mg tid
（2）直接溶解液化痰黏液 (Mucolytics：Liquefy secretion)
Cysteine derivatives : Acetylcysteine,Carbylmethcysteine
Enzyme：Chymotrypsin,Trypsin,Serratiopeptidase,Lysozyme
Surfacants：Bisolovon (Bromhexine) & Mucosolvon (Ambroxol)

2.Acetylcysteine (Cysteine derivatives) 的副作用

中樞神經：昏眩 (Drowiness)、倦怠感

腸胃：噁心 (Nausea)、嘔吐 (Vomiting)、口內炎 (Stomatitis)

呼吸道：支氣管痙攣 (Bronospasm)、流鼻水 (Rhinorrhea)
Burning sensation in upper respiratory passages, bronchorrhea, hemoptysis

其他：發燒 (Fever)、chills、clamminess、蕁麻疹 (urticaria)、肝功能異常

- 有腸胃出血危險性的病患禁用本藥
- 氣喘、慢性阻塞性肺疾病及老年病患請慎用本藥

---

3. Antitussives & Expectorants 於懷孕中使用之安全性

（1）安　全(B)：Ammonium chloride, Acetylcystein, Ambroxol, Dextromethorphan

（2）危　險(D)：Potassium Iodine, Hydriodic acid, Iodinated glycerol (IPG)

懷孕期間服用高劑量碘劑，會抑制胎兒甲狀腺功能，造成嬰兒甲狀腺腫大

（3）未確定(C)：Benzonatate, Codeine, Noscarpine, Guanifenesin, Tipepidine

（四）過敏症狀

1. 組織胺(Histamine)的作用

（1）心血管系統 (Cardiovascular)：Increased vascular permeability. Microvascular dilation.

（2）外分泌腺 (Exocrine glands)：Salivary, gastric, lacrimal & bronchial secretion increased.

（3）神經末梢 (Nerve ending)：Itching

（4）血管外平滑肌 (Extravascular smooth muscle)：Bronchial constriction

（5）胃酸分泌 (Gastric acid secretion)

◎ Distribution of Histamine receptors in the body

Receptors	Tissue	Antagonist
Histamine-1	Smooth muscle of GI tract, Uterus, Large blood vessels and bronchi.	Antihistamine
Histamine-2	Gastric parietal cell, Smooth muscle of some blood vessel	Cimetidine, Ranitidine

HISTAMINE H_1-RECEPTOR ANTAGONIST = Antihistamines

*Antihistamine is ineffective in hypersensitivity reactions to drugs, foods, and allergens. It can not inhibit histamine-induced bronchiolar constriction and can not prevent histamine from stimulating gastric acid secretion.

較無鎮靜作用之抗組織胺：Terfenadine, Astemizole, Loratadine & Cetirizine

Both H_1 & H_2 receptors are present in cutaneous blood vessels

H_2-antagonists such as cimetidine may be useful as adjunctive therapy in patients who remain symptomatic after adequate doses of antihistamine

H_1-Receptors

分泌外分泌：
增加鼻部和支氣管的黏液分泌，導致呼吸的症狀。

支氣管平滑肌：
支氣管收縮導致氣喘，降低肺容量。

小腸平滑肌：
收縮導致腸痙攣和腹瀉。

感覺神經末梢：
作為局部麻醉藥，以降低疼痛和搔癢。

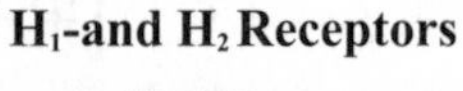

H_1-and H_2 Receptors

心血管系統：
藉降低末梢阻力以降低全身血壓，造成正面的變速性(chronotropism，由H_2調節)和正面的變力性(inotropism；由H_1和H_2調節)。

皮膚：
微血管的擴張和增加滲透性造成蛋白質和體液滲進組織，皮膚因此產生典型的三重反應(條痕生成、局部擴張而紅腫、擴散)。

H_2-Receptors

胃：
刺激胃酸分泌

2.抗組織胺 Histamine H_1-receptor antagonist

(1) ETHANOLAMINE (AMINO ALKYL ETHERS)	中樞神經抑制作用
Diphenhydramine HCl (Vena, Bena) 25-50 mg	+++
Carbinoxamine Maleate (Clistin) 4 mg	+
Diphenylpyraline HCl (Hystamin) 1 mg	++
Doxylamine Succinate 10 mg	++
Clemastine (Tavegyl) 1 mg	+

鎮吐作用 (++)、中樞抑制作用 (++)、鎮痙作用(+++)。

Low GI adverse effect

(2) ALKYLAMINES (PROPYLAMINES)	中樞神經抑制作用
Chlorpheniramine Maleate (Neo-bena) 4-8 mg	++
Dexchlorpheniramine Maleate (Polaramine) 2 mg	+
Brompheniramine Maleate (Dimetane) 4 mg	++
Dimethindene Maleate (Foristal,Triten) 1mg	++
Triprolidine HCl (Actidil) 2.5 mg	++

強力抗過敏作用、中樞抑制作用較小、無鎮吐作用、有解痙作用(++)。

(3) PIPERAZINE Derivatives	中樞神經抑制作用
Cyclizine (Marezine) 50 mg	++
Meclizine (Bonamine) 25 mg	++
Homochlorcyclizine (Homoclomin)	++

良好的鎮吐作用(+++)，可預防暈車、暈船等 (motion sickness)，但有明顯的中樞抑制作用及解痙作用(+++)，對動物有致畸胎作用。

(4) PHENOTHIAZINE Derivatives	中樞神經抑制作用
Promethazine HCl (Phenergan) 25 mg	+++
Trimeprazine Tartrate (Temaril) 2.5 mg	+++
Methdilazine (Tacaryl) 16-32 mg	++

強力鎮吐作用，無腸胃不適的副作用，但有明顯的中樞抑制作用及解痙作用(+++)。

(5) MISCELLANEOUS

	中樞神經抑制作用
Clemizole HCl (Allercur) 20 mg	++
Mebhydrolin napadisylate (Incidal, Allergen) 50 mg	+
Phenindamine maleate (Thephorin) 25 mg	−+
Mequitazine (Primalan, Mequizine) 5 mg	−+
Astemizole (Hismanal, Astemin) 10 mg	+
Cyproheptadine HCl (Periactin) 4 mg	++
Azatadine Maleate (Zadine) 1-2 mg	+
Terfenadine (Teldane, Antimin) 60 mg	−+
*Loratadine (Clarityne, Lomidine) 5-10 mg	−+
*Cetirizine HCl (Zyrtec) 10 mg	−+

3.抗組織胺的適應症

(1) 上呼吸道過敏：打噴涕、流鼻水、眼睛、鼻子癢
(2) 季節過敏性鼻炎：如乾草熱、花粉病等
(3) 皮膚癢、蕁麻疹、過敏性皮膚炎、過敏性結膜炎
(4) Vasomotor rhinitis

4.抗組織胺的禁忌症

(1) 中樞神經抑制作用：

Sedation, ranging from mild drowsiness to deep sleep.
Dizziness, lassitude, disturbed coordination or muscular weakness.
Dangers of working around, moving machinery or driving a car.

(2) 腸胃不適：

Loss of appetite, anorexia, nausea & vomiting.
Diarrhea or constipation, epigastric distress.
(與食物併服可減少腸胃不適之症狀)

(3) 口乾：

Dry mouth, throat & nasal passage.(Anticholinergic effect)

（4）尿液滯留：

Urinary retention, dysuria, impotence.

5. Antihistamine 的禁忌症

（1）狹角閉式青光眼 Angle closure Glaucoma
（2）前列腺肥大 Prostatic hypertropy
（3）膀胱頸阻塞 排尿困難 Bladder neck obstruction
（4）氣喘、慢性阻塞性肺疾病 Asthma, COP
（5）甲狀腺機能亢進 Hyperthyroidism
（6）高血壓 Hypertension, severe cardiovascular disease
（7）阻塞性消化潰瘍 Stenosing peptic ulcer
（8）幽門阻塞 Pyloroduodenal obstruction

6. Antihistamines 於懷孕中使用之安全性 (According to DRUG 2003)

（1）安全"B"：

Azatadine, Cyproheptadine, Doxylamine, Triprolidine, Loratidine, Chlorpheniramine,Clemastine

（2）不安全"C"：

Brompheniramine：新生兒痙攣 (Seizures in neonates)

Diphenhydramine：增加新生兒顎裂 (Cleft palate)

Meclizine, Cyclizine, Buclizine：動物致畸性 (Teratogenic effect in animal)

（3）未確定：

Terfenadine, Astemizole,Cetirizine,Fexofenadine, Methdilazine, Carbinoxamine, Tripelennamine, Promethazine

(五) 疼痛、發炎、發燒：非類固醇消炎鎮痛藥NSAIDs (詳細請參考第十四章)

1.酸性 (Acidic agents)

(1) Aryl-carboxylic acids

a.Salicyclic acids

Aspirin 350 mg,

Ecotrin (Enteric coated Aspirin) 650 mg,

Salicylamide 650 mg,

Lysine acetylsalicylate (Aspegic) 900 mg,

Sodium Salicylate 650 mg,

Magnesium Salicylate (Mobidin) 600 mg,

Diflunisal (Dolobid) 250-500 mg,

Salsalate (Salicylsalicylic acid) 750 mg,

Choline salicylate (Aarthropan) 870 mg,

Choline magnesium trisalicylate (Trilisate) 500 mg,

Niflumic acid (Niflucid & Nifliril cream)

b.Anthranilic acids (Fenamates)

Mefenamic acid (Ponstan) 250-500 mg, Flufenamicacid,

Meclofenamate sodium (Meclomen) 100 mg.

(2) Aryl-alkanoic acids

a.Arylacetic acids (Phenylacetic acids)

Diclofenac (Voltaren) 25-50 mg, Alclofenac, Fenclofenac.

b.Heteroaryl acetic acids

Tolmetin (Tolectin) 200 mg,

Zomepirac (Zomax) 100 mg.

c.Indole & Indene acetic acids

Indomethacin (Indocid) 25 mg,

Sulindac (Clinoril) 100 mg,
Etodolac (Lonin) 200 mg,
Pyrrolizine carboxylic acids-Ketorolac (Keto)15,30,60 mg.

d.Aryl-propionic acids

Ibuprofen (Mortin) 400 mg,
Fenoprofen (Nalfon),
Ketoprofen (Profenid),
Naproxen (Naposin) 250 mg,
Fenbufen (Cinopal),
Pirprofen (Rengasil),
Indoprofen,Flurbiprofen (Ansaid),
Tiaprofenic acid (Surgem).

（3）**Enolic acids**

a.Pyrazolidinediones (Pyraxolones)

Azapropazone 600 mg,
Feprazone (Methrazone) 200 mg,
Phenylbutazone,Oxyphenbutazone,
Mepirizole (Mebron) 100 mg.

b.Oxicams

Piroxicam (Feledene) 20 mg,
Isoxicam (Maxicam) 200 mg,
Tenoxicam (Tilcotil) 20 mg,
Meloxicam (Mobic) 7.5 mg.

2.非酸性 (Non-acidic agents)

Tiaramide (Solantal) & Mepirizole (Mebron) 100 mg
Proquazone & Fluproquazone
Nabumetone (Relifex) 500 mg
Not anti-inflammatory analgesics：Acetaminophen (Panadol) 500 mg

- 兩種不同之NSAID併用時，鎮痛作用無法相加，但副作用常相乘
- 避免長期或過量使用NSAID
- 飯後服藥或併用制酸劑，可減低腸胃障礙，肛門栓劑亦較無腸胃刺激性
- 服藥時若出現皮膚癢、紅疹、光敏感性時，請停藥
- 服藥時，若同時飲酒，會增加腸胃及中樞神經的不良反應
- 忘記服藥時，應儘快補服，但與下一劑量時間很接近時，請勿補服或加大劑量
- 藥品應儲存於陰涼乾燥處，避免日光直照，高溫及浴室

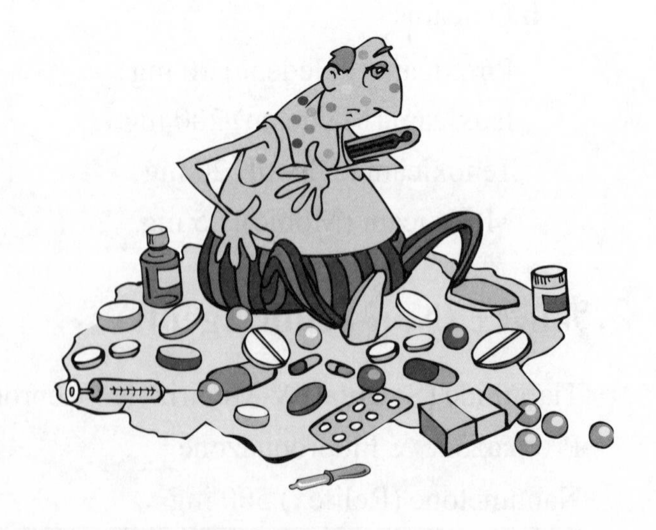

（六）上呼吸道感染

Upper Respiratory Tract Infections (URI)

Above the Larynx：
Pharyngitis（喉頭炎）、Sinusitis（竇炎）、Tonsillitis（扁桃腺炎）、
Epiglottitis

1.病因

（1）病毒感染

Orthomyxoviruses，Picornaviruses，Adenoviruses，Herpervirus，
Poxvirus Influenza A2等

（2）非病毒感染（細菌）

Bacterial：*Mycoplasma pneumoniae，Haeophilus influenzae，Streptococcus.*

如：Sore throat：beta-hemolytic streptococci.

2.治療

Streptococcus Pharyngitis：
Benzathine Penicillin G 1,200,000 U IM
& Erythromycin 250 mg PO qid for 10 days.

（七）下呼吸道感染

Lower Respiratory Tract Infections (LRI)

Below the Larynx in the trachea：支氣管炎、肺炎、百日咳
Bronchitis and Bronchiolitis，
Pneumonia & Pertussis (Whooping cough)

1.病因

G (+)：*Streptococcus pneumoniae*, *Staphylococcus aureus*.

G (–)：*Klebsiella pneumoniae*, *Haemophilus influenzae*,
Pseudomonas aeruginosa, *Mycoplasma pneumoniae*,
Pneumocystis carinii, *Plaque & Tularemia*.

2.治療

G (+)：

Streptococcus：Procaine penicillin G 600,000 U/IM tid
Penicillin V 250 mg PO q6h for 10-14 days

Staphylococcus：Oxacillin 6-12 gm/day IV initially
Then penicillin G 8-12 million units/day for 3-4 weeks

G (–)：

Ampicillin or Cephalothin 1-2 gm IV q4h

◎ 肺炎的藥物選擇 **(Drug choice for Pneumonia)**

Streptococcus pneumoniae	Penicillin V 500 mg p.o. q6h 7-10 days
Staphylococcus aureus	Cefazolin 1 gm IV q8h 14-21 days
Haemophilus influenzae	Cefuromime 750 mg IV q8h 14 days
Klebsiella pneumoniae	Claforan 1 g IV q8h 21 days
Mycoplasma pneumoniae	Erythromycin 250 mg P.O. q6h 14-21 days

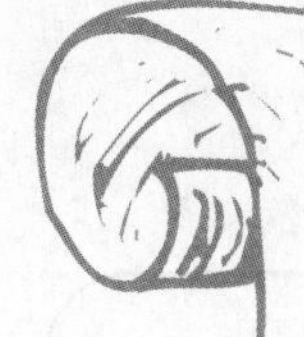

第四章

氣喘

【摘　要】

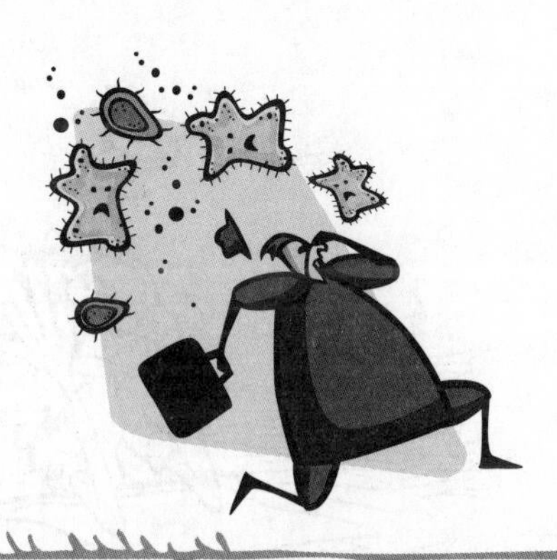

一、氣喘的定義及病徵

（1）氣管與支氣管對外來刺激呈現過度反應 (Hyperresponsiveness)。
（2）瀰散性呼吸道狹窄 Reversible widespread narrowing of airways。
（3）陣發性哮喘(Wheezing)、呼吸困難(Dyspnea)及咳嗽(Cough)有濃痰。
（4）呼氣時氣流阻滯，嚴重時亦有吸氣困難之現象。

◎ 氣喘的分類：

（1）免疫性外因型氣喘 (Immunologic Extrinsic Asthma)

多為小孩，發生率低於10％因吸入外界環境中過敏原，造成 IgE (Immunoglobulin E) 增加，引發過敏性反應；常在孩童期發病，有季節性(濕冷天較易發)，病人本身及其家屬亦有過敏性疾病，如：濕疹或乾草熱等。

（2）非免疫性內因型氣喘 (Nonimmunologic Intrinsic Asthma)

由非特異性刺激如感染或冷空氣或情緒變化等所引發，常在成年期，發病無季節性，發病時症狀較嚴重，容易變為重積(Status)狀態。

（3）運動引發性氣喘 (Exercise induced Asthma)

運動後，呼吸道抗阻力增強，引發呼吸困難。

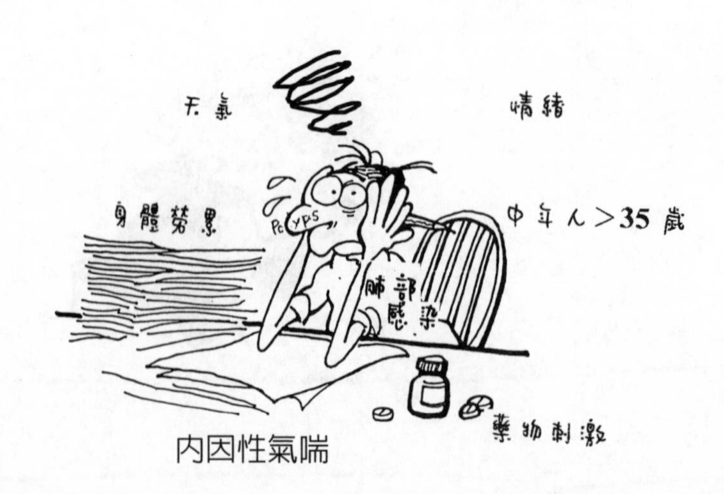

內因性氣喘

特　徵	內因性氣喘	外因性氣喘
別　名	非過敏性、非特異性、感染性(Infective)	過敏性、特異性(Atopic)
IgE levels	正　常	升高（↑）
Skin test	陰　性（—）	陽性（+）
家族過敏史	陰　性（—）	陽性（+）
發作時的年齡	經常超過35歲（中年人較多）	經常低於5歲（小孩及年輕人較多）
刺激的原因	情緒、天氣或藥物刺激肺部感染、身体勞累等	過敏原、環境刺激等
鼻子症狀	息肉 Polyps	Hay fever 乾草熱

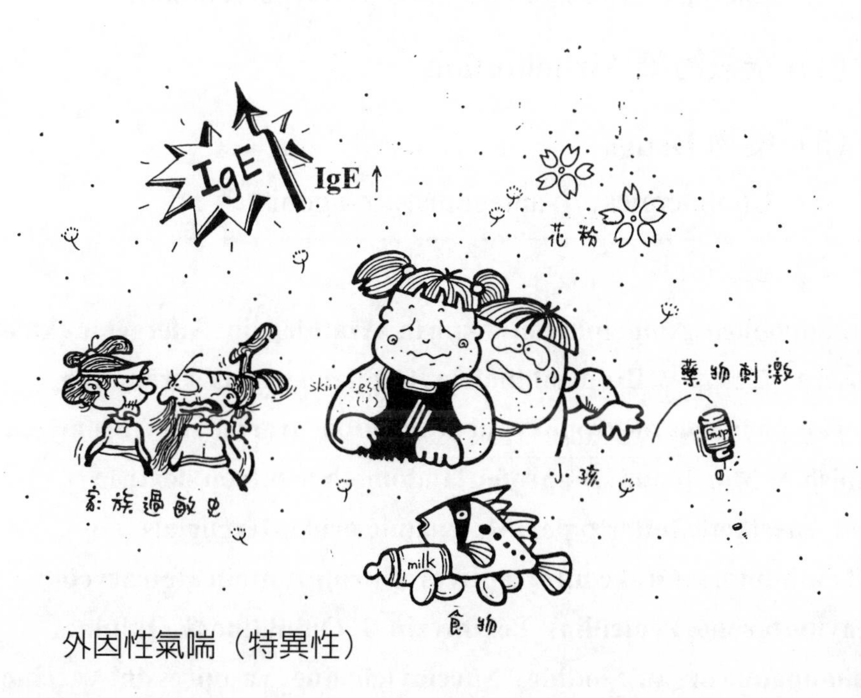

外因性氣喘（特異性）

二、引起氣喘發作的因子

（1）致敏因子 **Allergic Mediators**

Mast cell, Basophil & Histamine
Eosinophil chemotactic factor of anaphylaxis (ECFA)
Neutrophil chemotatic factor (NCF)
Slow-reacting substances of anaphylaxis (Leucotriene)
Prostaglandins & Thromboxanes
PAF (Platelet Activing Factor)
Serotonin, Bradykinin, Kinin 等

（2）過敏原 **Allergens**

House dust(灰塵), Animal dander(獸毛), Pollens(花粉), Mites(蝨), Foods

（3）身體因素 **Physical factors**

Exercise, Non-isotonic aerosols, Hyperventilation

（4）空氣污染 **Air pollution**

（5）藥物 **Drugs**

Cholinergics, β-antagonist, α-agonist 等

會引發氣喘的藥物

Acetaminophen, Aminophyllin, Aspirin, Azathioprin, Allergenic extracts, Antisera(抗血清)**, Bromsulphalein, Cephalosporins, Cromolyn, Chloramphenicols, d-Propoxyphene, d-Tubocurarine, Erythromycin, Hashish & Marijuana, Ibuprofen, Indomethacin, Iron dextran, Local anesthetic (ester type), Mefenamic acid, Mercurials, MAO inhibitors, Oral contraceptives, Nitrofurantoin, Tetracyclnes, Phenylbutazone, Penicillins, Polymyxin B, Quinidine & Quinine, Radio-opaque organic iodides, Succinylcholine, Vasopressin, Vaccines**

引發人類氣喘之圖示

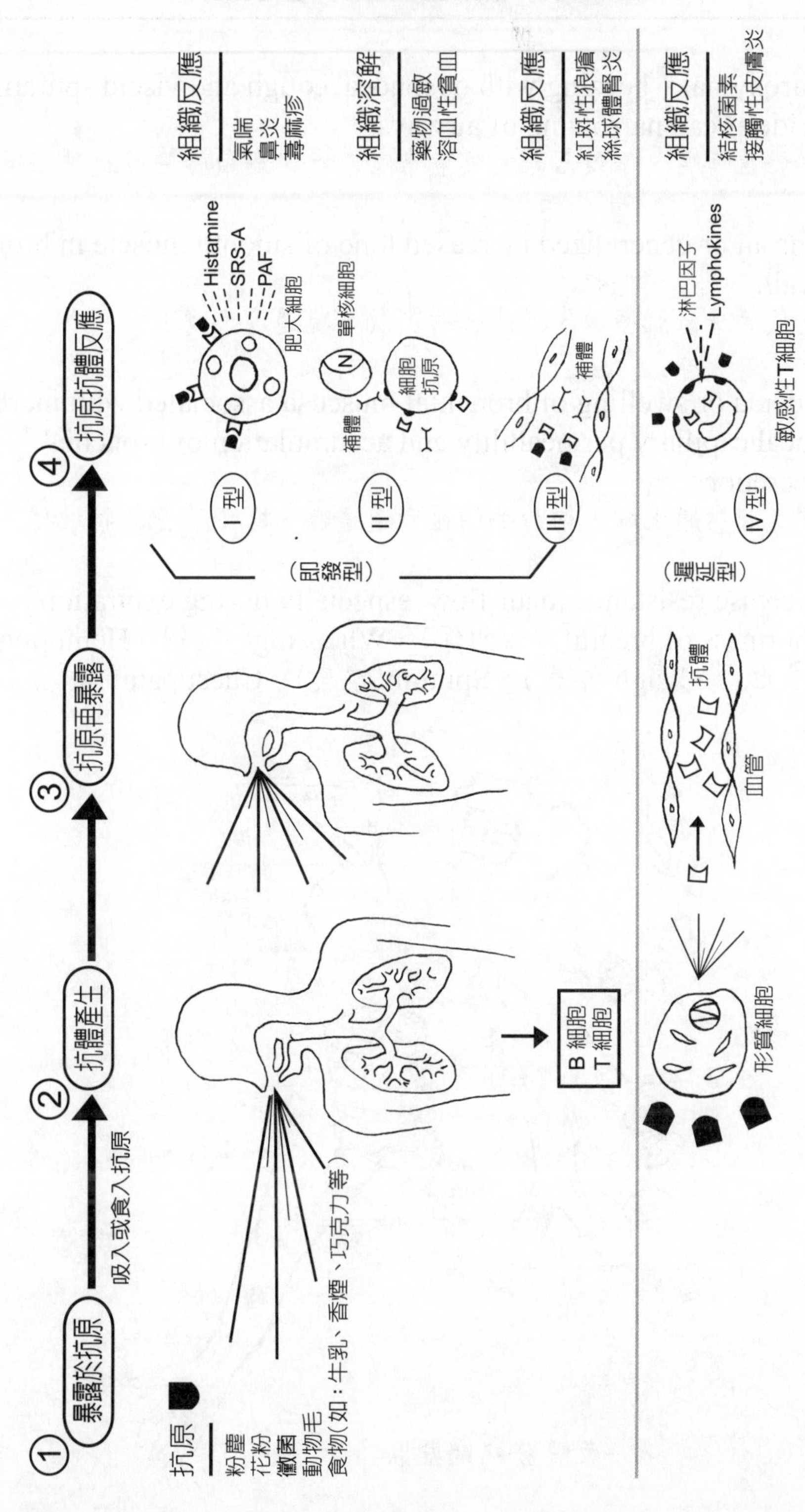

①
暴露於抗原
吸入或食入抗原
②
抗體產生
③
抗原再暴露
④
抗原抗體反應
抗原
粉塵
花粉
黴菌
動物毛
食物(如：牛乳、香煙、巧克力等)
B 細胞
T 細胞
形質細胞
(即發型)
I 型
II 型
III 型
Histamine
SRS-A
PAF
肥大細胞
組織反應
氣喘
鼻炎
蕁麻疹
N
單核細胞
補體
細胞
抗原
組織溶解
藥物過敏
溶血性貧血
補體
組織反應
紅斑性狼瘡
絲球體腎炎
(遲延型)
IV 型
血管
抗體
淋巴因子
Lymphokines
敏感性T細胞
組織反應
結核菌素
接觸性皮膚炎

三、氣喘之臨床表徵

(1) Paroxymal wheezing with dyspnoea, cough and viscid sputum. widespread narrowing of airways.
陣發性哮喘、呼吸困難、咳嗽常有濃痰、瀰散性呼吸道狹窄。

(2) Spasm or generalized increased tone of smooth muscle in bronchial wall.
支氣管平滑肌痙攣、對外來的刺激呈現過度反應。

(3) Edema or swelling of bronchial muscosa associated with increased local capillary permeability and accumulation of bronchial secretions.
支氣管黏膜水腫、增加毛細血管通透性、支氣管分泌物堆積。

(4) Increase resistance to air flow, especially during expiration.
Shortness of breath(呼吸短促)、Wheezing(哮喘)、Hemoptysis(咳血)、Cough(咳嗽)、Sputum(濃痰)、Chest pain(胸痛)。

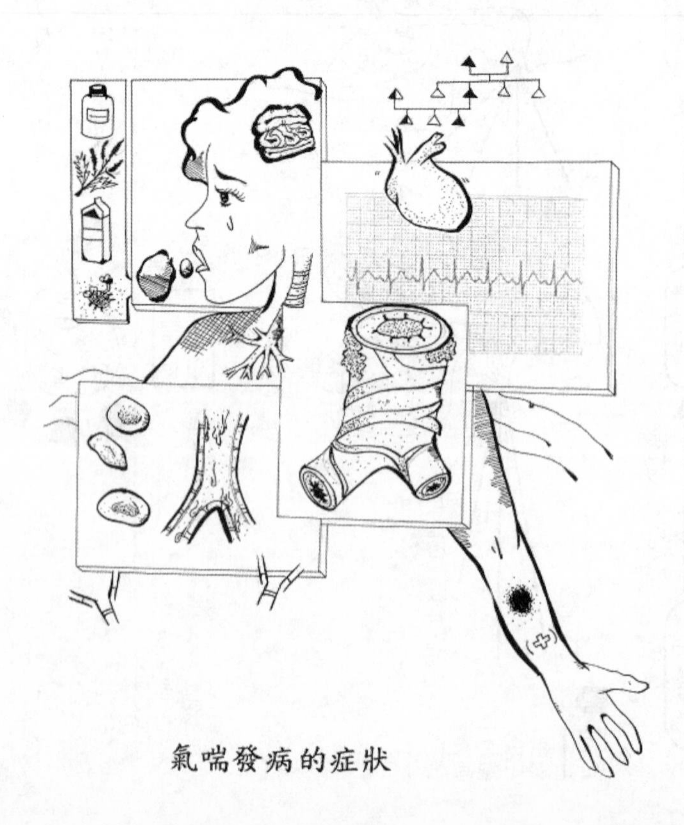

氣喘發病的症狀

四、氣喘之病理變化

黏液分泌增加，周邊細支氣管黏液栓塞，黏膜水腫，支氣管基底膜增厚，黏膜下組織水腫，且有細胞浸潤、支氣管平滑肌收縮痙攣等現象。

（1）**Macroscopic feature**

a.Overinflated lungs

b.Widespread plugging of airways with thick mucus

c.Wall of airways are thickened

d.Bronchiectasis(支氣管擴張)in the upper lobes

e.Emphysematous change (Severe case)

（2）**Microscopic feature**

a.Desquamation of the epithelium

b.Hypertrophy and hyperplasia of the smooth muscle

c.Thickening of the basement membrane

d.Infiltration with eosinophils

	慢性支氣管炎	肺氣腫	氣喘
致因	抽煙、感染 嚴重空氣污染	抽煙 嚴重空氣污染 α1-antitrypsin 缺乏	過敏、感染 病患情緒因素 藥物因素
病理	支氣管杯狀細胞肥大 呼吸道腫脹及縮窄 呼吸道黏液堆積 換氣不足 細菌增殖	細支氣管發炎腫脹 呼吸道阻塞狹窄 肺泡及肺泡管擴大 空氣套陷於肺泡內 過度換氣	呼吸道痙攣收縮 呼吸道組織腫脹 黏液分泌增加
病徵	慢性咳嗽、有痰 呼吸道感染 常見肺心性疾病 pO_2 降低 Cyanosis	呼吸短促、甚少痰生成 不常見肺心性疾病 pO_2 正常	呼吸困難、哮喘 胸部疼痛 pO_2 降低

五、呼吸機能檢查

Spirogram：TV,ERV,IRV,RV,IC,VC,FRC,TLC；FVC,FEV,FEV1.0
Flow-Volume Curve：Blood gas analysis.

(1) **Lung Volume**（肺容積）

a.Tidal Volume (TV)

每次平靜呼吸時，所吸入或呼出之氣体容積平均約 500 ml

b.Inspiratory Reserve Volume (IRV)

於平靜吸氣後，再用力吸氣，所能吸入之最大氣体容積平均約2000 ml

c.Expiratory Reserve Volume (ERV)

於平靜呼氣後，再用力呼氣，所能呼出之最大氣体容積平均約1000 ml

d.Residual Volume (RV)

用力呼氣後仍留於肺內的氣体平均約 1500 ml

(2) **Lung Capacities**

a.Total Lung Capacity (TLC)

用力吸氣後肺內氣体的總量 TLC=IRV+ERV+TV+RV

b.Capacity (VC) 肺活量

用力作最大吸氣後，再用力作最大呼氣，所能呼出的最大氣体量

c.Functional Residual Capacity (FRC)

平靜呼氣後，尚留在肺內氣体的容

d.Inspiratory Capacity (IC)

平靜呼氣後，用力吸入之最大空氣容量

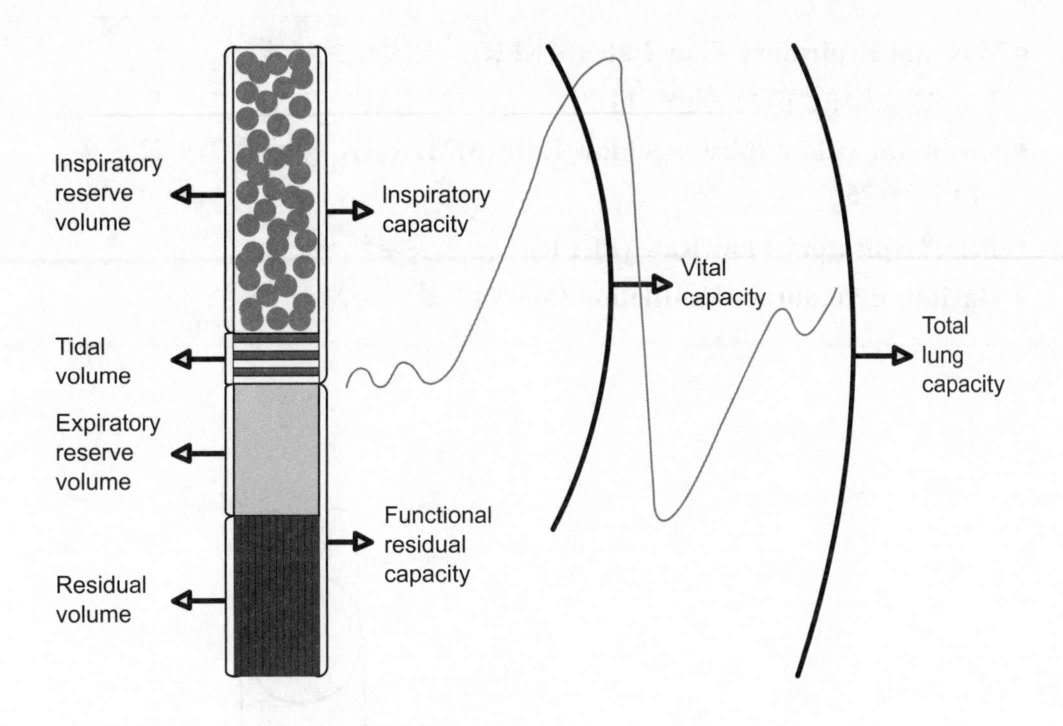

（3）**Force Vital Capacity (FVC)**

在吸入最大氣体量後，以最大的力量所呼出的最大氣體量

FVC=IRV+TV+ERV

Normal Values of FVC

Age 25 Male：4-6 L；Age 60 Male：3-5 L

（4）**Force Expiratory Volume (FEV)**

在特定時間內，用力呼氣之氣体量。

最常測定一秒內的呼氣量，稱為 FEV1.0

FEV1.0／FVC= FEV％

a.FVC Normal

FEV1.0／FVC > 70%：Normal

< 70%：Obstructive(阻塞性)

b.FVC Decrease

FEV1.0／FVC > 70%：Restrictive（拘束性）

< 70%：Restrictive & Obstrictive

- Maximal Expiratory Flow Rate (MEFR)：最大呼氣流率
  = Forced Expiratory Flow (FEF)
- Maximum Mild Expiratory Flow Rate (MMEFR)：最大呼氣中段流率
  =FEF 25-75%
- Peak Expiratory Flow Rate (PEFR)：呼氣尖端流率
- Maximum Voluntary Ventilation (MVV)：最大志願通氣量

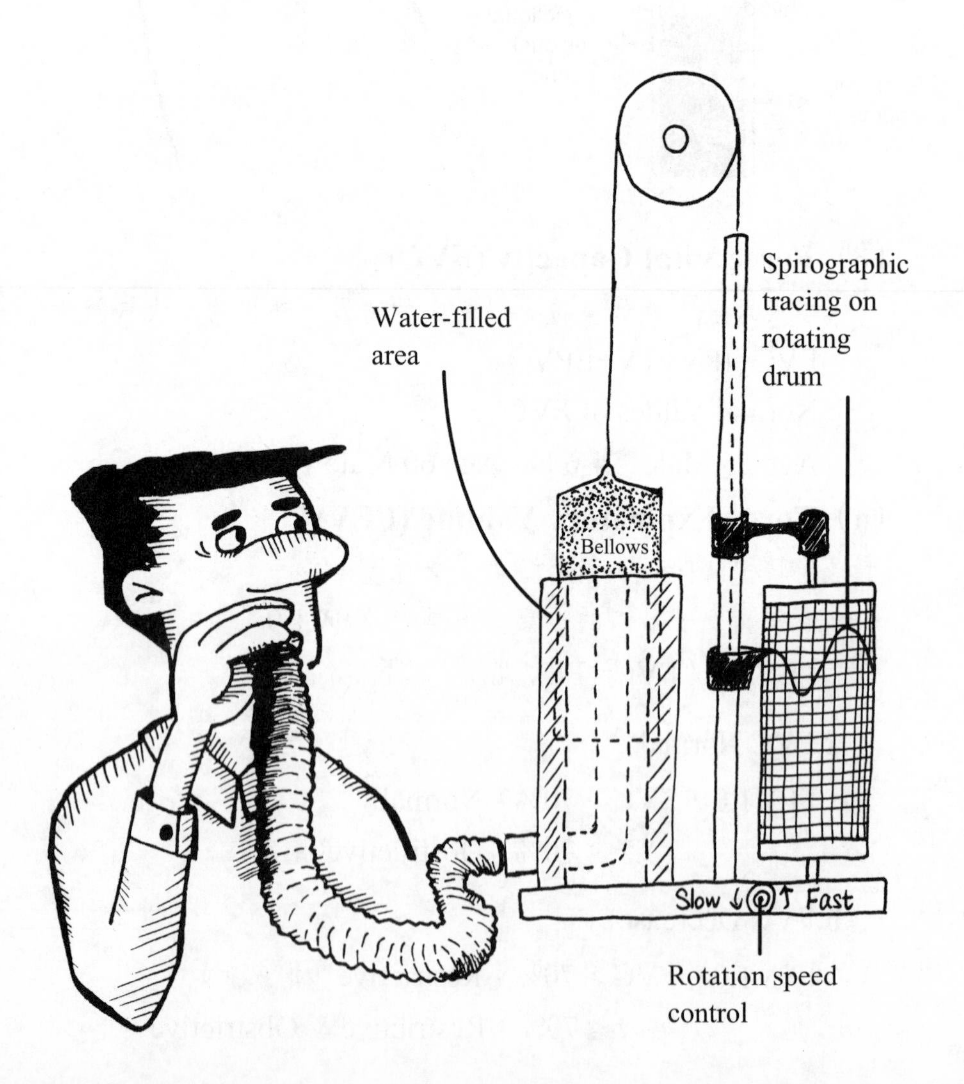

六、氣喘之治療

(一) 預防性

找出誘發因子，並避免接觸可能的誘發因子，若確知過敏原，可接受減敏(Hyposensitization)及去敏(Desensitization)療法；或事先服用預防藥物，如Cromolyn sodium (Intal)、Ketotifen (Zaditen)等，或使用祛痰、鎮咳劑及支氣管擴張劑。

1. Cromolyn sodium (Intal)

藥理作用：抑制肥滿細胞 (Mast cell) 釋放 histamine 及 leucotriene (Inhibits the release of mediators of inflammation from mast cell)

副 作 用：咳嗽，由於本藥為預防性藥物，故支氣管收縮之急性發作期請勿使用。

2. Ketotifen (Zaditen)

藥理作用：抑制肥滿細胞 (Mast cell) 釋放 histamine 及 leucotriene 並有抗組織胺的功能。

3. 祛痰劑 (Expectorants)

增加支氣管之分泌物，降低粘液的黏稠度，使痰容易咳出。

如：Guanifenesin (Robitussin) =Glyceryl quaiacolate (Hustosil)200 mg

Ammonium chloride 300 mg q4h

Potassium Iodides. Iodinated glycerol (IPG) 30-60 mg

Saponin 遠志 桔梗 甘草 櫻皮 美遠志 吐根

Terpin hydrate 100 mg

Bisolovon (Bromhexine) 4-8 mg

Mucosolvon (Ambroxol)

4.鎮咳劑 (Antitussives)

(1) 成癮性 (Narcotic)

Codeine 10-40 mg q4h (0.2 mg/kg q4h 小孩)

Dihydrocodeine [Hydrocodone] 5-10 mg q4h

(2) 非成癮性 (Nonnarcotic)

Dextromethorphan (Medicon)	15-30 mg q4h, (0.2 mg/kg q4h 小孩)
Noscapine (Nectadon)	10-30 mg q4h
Benzonatate (Tessalon)	50-100 mg q4h
Carbetapenate (Toclase)	15-30 mg q4h
Diphenhydramine (Bena)	25-50 mg q4h, (6.5-13 mg q4h 小孩)
Chlophedianol (ULO) (Mekon)	25 mg q4h
Tipepidine (Asverin)	20-40 mg q4h
Eprazinone (Resplene)	20-30 mg q4h
Cloperastine (Hustazol)	10-20 mg q4h

5.中藥及方劑

(1) 中藥：

杏仁、甘草、桔梗、貝母、半夏、桑白皮、枇杷葉、銀杏、百部、皂莢、前胡、麻黃、紫宛、蘇子、竹茹、栝樓、天花粉、萊服子、旋覆花。

(2) 方劑：

杏蘇散、銀翹散、清肺湯、麥門冬飲、小青龍湯、麻杏甘石湯、百合固金湯、柴朴湯、龍角散、CRARA。

（二）藥物治療

◎ 支氣管擴張劑

1.交感神經興奮劑 Sympathomimetics (β-stimulants)

（1）交感神經β興奮劑的主要藥理作用

a.解除支氣管平滑肌痙攣收縮、支氣管擴張作用

Relieve smooth muscle constriction

b.減少黏液的分泌並促進其排除

Facilitate mucociliary transport

c.防止肥滿細胞釋放出過敏因子

Prevent release of mediators from mast cells

藥 名	Duration	Dosage
Epinephrine	1 hr	0.1% 0.3-0.5 ml sc
Orciprenaline 20 mg	3 hrs	20-40 mg /qid
Salbutamol 2 mg	4-6 hrs	2-4 mg /tid
Terbutaline 2 mg	7-8 hrs	2-4 mg /tid
Hexoprenaline 0.5 mg	4-6 hrs	0.5-1 mg /tid
Fenotelol 2.5 mg	6-8 hrs	2.5 mg /tid
Procaterol 0.05 mg	10-12 hrs	0.05 mg /bid

◎ **Onset of action：**

吸入劑 Inhalation-increase airflow in 30 seconds

皮下注射 Subcutaneous injection-effect in minutes

口服 Oral-effect seen in 20-30 minutes

（2）交感神經興奮劑的主要副作用

a.β_1-mediated：Tachycardia（心跳加快）、Arrhythmia（心律不整）

b. β_2 mediated：Nervousness（緊張）、tremor（震顫）、
Weakness（虛弱）、Hypokalemia（低鉀血）、
Vomiting（嘔吐）、GI upset（腸胃不適）、
Flushing（顏面潮紅）、Nausea（噁心）

c.alpha mediated：Urinary retention（尿滯留）、
Hypertension（高血壓）、
Hyperglycemia（高血糖）

d.Others：bisulfite allergy, cough & bronchospasm, hoarseness, voice change, throat irritation

有甲狀腺機能亢進、高血壓、狹心症及糖尿病的病患，請小心服用本類藥品

（3）交感神經興奮劑與下列藥物的交互作用

a.Furazolidone：可能造成高血壓 increased pressure response

b.Methyldopa：可能造成高血壓 increased pressure response

c.Reserpine：可能造成高血壓 increased pressure response

d.Tricyclic antidepressants：心律不整 Dysrhythmias

e.MAO inhibitors：可能造成高血壓、嚴重頭痛 hyperpyrexia

f.Halothane：引起心律不整

g.Hydantoins：低血壓 Hypotension & cardiac arrest

h.Digitalis, Theophylline及 Thyroid preparations：可能會增加心臟的毒性。

2.磷酸二酯酵素抑制劑 (Methylxanthine Derivatives)

（1）Methylxanthines 的藥理作用

a.呼吸道：擴張支氣管平滑肌
刺激黏膜纖毛之廓清反應
擴張肺部血管、降低肺性高血壓 (pulmonary hypertension)
抑制血管之滲透性、減少水腫
減輕心機能不全所引起之肺水腫
增強因缺氧所引起的換氣反應

b. 心血管：縮短正常人左心室之放血時間 (ejection time)
縮短 COPD 病患右心室之放血時間 (ejection time)
降低心室顫動之閾值 (ventricular fibrillation threshold)
增加冠狀動脈循環之血流量 (Increased coronary blood flow)
擴張末稍動脈及靜脈血管

c. GENERAL：抑制致敏因子的釋放，抑制 histamine 所引起的水腫

d. 中樞神經：減少腦部血流量、興奮中樞神經

e. 腸胃：增加胃液之分泌

f. 不隨意肌：擴張膽道，子宮及食道下方等不隨意肌之括約肌

g. 子宮：輕微的子宮收縮作用

h. 腎臟：增加腎血流量及腎小球之過濾率、輕微的利尿作用

i. 腎上腺皮質：增加腎上腺皮質素之分泌

(2) 不良反應與血中濃度的關係

a. Serum level ＞15 mcg/ml
消化系統：厭食、噁心、嘔吐、下痢、腹部不適、吐血、黑糞

b. Serum level ＞20 mcg/ml especially over 30 mcg/ml
心血管系統：心悸、心跳加快、心律不整、高血壓

c. Serum level ＞25 mcg/ml especially over 40 mg/ml
神經系統：不眠、過度興奮、震顫、抽搐 twitching、convulsions
過敏反應：皮膚癢、滲出性皮膚炎甚至休克 anaphylaxis (probably due to ethylenediamine in aminophylline)
其他反應：出汗、血尿、fall in P_aO_2、低鉀鹼中毒

- 主要副作用：厭食、嘔吐、腸胃不適、心跳加快、心悸、高血壓、不眠、震顫、不安、皮膚癢等。
- 有心律不整及狹心症的病患，請慎用此類藥品

（3）影響 **Theophylline** 代謝的疾病因素

Disease	Factor *
Smoking history 抽煙	1.6 變快
Congestive heart failure (CHF) 心衰竭	0.4 變慢
Acute pulmonary edema 肺水腫	0.5 變慢
Acute viral illness 病毒感染	0.5 變慢
Hepatic cirrhosis 肝硬化	0.5 變慢
Severe obstructive pulmonary disease	0.8 變慢
Obesity	IBW（理想體重）

* Indicates the estimate for clearance adjustment

（4）各種鹽類中所含無水茶鹼 **(theophylline)** 的百分比

Salt Form	% Theophylline
Theophylline anhydrous (Theovent Theodur)	100%
Theophylline monohydrate	91%
Aminophylline anhydrous (Phyllocotin)	86%
Aminophylline dihydrate	79%
Theophylline monoethanolamine	75%
Oxtriphylline (Choledyl,Choline theophylline)	64%
Theophylline sodium glycinate (Broncholin)	49%
Theophylline calcium salicylate	48%

（5）**Theophylline** 與下列藥物的交互作用

a.β-blockers：減少 theophylline 的代謝 血中濃度上昇
b.Cimetidine：減少 theophylline 的代謝 血中濃度上昇
c.Erythromycin：減少 theophylline 的代謝 血中濃度上昇
d.Quinolones：減少 theophylline 的代謝 血中濃度上昇
e.Oral contraceptives：減少 theophylline 的代謝 血中濃度上昇
f.Hydantoin：增加 theophylline 的代謝 血中濃度下降

g.Barbiturates：增加 theophylline 的代謝

h.Halothane：引起心律不整

(6) **Methylxanthines 主要的藥物交互作用**

a.Cimetidine：elevate theophylline serum level 40-50%

b.Erythromycin：elevate theophylline serum level 30%

c.Cimetidine, Erythromycin, Quinolone, Oral contraceptives, Allopurinol, Thiabendazole及Rifampin：減少 theophylline 的代謝，使血中濃度上昇

d.Tobacco, Marihuana 及 Barbiturate：增加 theophylline 的代謝

3. Leukotriene antagonist：Zafirlukast

Leukotriene 的生理角色可將其分為二類，一為 LTB4，一為 cysteinyl leukotriene。LTB4目前已經證實由mast cell、basophils、PMNs、monocytes及macrophages所釋放出，這些細胞都含有5-lipoxygenase及合成 LTB4 的酵素。LTB4主要的角色包括為 neutrophils、eosinopils 及 monocytes的趨化活性(chemotactic activity)及刺激neutropils附著於內皮細胞，這樣的作用使得LTB4成為一個很重要的前發炎介質(proinfammatory mediator)，在一些病態的發炎反應如：氣喘、腸炎、牛皮癬及關節炎等都有LTB4參與其中。但其於氣喘及過敏所扮演的角色卻遠及 cysteinyl leukotriene。Cysteinyl leukotrienes 可經由 mast cells、eosinophils 及 basophils 所形成，血管內皮細胞及血小板也可經由 transcellular所的方式形成LTC4。LTC4及其代謝物LTD4是非常強的平滑肌收縮劑，當其與等莫爾(Equimolar)數的histamine比較時，其呼吸道收縮作用明顯比histamine還強。除了平滑肌收縮的作用外，它還會增加呼吸道對收縮性物質如：histamine或methaCholine的反應，這種支氣管的過度反應是氣喘很重要的特徵。Cysteinyl leukotriene的其他作用還包括刺激leukocyte附著於血管上皮細胞管、增加血管的通透性，使血漿外滲而造成腫脹及刺激呼吸道的黏液分泌增加。LTE4則被認為在氣喘性的呼吸道中扮演補充granulocytes的角色。

可以選擇性的修飾 leukotrienes 生合成的藥物稱之為 antileukotriene，antileukotrenes可經由二種方式來選擇性的改變1eukotriene的作用，一為直接抑制1eukotriene 的形成(如：抑制5-lipoxygenase)，或拮抗其於接受體(CysLT1)的作用。Leukotriene生合成的抑制劑會同時抑制LTB4及cysteinyl leukotrienes的生合成，而CysLT1 antagonists則在接受體處抑制cysteinyl leukotriene的作用。目前有許多新研發的CysLT1 antagonist已進入臨床試驗階段，其 Monte1ukast、Pranlukast 及 Zafirukasi 已經於許多國家上市，用於氣喘的治療(見下表)，這些藥物皆是口服投予。

Genetic name	Trade name	Mode of action	Usual dose	Peak time	Half life	ffect of food
Zileutone	Zyflo	5-lipoxygenase	600 mg qid	2 hr	2.5 hr	Small increase in peak concentration
Zafirukast	accolate	CysLT1 antagonists	20 mg bid	2-4 hr	10 hr	Decrease bioavailability by 40%
Pranlukast	Onon	CysLT1 antagonists	450 mg bid	4-5 hr	3 hr (337.5 mg)	Delaylincrease in absorption
Monte1ukast	Singulair	CysLT1 antagonists	10 mg qd	3-4 hr	4-5 hr	No influence

4.副腎皮質荷爾蒙 (Corticosteroids)

(1) 藥理作用

a.抗發炎作用 Anti-inflammatory effect：
reduce bronchial edema and bronchial mucus production

b.加強交感神經興奮劑的支氣管擴張作用
Enhance the bronchodilating actions of beta-agonist

c.抑制遲緩型的過敏反應
Inhibit the IgE- and IgG- dependent delayed allergic responses

（2）**適應症**

使用支氣管擴張劑仍無法有效地控制病情時，才使用副腎皮質荷爾蒙。

（3）**給藥途徑**

以吸入劑 (Inhalation) 作維持療法 (Maintenance therapy) 最理想，可減少全身性的副作用，口服副腎皮質荷爾蒙最好僅在嚴重氣喘時才使用。

（4）**Dosage**

Acute stage：Prednisone 40 mg q4-12h
Chronic：Prednisone 15-60 mg every other day (qod)
Metered-dose inhaler：Beclomethasone

（5）**副作用**

a.口乾、聲音嘶啞 Hoarseness or dry mouth
b.鵝口瘡 Candidiasis of mouth and pharynx
c.腎上腺抑制作用 Adrenal suppression due to systemic absorption

（6）**Corticosteroids 與下列藥物的交互作用**

a.Barbiturates：降低 corticosteroids 的作用
(Stimulated corticosteroid metabolism)
b.Hydantoin：降低 corticosteroids 的作用
c.Rifampin：降低 corticosteroids 的作用
d.Oral contraceptives：增強 corticosteroid 的作用及副作用
e.Estrogens：增強 corticosteroid 的作用及副作用
f . Ketoconazole：增強 corticosteroid 副作用
g.Erythromycin：增強 corticosteroid 副作用

5. Cromolyn sodium(Intal)

6. Ketotifen

7. 鎮靜劑 (Sedatives)

8. 祛痰劑 (Expectorants & Hydration)

9. 鎮咳劑 (Antitussive)

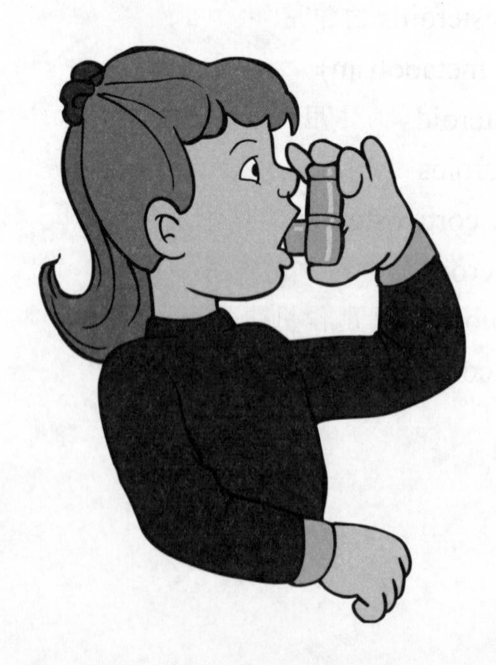

七、氣喘的嚴重度分級及治療方法

(一) 氣喘的嚴重度分級治療原則

1.第一階：輕度間歇性氣喘

(1) 治療前臨床症狀

白天症狀頻率每週少於一次(輕度發作)

夜間症狀頻率每月少於(或等於)兩次，不發作時無症狀而且肺功能正常

a.PEE (或FEV1)≧ 80%預估值(或最佳值)

b.PEF每日變異度< 20%

(2) 氣喘控制藥物

a.必要時使用吸入式短效β_2交感神經興奮劑

b.所需治療之藥物取決於發作之嚴重度

2.第二階：輕度持續性氣喘

(1) 治療前臨床症狀

白天症狀頻率每週一次獲一次以上但至少於每天一次

發作時可能影響活動及睡眠

夜間症狀頻率每月兩次以上

a.PEE (或FEV1)≧ 80%預估值(或最佳值)

b.PEF每日變異度20～30%

(2) 每日所需氣喘藥物

吸入式類固醇，必要時可加入一種長效支氣管擴張劑(特別為控制夜間症狀)

3.第三階：中度持續性氣喘

(1) 治療前臨床症狀

每日有症狀
發作時影響活動及睡眠
夜間症狀每週一次以上
每日所使用短效乙二型交感神經興奮劑

a.PEE (或FEV1) 60%～80%預估值(最佳值)
b.PEF每日變異度> 30%

(2) **每日所需氣喘控制藥物**

包括吸入式類固醇、長效支氣管擴張劑(特別為控制夜間症狀)

4.第四階：重度持續性氣喘

(1) **治療前臨床症狀**

持續有症狀
經常有夜間症狀
運動受限

a.PEE (或FEV1)≦ 60%預估值(最佳值)
b.PEF每日變異度> 30%

(2) **每日所需氣喘控制藥物**

多種控制藥物：包括高計量吸入式類固醇、長效支氣管擴張劑、長期服用口服類固醇

(二) 氣喘的長期治療 階梯式治療方法 (成人及五歲以上兒童)

1.第一階：輕度間歇性氣喘

(1) **控制藥物**

不需使用

(2) **緩解藥物**

a.有症狀時使用短效吸入式β_2交感神經興奮劑，但每週不超過1次

b.所需治療之藥物劑量取決於發作之嚴重度

c.運動前或暴露過敏原時，使用短效或長效吸入式β_2交感神經興奮劑or lntal

2.第二階：輕度持續性氣喘

(1) 控制藥物

每日必須使用

a.吸入式類固醇每日200-400 mcg intal、nedocromil或長效緩釋型茶鹼

b.必要時可加入一種長效支氣管擴張劑(特別是用來控制夜間症狀)如長效吸入式β_2交感神經興奮劑、長效緩釋型茶鹼或長效口服β_2交感神經興奮劑，也可以加上Antil-Leukotriene

(2) 緩解藥物

短效支氣管擴張劑：有症狀時使用短效吸入式β_2交感神經興奮劑，但每天不超過4次

3.第三階：中度持續性氣喘

(1) 控制藥物

a.吸入式類固醇每日400-800 mcg以上以及

b.長效支氣管擴張劑，特別是用來控制夜間症狀：如長效吸入式(或口服)β_2交感神經興奮劑、長效緩釋型茶醚，也可以加入Anti-Leukotrtriene(尤其是阿斯匹靈過敏或運動引起性的氣喘)

(2) 緩解藥物

短效支氣管擴張劑：有症狀時使用短效吸入式β_2交感神經興奮劑，但是每天不可超過4次

4.第四階：重度持續性氣喘

(1) 控制藥物

每日必須使用

a.吸入式類固醇每日800-2000 mcg或更高劑量

b.長效型支氣管擴張劑：如：長效吸入式β_2交感神經興奮劑、長效緩釋型或長效口服β_2交感神經興奮劑

c.長期口服類固醇

(2) 緩解藥物

短效支氣管擴張劑：有症狀時使用短效吸入式β_2交感神經興奮劑

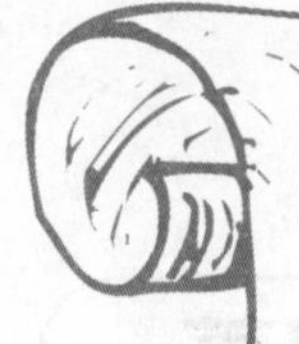

第五章
狹心症

【摘　要】

一、心絞痛 (Angina Pectoris) 的定義

臨床所呈現的症狀為短暫胸痛或胸部緊迫感，有時疼痛亦會放射至頸部、上肢及背部，當心臟代謝所須的耗氧量超過冠狀動脈血流所能供應的血液載氧量時，由於心肌暫時缺氧，因而引發心絞痛。

◎ 心絞痛依臨床症狀不同可分為：

(1) 穩定型心絞痛 (Stable angina) 或勞作發作型心絞痛 (Exertional angina)：胸痛的症狀常因勞作(exertion)或情緒、冷天氣等可預知的因素而發作，經休息或舌下含一粒 nitroglycerin 即可緩解。

(2) 不穩定型心絞痛 (Unstable angina) 或漸強型心絞痛 (Crescendo Angina)，梗塞前心絞痛(Preinfarction Angina)及安靜發作型心絞痛(Angina at rest)：病人常會在沒有刺激因素的情況下，如休息時發作，而且發作的頻率、時間及嚴重度會持續增加，發作時心電圖有明顯 ST-segment 下降的現象。

(3) 變異型心絞痛 (Prinzmental's variant angina) 或稱痙攣性心絞痛 (Vasospastic angina)：病人通常在一天中之同一時間，如清晨發作，發作時可能伴有嚴重的心律不整，但找不到動脈硬化或阻塞點，發作時的心電圖反為 ST segment 上升。

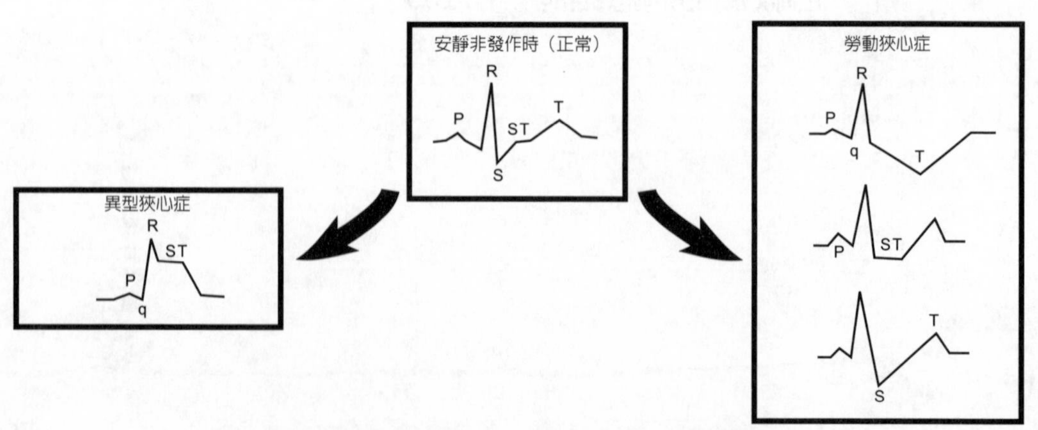

狹心症發作時之心電圖

二、心絞痛的分類 (Classification of Angina)

1.紐約心臟協會之分類 (New York Heart association)

(1) Symptoms occur with unusual activity, minimal or no functional impairment

(2) Symptoms occur with prolonged or slightly more than usual activity, mild functional impairment

(3) Symptoms occur with usual activities of daily living, moderate functional impairment

(4) Symptoms occur at rest, severe functional impairment

2.加拿大心血管協會之分類 (Canadian Cardiovascular Society)

(1) Angina does not occur with ordinary physical activity (walking, climbing stairs) but may occur with strenuous, rapid or prolonged exertion (work, recreation)

(2) Slight limitation of ordinary activity. Angina may occur with walking or climbing stair rapidly, after meals, in the cold, in the wind or under emotional stress, walking uphill, walking more than two blocks on the level, and climbing one flight of stairs at a normal pace under normal conditions

(3) Marked limitation of ordinary physical activity. Angina may occur after walking one or two blocks on the level or climbing one flight of stairs in normal conditions at a normal pace

(4) Inability to carry on any physical activity without discomfort. Angina may be present at rest

三、病因學／病態生理學
Etiology／Pathophysiology

◎ **Pathogenesis of coronary artery occlusion**

(1) Coronary artery thrombosis 冠狀動脈血栓
(2) Rupture of an atherosclerotic plaque resulting in hemorrhage into the coronary artery 動脈粥狀硬化斑塊破裂造成冠狀動脈出血
(3) Platelet aggregates adhering to the endothelium of atherosclerotic artery 血小板聚集於動脈硬化血管的上皮細胞
(4) Coronary artery spasm 冠狀動脈痙攣收縮
Lack of blood supply results in ischemic changes in myocardial tissue、if hypoxia persists irreversible cell necrosis will occur and resulting in myocardial infarction

（正常）　　　　（硬化時）

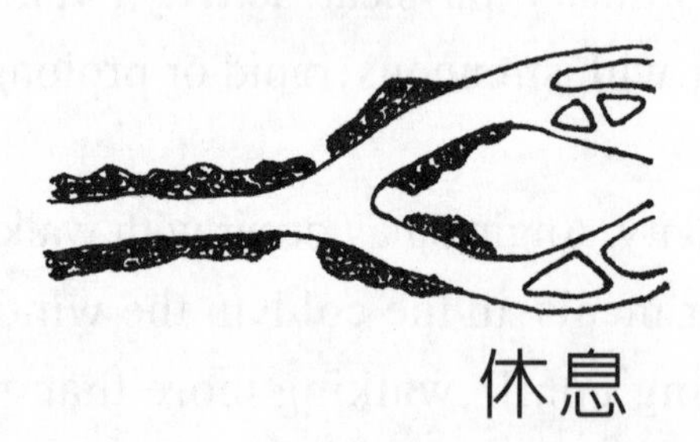
休息

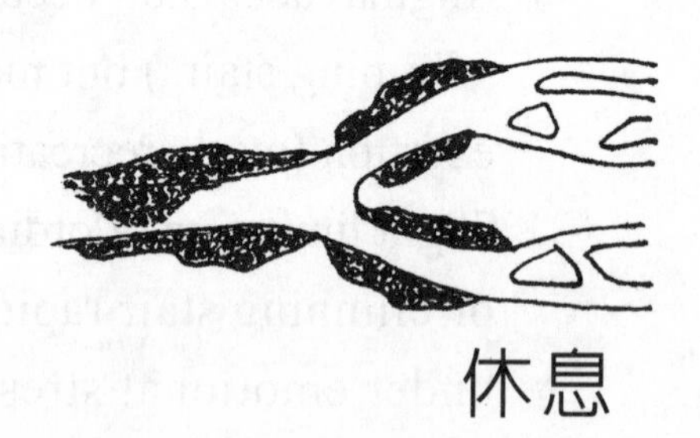
休息

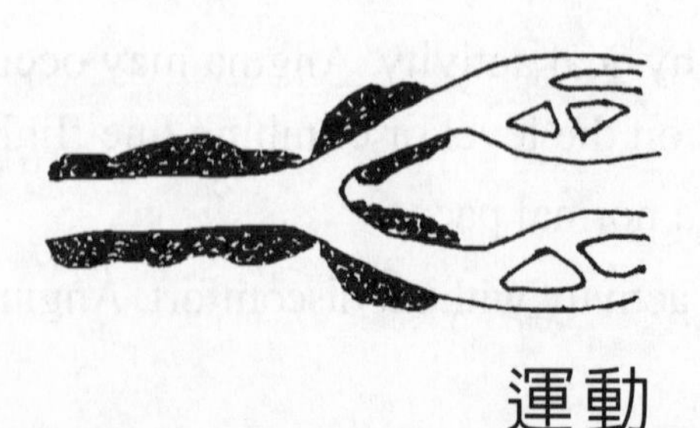
運動

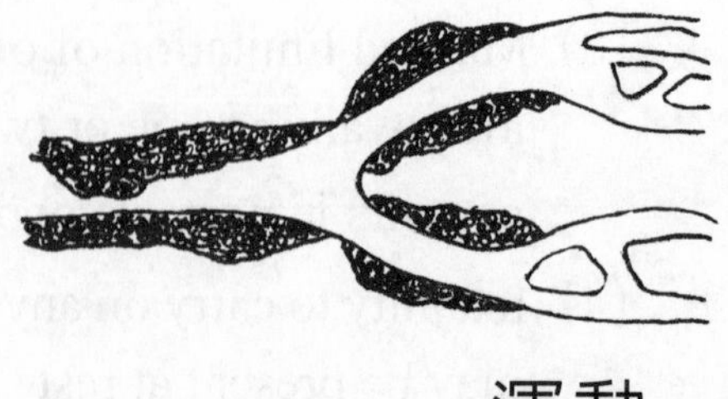
運動

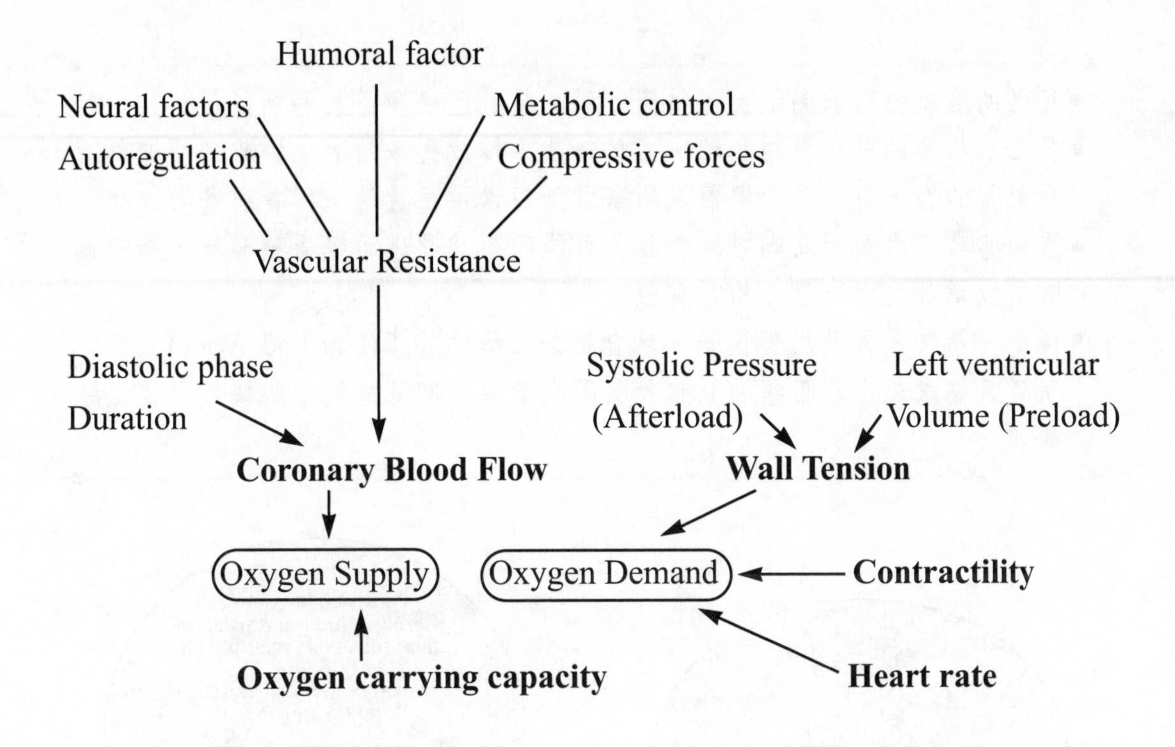

(一) 有那些原因會引發心絞痛?

1. 心肌氧供應量 **(Myocardial oxygen supply)**
2. 心肌需氧量 **(Myocardial oxygen demand)**

需氧量大於供應量時 (Demand > Supply)

血管痙攣時 **(Vasospasm)**

固定梗塞點 **(Fixed lesion)**

- 正常的心臟的冠狀動脈血流供應心肌之氧氣已發揮最大的功能。
- 當心肌能量的需求量增加時，由於無法再釋放更多的氧，因此必須增加冠狀動脈的血流量，若心肌氧氣的需求量超過供應量時，即會引發心絞痛。
- 在病態時，由於冠狀動脈的管腔，可能因粥狀硬化而變得狹窄時，擴張血管所能增加之血流量亦相當有限。
- 運動、精神緊張及用餐後等，均會增加心臟的作工(Cardiac Work)，若心肌氧氣需求超過已阻塞的冠狀動脈供應量時，即可能使心肌缺氧引發心絞痛。

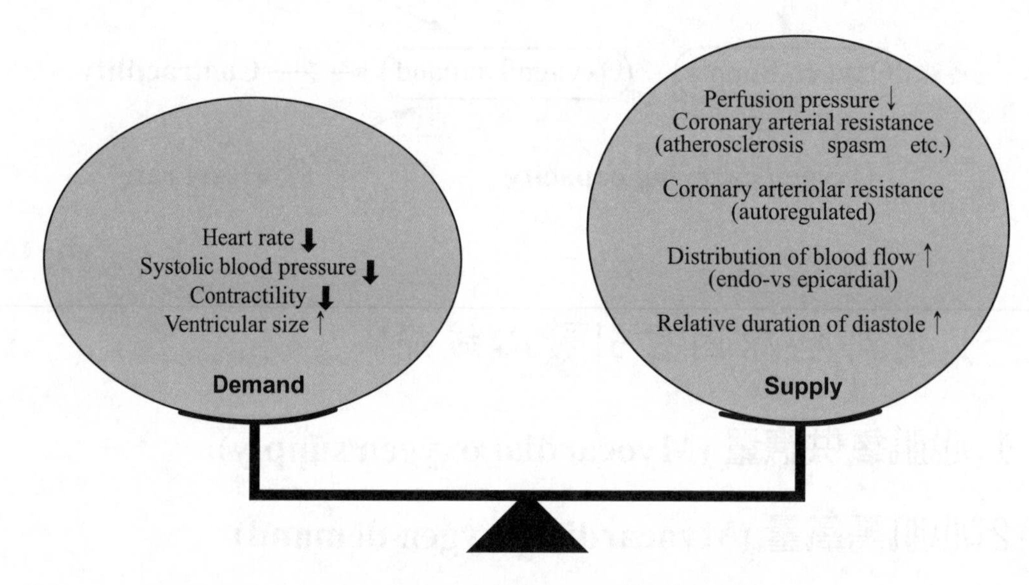

(二) 會增加心肌氧氣需求量的因素

(1) 高血壓 (Hypertension)
(2) 心衰竭 (Cardiac failure)
(3) 心跳過速 (Tachyarrhythmias)
(4) 左心室輸出阻塞 (Left ventricular outflow obstruction)
(5) 抽煙 Smoking (Increase carboxy-hemoglobin and constricts arteries)
(6) 貧血 (Anemia)
(7) 甲狀腺機能亢進 (Thyrotoxicosis)
(8) 情緒緊張 (Emotional Stress)

（三）動脈硬化性心臟疾病的危險因子

1.較不易改變的因素 (Constitutional factors)

（1）Age
（2）Sex (Male > Female)
（3）Family history
（4）Personality type

2.可控制之疾病因素 (Controllable factors)

（1）高血壓 (Hypertension)
（2）糖尿病 (Diabetes mellitus)
（3）肥胖 (Obesity)
（4）高血脂 (Elevated blood lipids、Cholesterol、Triglyceride)
（5）心電圖異常 (Electrocardiographic abnormalities)

3.生活習慣 (Life style factors)

（1）抽煙 (Smoking)
（2）口服避孕藥 (Oral contraceptives)
（3）咖啡 (Coffee)
（4）酒精過量 (Excess alcohol)
（5）運動量不足 (Physical inactivity)

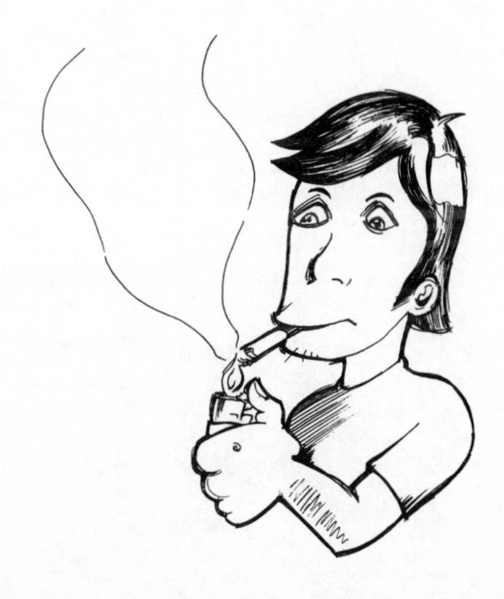

（四）Cardiac performance is determined by

（1）**Preload：**

Ventricular end-diastolic pressure and volume .

In normal hearts an increased perload leads to increase end-diastolic fiber length which in turn causes increased force of contraction .

（2）**Force of cardiac contraction：**

determined largely by intrinsic strength and integrity of the muscle cells .

Force of contraction is decreased by

a.Ischemic heart disease .

b.Specific disorders affecting heart muscle，e.g. Hypertension，Myocarditis .

c.Disorders of heart muscle of unknown cause，e.g. dilated cardiomyopathy .

（3）**Afterload：**

Ventricular wall tension developed during ejection .

Afterload is increased by

a.Increased arterial pressure

b.Obstruction to outflow，e.g. aortic stenosis .

◎ DRUGS THAT OFF LOAD THE VENTRICLES

(1) Mainly decrease preload

Nitrates (By Reduction Venus return)
Diuretics (By reduction in circulatory volume)

(2) Mainly decrease afterload

Hydralazine, Nifedipine

(3) Decrease both preload and afterload

ACE inhibitors

α 1-antagonist (Prazosin)
Sodium nitroprusside

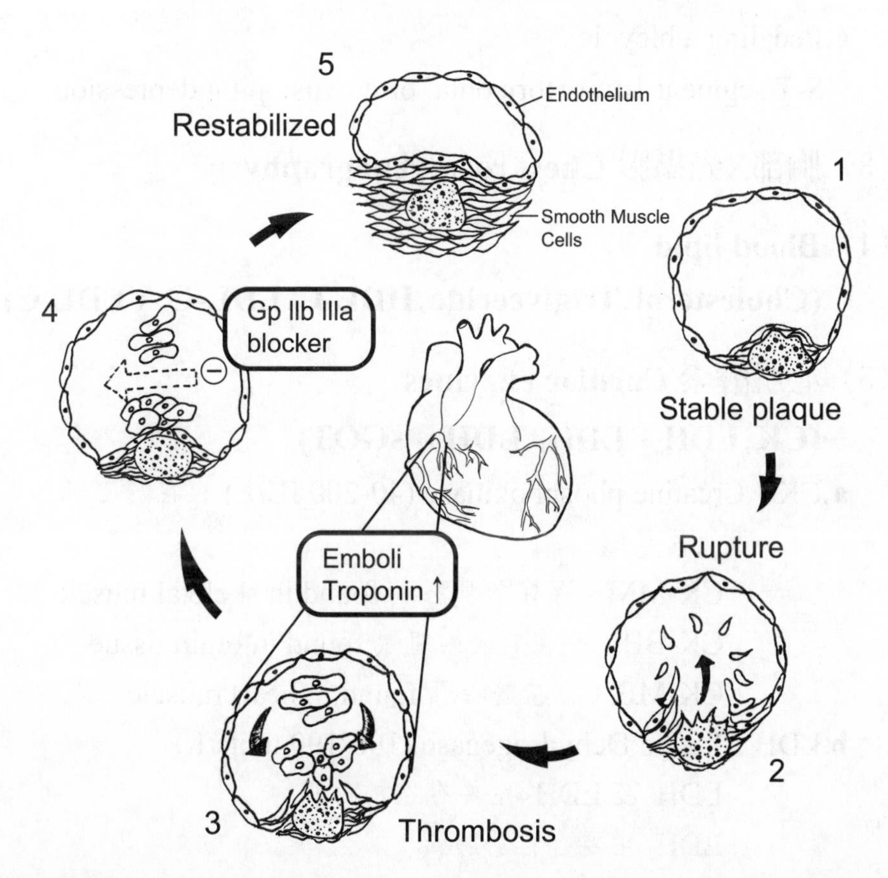

四、狹心症的實驗室診斷法

(1) 心電圖 **ECG (Electrocardiography)**

50-75 % Patients with stable angina are normal resting ECG when free of chest pain .

a.Angina：S-T segment 1mm Horizontal or downsloping depression .

b.Variant angina：Paradoxical S-T segment elevation in association with pain .

c.Others：T wave alterations or smaller S-T segment derivation . Conduction disturbances , Arrhythmias .

(2) 運動後心電圖 **(Stress testing) Exercise electrocardiography**

a.Master's test (Performed by walking on steps)

b.Treadmill .

c.Pedaling a bicycle .

S-T segment 1mm Horizontal or downsloping depression

(3) 胸部X光攝影 **Chest roentgenography**

(4) **Blood lipid**

(Cholesterol , Triglyceride , HDL-C , LDL-C , VLDL-C)

(5) 心肌酵素 **Cardiac enzymes**

(CK , LDH：LDH_1 , LDH_2：sGOT)

a.CK：Creatine phosphokinase (40-200 IU/L) 存在於心肌、骨骼肌及大腦組織

CK-MM：存在於骨骼肌 found in skeletal muscle

CK-BB：存在於大腦組織 found in brain tissue

CK-MB：存在於心肌 found in heart muscle

b.LDH：Lactic Dehydrogenase (100-190 units/L)

LDH_1 & LDH_2 主要存在於心肌

LDH_3 主要存在於肺臟

LDH_4 & LDH_5 主要存在於肝臟及骨骼肌

c.sGOT：Serum Glutamic oxaloacetic transaminase

Damage to the heart results in elevated sGOT levels about 8 hrs after the injury .

（6）**Cardiac Troponin**

傳統使用的CK-MB，對於偵測心肌損傷的特異性，並沒有想像中好，在很多發炎性肌肉病變，也常會導致CK-MB上升。但Cardiac Troponin卻不會因肌肉病變而上升，它只存在於心肌當中，所以對於心肌的特異性很高。

Cardiac Trpopnin I在血清中的濃度大約是在胸痛發生後4小時左右開始上升；而血清中此種變化至少可維持130小時以上。所以它可以延長心肌梗塞的診斷視窗，現在也有相當多的醫院甚至不再測試LD isoenzymes，而以Cardiac Trponin I取代。

加上它又有優越的心臟特異性，所以可說是目前用於診斷心肌損傷最理想的實驗室標記。現在一般研究報告均建議，在急性心肌梗塞的早期，可使用Myoglobin來診斷。因為它可在心肌損傷後2小時內即升高，而且敏感度很好。但因缺乏對心臟的專一性，加上消失的時間又很早，所以必須再用Cardiac Troponin I這個具有高敏感度及高特異性的標記，來加強診斷並確認心肌梗塞的存在。診斷急性心肌梗塞：胸痛發生後3-12小時其值漸增＞2.0 ng/dL，大約在24小時左右(18-25小時)其值達最高，持續達5天至10天(有些病人會呈現雙高峰之臨床值，第一次高峰最高在24小時左右，第二高峰期會比第一高峰低大約發生在數天)(敏感度約94％)不過，由於一般仍傾向保留傳統所使用的CK-MB，所以現在大多的Cardiac Panel會包括Myoglobin、CK-MB、Troponins等項。

（7）**Myocardial imaging**
(Cardiac Echo and Radionuclide Imaging)

（8）**Angiography (Cardiac catheterization)**

五、狹心症的治療目標 Goals of Angina therapy

(1) 消除症狀 To relieve symptoms
(2) 改善生活品質 To improve the quality of life
(3) To prevent complications such as sudden death, myocardial infarction, and arrhythmias
(4) To increase life expectancy (Modifying risk factors)

1. 與狹心症可能同時併發之疾病 Concurrent conditions of Angina

(1) **Hypertension**
(2) **Cardiac disorders**
 a. Myocardial failure
 b. Vascular disease (Aortic stenosis, Mitral stenosis)
 c. Cardiac rhythm (Paroxysmal tachycardia, Bradycardia)
(3) **Respiratory disorders**
(4) **Gastrointestinal disorders**
(5) **Hematologic disorders (Anemia, Polycythemia)**
(6) **Metabolic disorders**
 a. Obesity
 b. Hyperthyroidism
 c. Hypothyroidism
 d. Hypercholesterolemia and hypertriglyceridemia

2. 狹心症的併發症

(1) **Sudden death**
(2) **Myocardial Infarction**
(3) **Arrhythmia**
(4) **Heart failure**

六、心絞痛的治療原則及藥物

(1) 排除冠狀動脈硬化性心臟疾病的危險因子

戒煙、減肥、節制飲食(減少膽固醇及飽和脂肪酸的攝取量)
控制高血壓、糖尿病、高脂血症等慢性疾病
服用小劑量的阿司匹靈(Aspirin 100 mg/day)預防血栓形成

(2) 降低心肌氧氣的需求量

a.減慢心跳數：β-blockade
b.降低心臟後負荷：β-blockade 或 calcium antagonist
c.降低心臟前負荷：Nitrates
d.降低代謝的需求量：Calcium antagonist 或 β-blockade

(3) 增加氧氣的供應量

a.冠狀動脈血管擴張劑(Nitrates 或 Calcium antagonist)
b.促進動脈側枝(collaterals)的生長 (exercise)
c.外科手術 Change anatomy of coronary disease
(Coronary bypass grafting, angioplasty, laser techniques)

(一) Nitrates

1.藥理作用

(1) 擴張冠狀動脈，增加冠狀血流量及氧氣供應量。
(2) 擴張靜脈血管，減少血液回流至心臟，減輕前負荷。
(3) 擴張動脈血管，減輕後負荷，減少心臟作功。

2.主要副作用

頭痛、顏面潮紅、頭暈、血壓下降、心悸。

3.注意事項

(1) NTG 舌下錠必須貯存於避光容器，以免失效。
(2) 服用時若有麻辣刺激感才有藥效。
(3) 胸痛感覺不適時，馬上服用舌下錠效果最好。
(4) 低血壓及嚴重貧血的病患，請小心使用。
(5) 貼布對皮膚有刺激性，使用時最好更換部位。
(6) 口服藥次數不可太頻繁，以避免產生耐藥性。
(7) 連續服用三次舌下錠仍無法解除胸痛症狀時，可能有心肌梗塞要立刻送醫。

劑型	常用劑量	Onset	Duration
短效			
NTG 舌下含片	0.15-0.6 mg	1-3 min	10-30 min
NTG 靜脈注射	5 mcg/min（開始） 每3-5分鐘增加劑量	1-2 min	3-5 min
長效			
Isordil (Sorbitrate)	5-60 mg tid	15-30 min	2-6 hrs
Ismo-20	20 mg qd	30 min	6-8 hrs
NTG 貼布	2.5-15 mg qd	30 min	6-8 hrs

NITRATE MECHANISMS

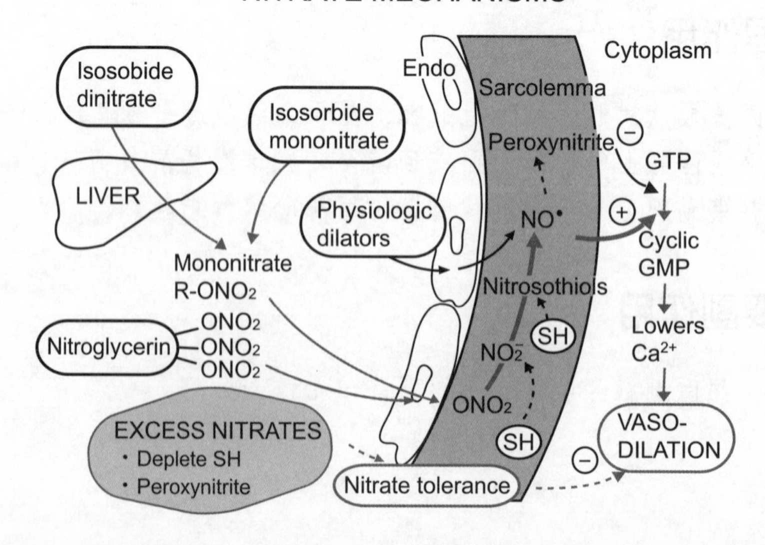

（二）交感神經β阻斷劑 (Beta-blockers)

1.藥理作用

降低心跳數及血壓，抑制心收縮力，減輕心肌耗氧量。

2.主要副作用

支氣管痙攣、心衰竭、心跳徐緩、低血壓、四肢冰冷、全身倦怠。

3.注意事項

(1) 有氣喘、肺氣腫、心衰竭、末梢血液循環障礙的患者，請勿服用此類藥品。
(2) 糖尿病患者服用此藥時，有時會使血糖過低，請注意血糖控制。
(3) 服藥期間不可突然停藥，以避免發生禁斷作用，病情惡化。

藥 名	劑 量	半衰期 (hrs)
Acebutolol *	600-1200 mg/day	3
Atenolol	50-100 mg/day	6-9
Carteolol *	10-20 mg/day	4-6
Metoprolol	150-300 mg/day	3-4
Nadolol	40-240 mg/day	16-24
Oxprenolol *	160-480 mg/day	1-2
Pindolol *	15-45 mg/day	4
Propranolol	120-480 mg/day	2-4
Sotalol	160-480 mg/day	15-17
Timolol	30-60 mg/day	4-5

* ISA(+) β-blockers

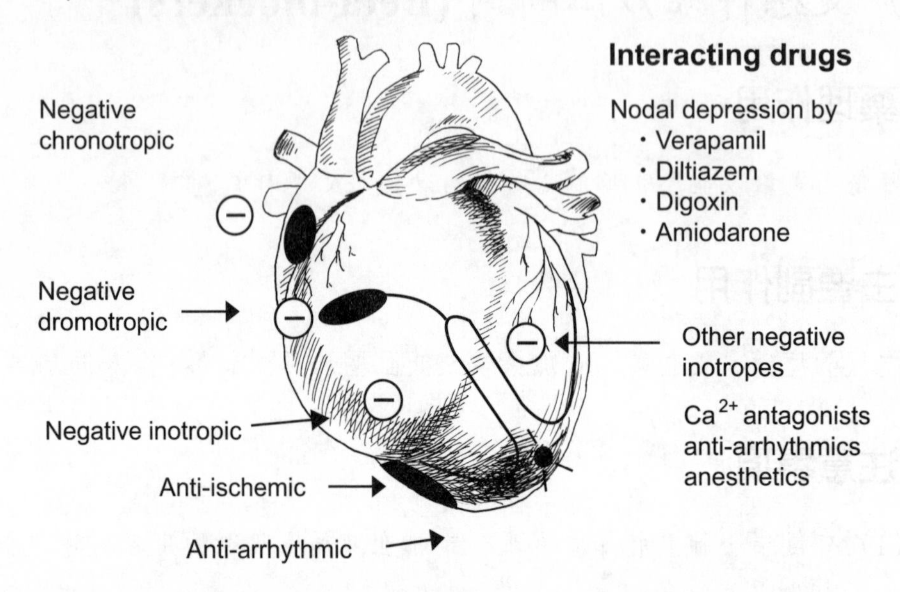

（三）鈣離子阻斷劑 (Calcium Antagonists)

1.藥理作用

（1）擴張冠狀動脈，增加冠狀血流量及氧氣供應量。

（2）擴張動脈血管，減輕後負荷，減少心臟作功。

（3）降低心收縮力及血壓，減輕心肌耗氧量。

2.鈣離子阻斷劑的主要藥理作用

	Nifedipine	Diltiazem	Verapamil
冠狀血管擴張	+++	+++	++
末梢血管擴張	+++	+	++
抑制心肌收縮力	+/−	+	++
降低房室節傳導	+/−	+	++
心跳數	+ (reflex)	−+	−−

Nifedipine 為較強的血管擴張劑，會引起反射性心跳加快。

Verapamil 有較強的心肌抑制作用，會引起心房心室傳導障礙。

3.鈣離子阻斷劑的主要副作用

	Nifedipine	Diltiazem	Verapamil
顏面潮紅、頭痛	+++	++	+
末梢水腫	+++	+	+
便秘	−	+	+++
心房心室傳導障礙	−	+	++
心衰竭	−	+	+++
低血壓	+++	++	++

4.Currently available calcium channel blockers

藥　名	心跳數 Heart rate	心肌收縮力	心房心室傳導	末梢血管擴張	冠狀動脈擴張	劑　　量
Dihydropyridines						
Amlodipine	reflex ↑	—	—	+++	++	5-10 mg qd
Felodipine	reflex ↑	—	—	+++	++	5-10 mg qd
Isradipine	—	—	—	+++	++	5-10 mg bid
Nicardipine	reflex ↑	—	—	+++	++	20-40 mg tid
Nifedipine	reflex ↑	↓ —	—	+++	++	10-20 mg tid
Phenylakylamines						
Verapamil	↓	↓ ↓	↓ ↓	++	+	80-120 mg tid
Benzothiazepine						
Diltiazem	↓	↓	↓	+	++	60-90 mg tid
Tetralol						
Mibefradil	↓	—	↓	+++	++	25-100 mg/day
Bepridil	↓	↓	↓	+	+	300 mg qd

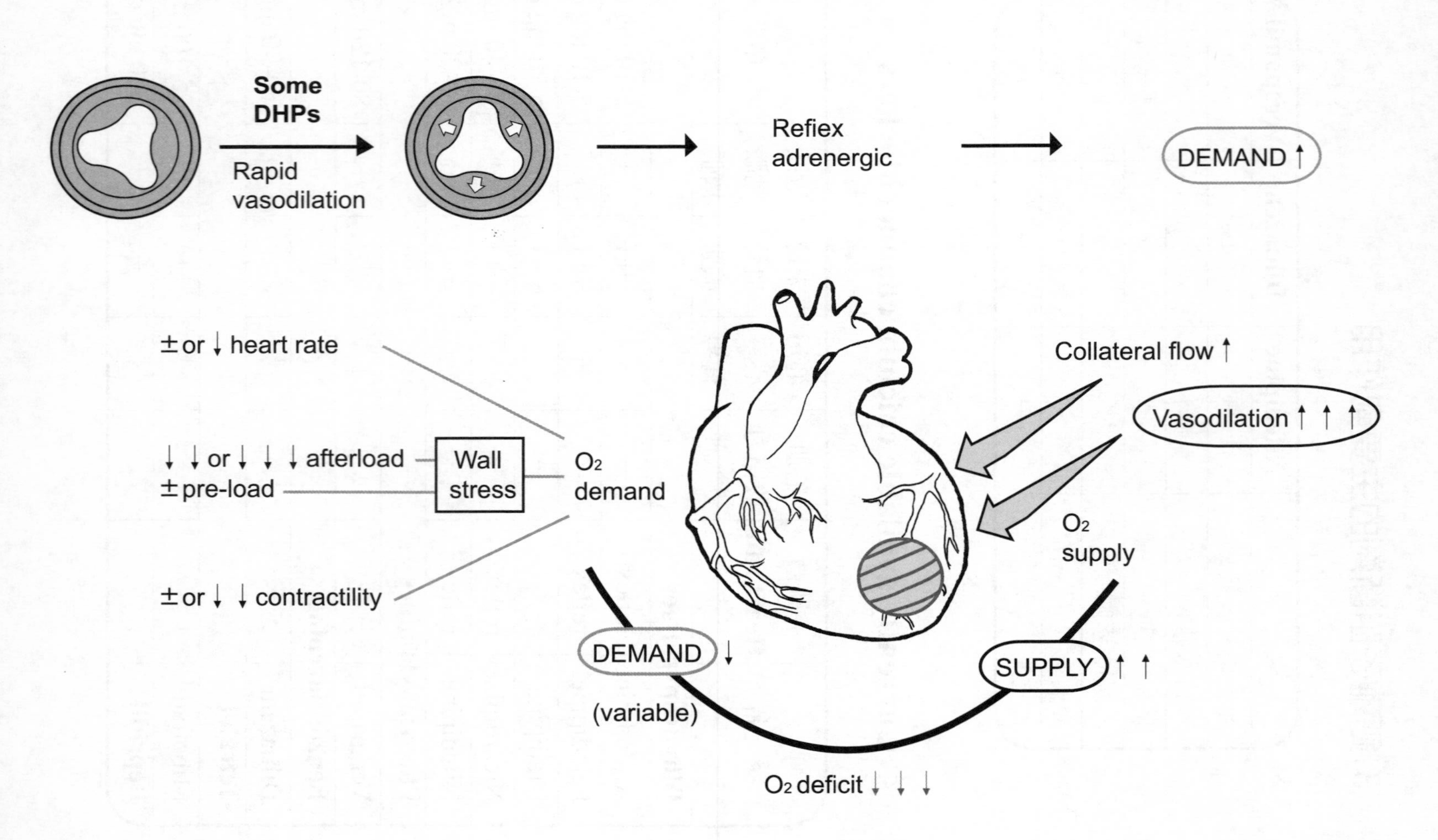

ISCHEMIC HEART : CCB EFFECT
Some DHPs
Rapid vasodilation
Reflex adrenergic
DEMAND ↑
± or ↓ heart rate
↓ ↓ or ↓ ↓ ↓ afterload
± pre-load
Wall stress
± or ↓ ↓ contractility
O_2 demand
Collateral flow ↑
Vasodilation ↑ ↑ ↑
O_2 supply
DEMAND ↓
(variable)
SUPPLY ↑ ↑
O_2 deficit ↓ ↓ ↓

Clinical condition	Preferred drugs 適當藥物	Drugs to avoid 避免使用
Sinus bradycardia	Nitrate, nifedipine	Verapamil, β -blockers
Sinus tachycardia	β -blockers, verapamil	Nifedipine, nitrates
Supraventricular tachycardia	Verapamil or β -blockers	
Atrioventricular block	Nifedipine, nitrates	β -blockers, verapamil
Atrial fibrillation	β -blockers, verapamil	
Ventricular arrhythmias	β -blockers	
Left ventricular dysfunction	Isosorbide & CHF therapy	β -blockers, verapamil
Postmyocardial infarction	Non-ISA β -blockers	ISA β -blockers
Systemic hypertension	β -blockers or CCBs	
Severe preexisting headache	β -blockers	Nitrate, dihydrpyridines
COPD/asthma	Nitrates, CCBS	β -blockers
Hyperthyroidism	β -blockers	
Raynaud's syndrome	Nitrates, CCBS	β -blockers
Claudication	Nitrates, CCBS	β -blockers
IDDM	Nitrates, CCBS	β -blockers
Depression	Nitrates, CCBS	β -blockers

CCBs：Calcium Channel Blockers

(四) 抗血小板凝集藥物 Antiplatlet agents

抗血小板劑之口服藥，主要用於預防缺血性腦中風、心肌梗塞。

(1) 阿斯匹靈(Aspirin) 75-320 mg/day

Indications for low dose of Aspirin (160-325 mg/day)

a. Unstable angina

b.Threatened stroke

c. Post-infarction follow-up

d.Post-coronary bypass surgery

e.Chronic atrial fibrillation

f.Peripheral vascular disease

g.Renovascular hypertension

h.Prevention of pregnancy-induced hypertension

i.Artificial heart valves

(2) Ticlopidine (Panaldine抗血定、Ticlid得泰寧)

對於一些不適合使用aspirin的病人可選擇此類藥品，但仍然可能會有出血的不良反應產生。此種藥品最需要注意的就是它有一個較具危險性的有關血液學方面的副作用，所以在開始用藥之初及三個月內(每二週一次)應檢測全血球計數(complete blood cell counts)及血球分類，如有嗜中性白血球過少症(neutropenia，初期症狀：發燒、喉嚨痛、倦怠感)或血小板減少症(thrombocytopenia)應立即中止服藥。

(3) Clopidogrel (Plavix保栓通)

此藥是屬於新一代的抗血小板製劑，其作用與ticlopidine相似，但少有血液學方面的副作用，不需做血液監測，使用上較安全；對於一些不適合使用aspirin的病人亦可選擇此藥，有出血性疾病及嚴重肝功能不良的病人則不宜使用。胃腸道出血此類的副作用比例上似乎稍優於aspirin，但無明顯的差異，故仍須注意。

（4）Dipyridamole（Persantin備鎮心）

這個藥也有抑制血小板凝集的作用，但單獨使用時效果不明顯，通常併用aspirin可以得到較好的功效。副作用方面有頭痛、眩暈的情形，不會造成胃腸道出血。

◎ Glycoprotein IIb/IIIa 抑制劑（常與PTCA併用）

它可抑制血小板細胞膜上之Glycoprotein IIb/IIIa接受器，而抑制血小板凝集反應之最後共同徑路。目前使用於接受經皮管內冠狀動脈血管成形術（PTCA）或冠狀動脈粥狀硬化切除（DCA）時，做為heparin和aspirin的輔助療法，用於預防缺血性心臟併發症的發生。上市之製劑：Abciximab (ReoPro)、Eptifibatide (Integrillin)及Tirofiban (Aggrastat)。

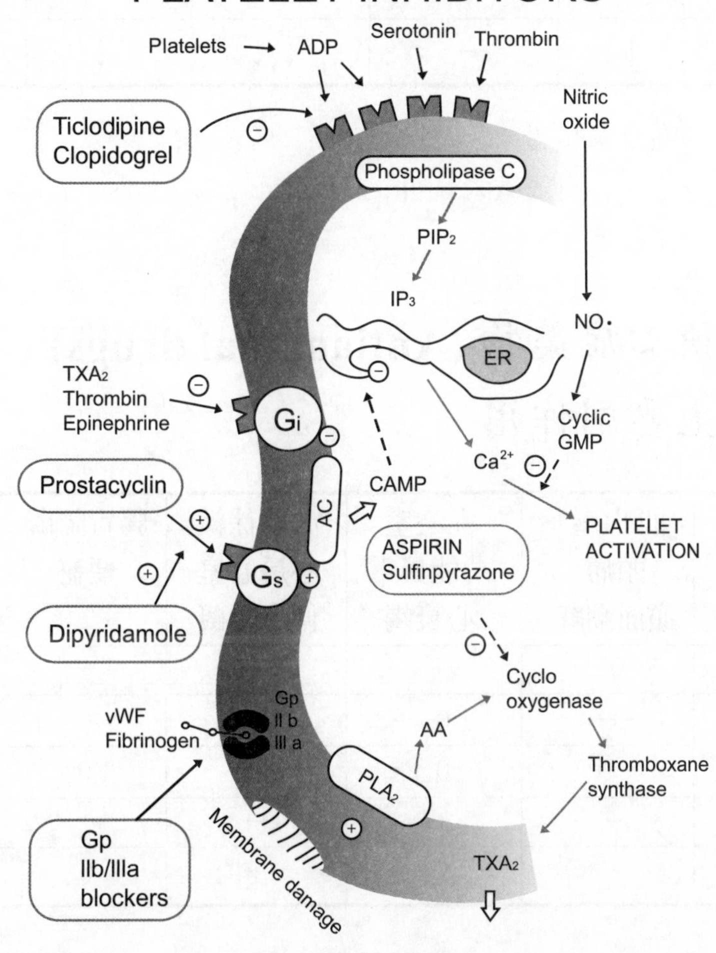

（五）抗狹心症藥物主要藥理作用的相異點

藥理作用	Nitrates	β-Blockers	Nifedipine	Diltiazem	Verapamil
心跳數	↑	↓↓	↑	↓	↓
心肌收縮力	↑	↓↓	↑	↓	↓
冠狀動脈血流量	↑	—	↑	↑	↑—
降低心肌氧氣需要量	?	↓↓	?	↓	↓
Preload	↓↓	—	—	—	—
Afterload	↓	—	↓↓	↓	↓

註：↑：增強或加快作用
↓，↓↓：抑制或減弱作用
—：不影響

（六）抗狹心症藥物 (Antianginal drugs) 的主要副作用

	低血壓 頭痛 顏面潮紅	左心室 功能異常 心衰竭	心跳徐緩 心房心室 傳導障礙	腸胃障礙 便秘	支氣管 痙攣
β-blockers	0	++	+++	+	+++
Nitrates	+++	0	0	0	0
Nifedipine	+++	0	0	0	0
Verapamil	+	+	++	+++	0
Diltiazem	+	+	+	0	0

（七）抗狹心症藥物 (Antianginal drugs) 使用之禁忌症比較表

禁忌症	Nitrates	β-blockers	Nifedipine	Diltiazem	Verapamil
Sinus Bradycardia	0	++	0	0/+	0/+
Sick-sinus syndrome	0	++	0	+	+
A-V Block	0	+	0	+	++
支氣管痙攣	0	++	0	0	0
心衰竭	0	++	0	+	+
低血壓	+	+	++	+	+
毛地黃毒性	0	注意+	0	注意++	注意++

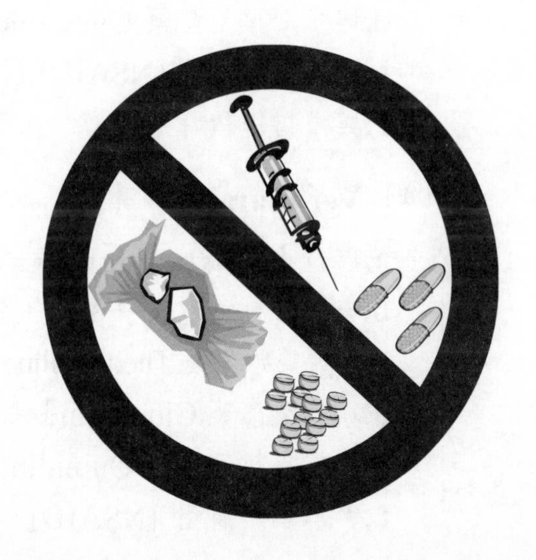

七、抗狹心症藥物的藥物交互作用

(1) **Nitrates**

干擾抗凝血劑 Heparin 的作用，必須增加 Heparin 的劑量與降壓藥物併用時，可能造成嚴重低血壓不可與酒精併用，以免發生嚴重副作用。

(2) **β-Blockers**

不可與 Verapamil 併用，以免過度抑制心肌收縮力及心臟傳導速度。

a.與降血糖藥併用時，會增長低血糖時間，並遮蓋低血糖的警訊（如：心跳過速等）。

b.與解熱鎮痛劑 (NSAID) 及三環抗抑鬱劑 (Antidepressant) 併用，會減低藥效。

c.與 Phenothiazine 抗精神病用藥併用，會增加交感神經阻斷作用。

d.與降壓藥 Clonidine 併用時，若忘記服藥，會造成嚴重的反彈性高血壓。

(3) **Nifedipine**

a.與強心劑毛地黃併用時，會升高毛地黃的血中濃度。

b.與氣喘治療藥 Theophylline 併用時，會增加 Theophylline 的毒性。

c.與抗潰瘍藥 Cimetidine 併用時，會增強降壓作用。

d.與抗心律不整藥 Quinidine 併用時，會造成嚴重低血壓。

e.與解熱鎮痛劑 (NSAID) 併用時，會減低藥效。

f.與酒精併用時，會增加血管擴張作用，造成低血壓。

(4) **Verapamil**

a.與 β-blockers 併用時，會過度抑制心肌收縮力及心傳導速度。

b.與強心劑毛地黃併用時，會升高毛地黃的血中濃度。

c.與氣喘治療藥 Theophylline 併用時，會增加 Theophylline 的毒性。

d.與抗潰瘍藥 Cimetidine 併用時，會增強降壓作用。

e.與抗心律不整藥 Quinidine 併用時，會造成嚴重低血壓。

f.與解熱鎮痛劑 (NSAID) 併用時，會減低藥效。

g.與酒精併用時，會增加血管擴張作用，造成低血壓。

h.與抗結核病用藥 Rifampin 併用時，可能會失效。

（5）**Diltiazem**

a.與 β-blockers 併用時，會過度抑制心肌收縮力及心傳導速度。

b.與強心劑毛地黃併用時，會升高毛地黃的血中濃度。

c.與氣喘治療藥 Theophylline 併用時，會增加 Theophylline 的毒性。

d.與抗潰瘍藥 Cimetidine 併用時，會增強降壓作用。

e.與解熱鎮痛劑 (NSAID) 併用時，會減低藥效。

f.與酒精併用時，會增加血管擴張作用，造成低血壓。

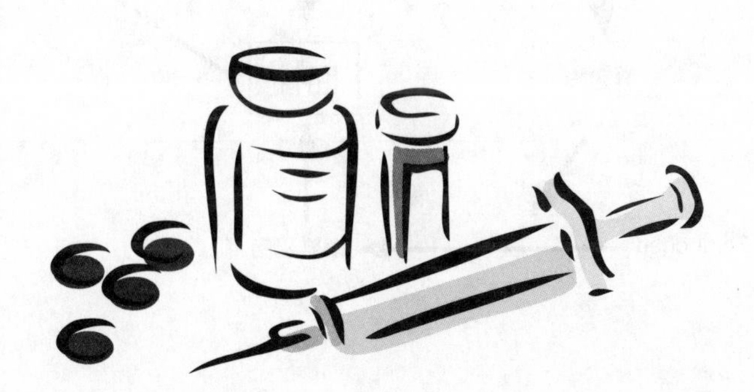

八、不穩定狹心症的治療
Treatment of unstable angina

Aspirin, Heparin, Other antiplatelet, Anticoagulant drugs, Thrombolytics, β-blockers, Nitrates, Calcium channel blockers and Revascularization procedures (CABG & PTCA)

1.造成急性缺血性心臟疾病的病態生理機轉

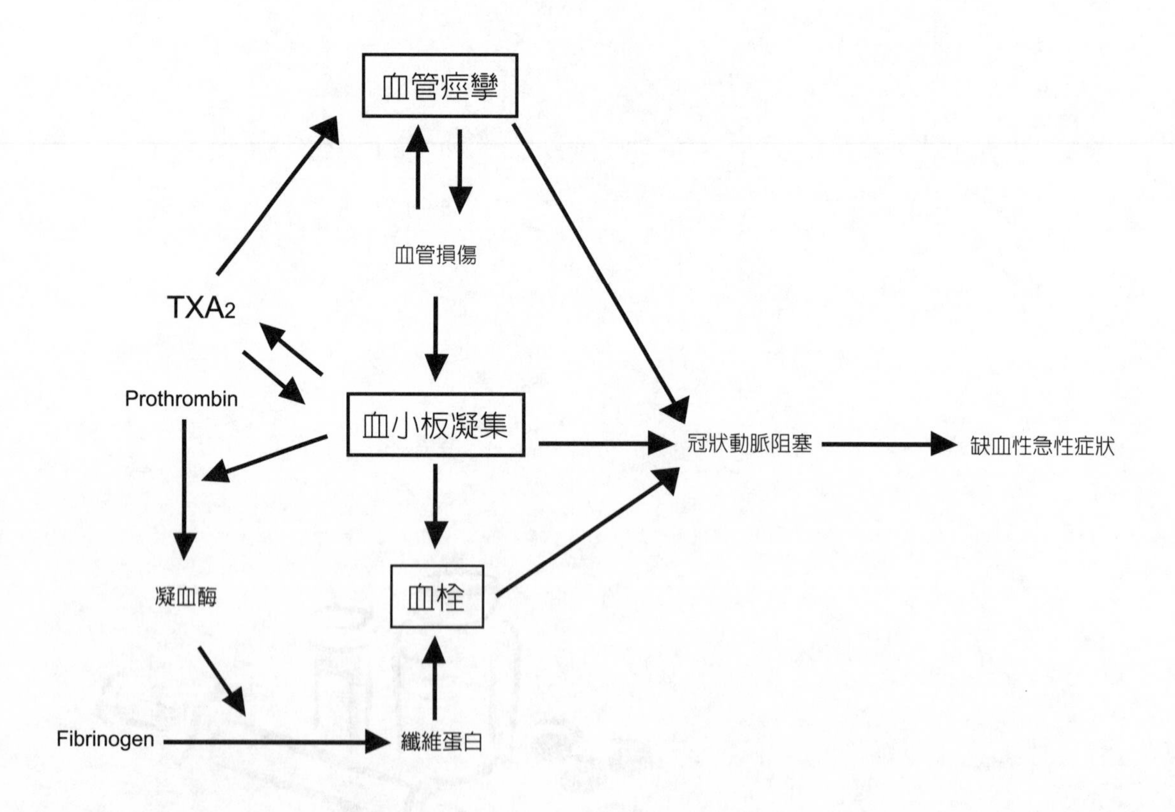

2.治療缺血性心臟疾病藥物的作用機轉

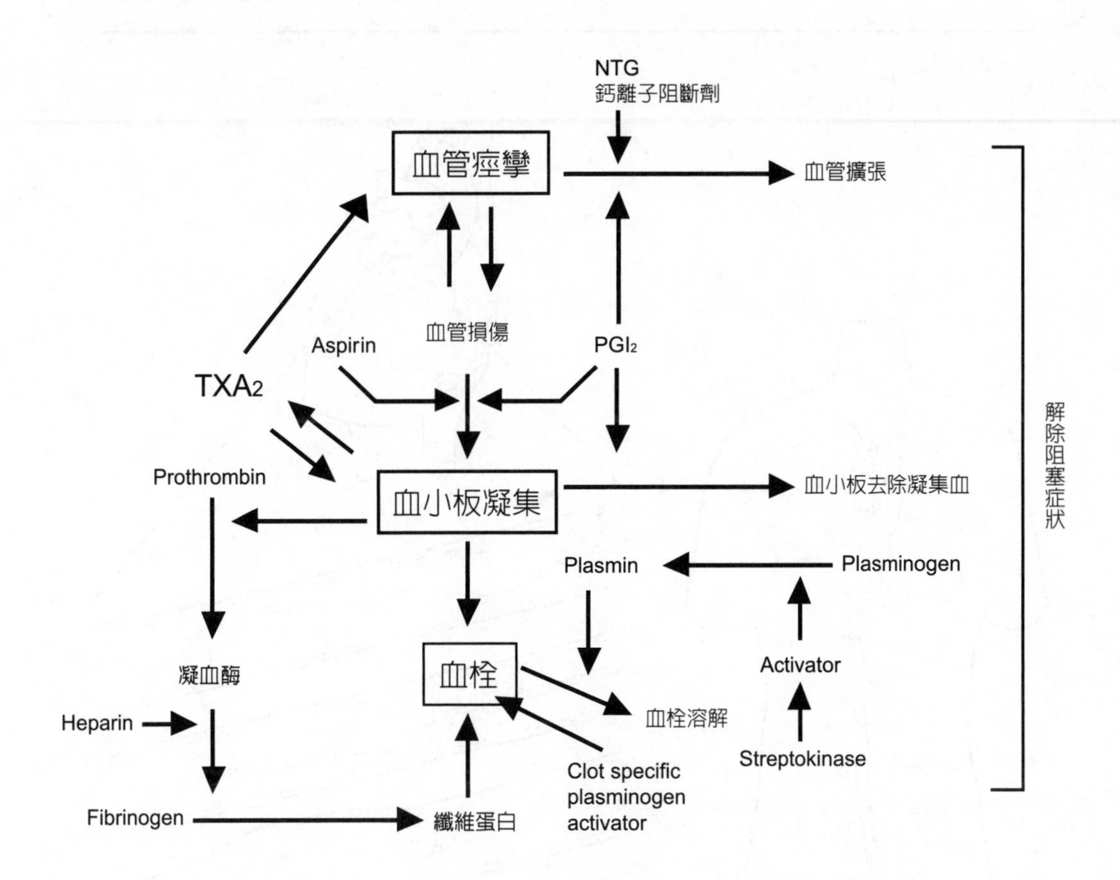

九、經皮冠狀動脈血管擴張術 PTCA (Percutaneous Transluminal Coronary Angioplasty)

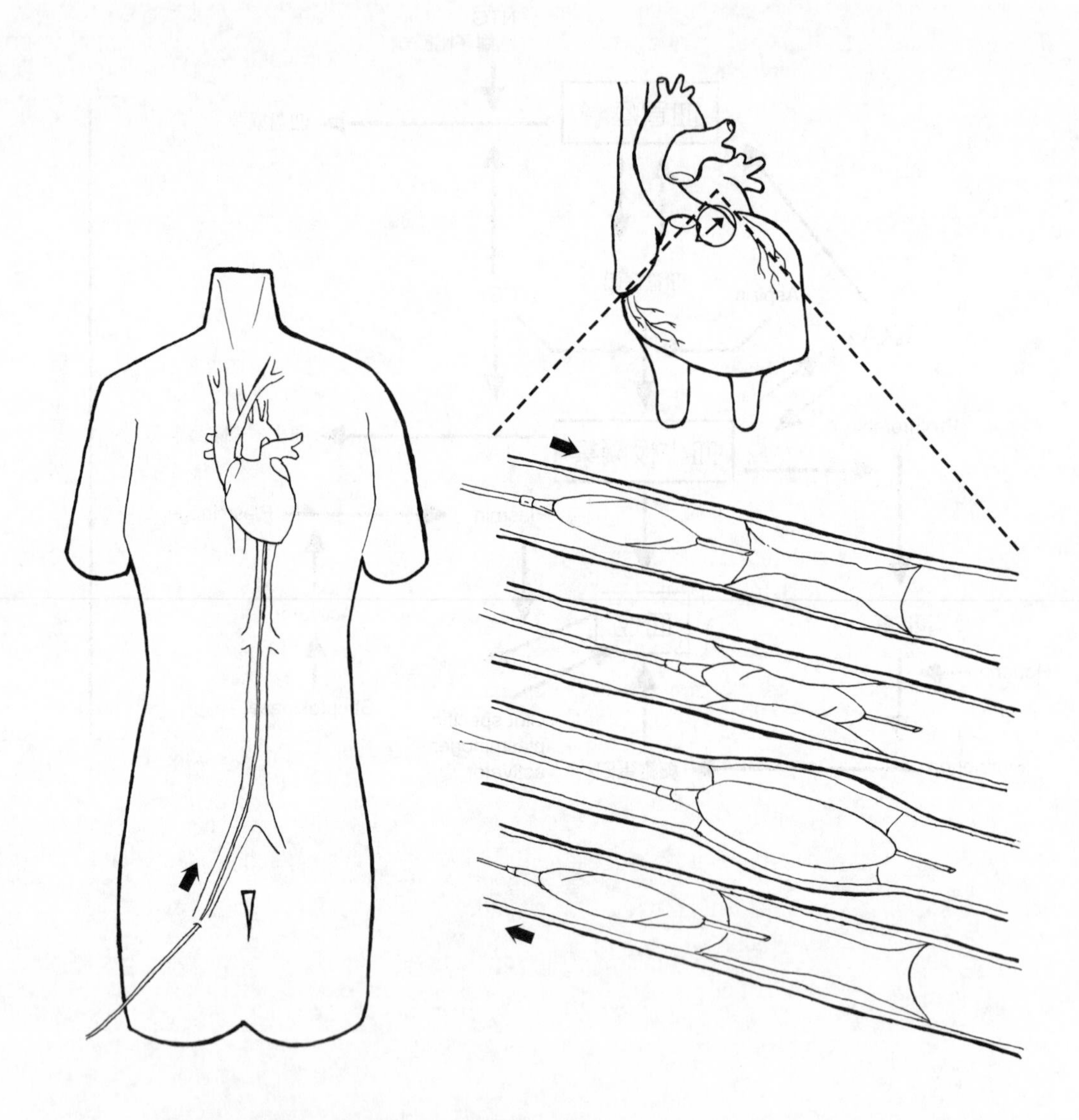

◎ Glycoprotein IIb/IIIa 抑制劑

它可抑制血小板細胞膜上之 Glycoprotein IIb/IIIa 接受器，而抑制血小板凝集反應之最後共同徑路。目前使用於接受經皮管內冠狀動脈血管成形術(PTCA)或冠狀動脈粥狀硬化切除(DCA)時，做為 heparin 和 aspirin的輔助療法，用於預防缺血性心臟併發症的發生。

上市之製劑：

Abciximab (ReoPro),Eptifibatide (Integrillin)及Tirofiban (Aggrastat)。

a.Abciximab (ReoPro)

Abciximab是人類－鼠類 chimeric 7E3 單株抗體的 Fab 段，Abciximab與人體血小板的 GPIIb/IIIa 受體結合後會抑制血小板凝集。

適應症：容易發生急性冠狀動脈血栓的高危險群病人，接受經皮管內冠狀動脈血管成形術(PTCA)或冠狀動脈粥狀硬化切除(DCA)時，做為 heparin 和 aspirin 的輔助療法，用於預防缺血性心臟併發症的發生。

用法用量：PTCA 施行前10～60分鐘由靜脈注射 Abciximab，成人之建議用量為0.25 mg/kg，然後再連續靜脈輸注 10μg/min，連續12小時

b.Tirofiban (Aggrastat) 0.25 mg inj

Tirofiban (Aggrastat)是在1998年由美國的藥物與食品檢驗局(FDA)核准上市，它是一種non-peptide的血小板醣蛋白IIb/IIIa接受體拮抗劑，臨床上除了使用時可不需考量免疫方面的排斥現象外，其藥效開始作用時間也較Abciximab短。

目前**FDA**核准**Tirofiban (Aggrastat)**使用於急性冠心症狀**(acute coronary syndrome)**，包括不穩定型心絞痛 **(unstable angina)**、**non-Q-wave MI**、**Q-wave MI**或是急性**Q-wave MI**發作後需要執行**PTCA**。

◎ 實施此手術後，必要時可加支架療法

◎ 不穩定狹心症的病態生理及處置

病態生理	處置對策	說明
Plaque rupture	Plaque passivation GP IIb/IIIa 抑制劑 Plaque stabilization Statins & ACEI	可改善初期症狀並預防進一步的惡化
Thrombus formation	Anti-thrombotic Antiplatelet Heparin & LWWH Anti-thrombin Thrombolytic*	主要用於抑制血栓形成不建議使用溶解性療法
Ischemia	Anti-Ischemic agent Revascularization PTCA & CABG	與GP IIb/IIIa 抑制劑併用有很好的療效
Infection	Antibiotics	

LWWH：低分子量肝素(Heparin)

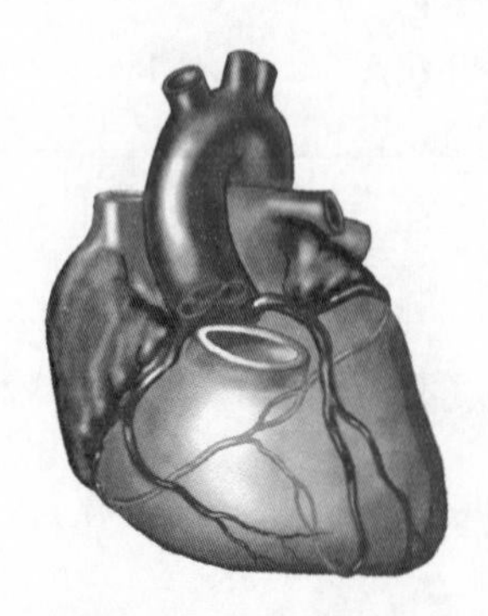

十、心絞痛的病患諮詢

1.臨床的症狀及發病的原因

心絞痛的症狀是一種胸部暫時性的疼痛或緊迫感，通常此疼痛感先由胸部發作，有時會擴散至上肢、頸部、下頷或背部；一般常因過度勞作或情緒激動或天氣寒冷等影響而突然地發作，但時間均持續很短。雖然胸部疼痛的症狀實在令人害怕，但引發胸痛卻有許多原因，例如消化不良、焦慮不安、肌肉病變、細菌感染及動脈瘤等都會造成胸痛；故正確的診斷(如心電圖及血液生化檢查、心臟超音波等)找出胸痛的病因，對心絞痛病患的治療是很重要的。

2.心絞痛的病因

最常見的病因是供應心臟血液的冠狀動脈粥狀硬化，造成血管狹窄，血流量減少，當心肌氧氣需求量超過已阻塞的冠狀動脈供應量時，即會使心肌缺氧引發胸痛。例如過度勞累、運動、天氣寒冷、情緒激動、緊張及暴飲暴食等均會增加心臟的作功，故容易引發心絞痛。

另一種病因則是心臟冠狀動脈不明原因的痙攣收縮，此類病患常在清晨發作，與運動或勞作無關，所以又稱為變異型的心絞痛。

3.心絞痛的實驗診斷方法 (參見 P.134)

(1) 心電圖 **(Electrocardiography ECG)**
(2) 運動後之心電圖
(3) 胸部X光攝影
(4) 血液生化檢查
　　血清中脂質（包括：膽固醇、中性脂肪、低密度脂蛋白、高密度脂蛋白）
(5) 心肌酵素 **(CK, LDH_1／LDH_2, sGOT)**
(6) 心臟肌鈣蛋白 **(Troponin I)**

(7) 心臟超音波檢查

(8) 血管造影法 (Angiography)心導管

4.動脈硬化疾病的危險因子

(1) 較不易改變的因素

a.年齡　**b.**性別(男>女)　**c.**家族病史　**d.**個性(血型 A 完美主義)

(2) 可控制之疾病因素

a.高血壓　**b.**糖尿病　**c.**肥胖　**d.**高血脂(高膽固醇)　**e.**心電圖異常

(3) 生活習慣

a.抽煙　**b.**口服避孕藥　**c.**運動量不足　**d.**酒精、咖啡過量

5.心絞痛的治療方法

一般輕度心絞痛的病患，可藉由休息而得到症狀的緩和，但是嚴重時則無效，除了休息外，以下是心絞痛的三種主要治療方法：

(1) 改變生活習慣方式

戒煙：抽煙不僅會增加心肌的氧氣需求量，香煙的成份亦會加速動脈硬化。

飲食：改變飲食習慣，降低食物中的膽固醇及飽和脂肪的攝取量。

減肥：過量的飲食不僅增加心臟的作功，脂肪的屯積更會促進動脈硬化。

肥胖的病患，最好能持續地「少吃多動」慢慢減輕體重。

休閒：避免生活緊張，學習放鬆情緒，對病況的控制有很大的幫忙。

(2) 藥物治療

最常用的藥物為硝化甘油(NTG)，可分為舌下錠、口服藥及貼布三種劑型，當胸痛不適時使用舌下錠，可立刻解除症狀，但平常必須貯存於緊密的避光容器，才能避免失效；口服藥及貼布則常用於預防，由於藥效較長，故服用次數不必太頻繁，以免引起藥物的耐受性，降低治療效果，一般口服藥以一天服用兩次(早上七點及下午二點)最好，使用貼布在晚上睡覺時，亦最好能除下，若經常發作

則必須併用交感神經β阻斷劑或鈣離子阻斷劑。交感神經β阻斷劑可以減慢心跳速度，降低心臟的工作負荷，故可預防心絞痛的發作，但是此類藥物有引起支氣管痙攣的副作用，因此有呼吸功能異常如氣喘、肺氣腫、支氣管炎的病患，千萬不可服用。第三類的藥物為鈣離子阻斷劑，亦是最近較常使用的治療藥，本類藥物可以降低心肌及血管的鈣離子濃度，擴張冠狀動脈，增加冠狀血流量及氧氣供應量，且可降低心收縮力及血壓，以減輕心肌耗氧量，故能有效地治療及預防心絞痛。

(3) 外科手術

當所有的藥物治療均使用後，心絞痛仍然經常發作時，則必須考慮外科的冠狀動脈繞道手術，或實施氣球動脈擴張術，將已阻塞的動脈打通，雖然外科手術的治療方法確實有效，但手術的危險性及病患的年齡與身體狀況，亦必須加以考量。

【Management & Treatment of angina】

(1) 可預測的心絞痛 (Predictable Angina)

Step I. Prescribe prophylactic use of a short-acting vasodilator.

(2) 經常發作的心絞痛 (Frequent Angina)

Step II. Apply a long-acting vasodilator.

(Prescribe transcutaneous Nitroglycerin or long-acting nitroglycerin eq. Nitroderm TTS & Nitrocontin for prevention.)

(3) 嚴重病發的心絞痛 (Disabling Angina)

Step III-a. Inhibit Cardiac Adrenergic tone with a beta-blocker.

Step III-b. Dilate Coronary aerties with Calcium channel blocker.

(4) 治療無效的心絞痛 (Refractory Angina)

Step IV-a. Restrict activity 限制身體活動量

Step IV-b. Coronary artery surgery 冠狀動脈繞道手術

或 PTCA 經皮動脈氣球擴張術

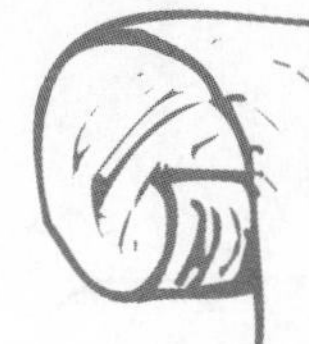

第六章
動脈硬化性疾病與高脂血症

【摘　要】

一、動脈硬化性疾病

(1) 腦動脈疾病 CEREBRAL ARTERY DISEASE

a.Transient Ischemic Attack (TIA)

b.腦血管意外 Cerebrovascular accident (CVA)

蜘蛛膜下腔出血 Subarachnoid hemorrhage

腦出血 Cerebral Hemorrhage

腦栓塞 Cerebral Embolism

腦血栓 Cerebral Thrombosis

c.中風 Stroke

(2) 冠狀動脈疾病 CORONARY ARTERY DISEASE (CAD)

a.狹心症 Angina Pectoris

b.心肌梗塞 Myocardial Infarction

c.心衰竭 Congestive Heart Failure

(3) 腎動脈疾病 RENAL ARTERY DISEASE

a.腎動脈硬化 Renal artery sclerosis

b.腎硬化症 Nephrosclerosis

(4) 末梢動脈疾病 PERIPHERAL ARTERIES DISEASE

◎ 動脈硬化粥腫的過程

(1) LDL 滲入動脈血管壁 (Infiltration of LDL into arterial wall)

(2) LDL 陷於動脈血管壁 (Entrapment of LDL in arterial wall)

(3) LDL 受氧化等改變 (Modification of LDL)

(4) 改變的LDL被巨噬細胞吸收

(Uptake of modified LDL by macrophages)

(5) 形成泡沫細胞 (Formation of foam cells)

(6) 形成油脂條痕 (Formation of fatty steaks)

(7) 油脂條痕轉變成纖維斑塊

(Conversion of fatty steaks to fibrous plaques)

二、加速動脈粥狀硬化的學說

(1) 血管壁損傷 VASCULAR STRESS IMPAIR
(2) 血栓形成說 THROMBOSIS FORMATION
(3) 脂質過重負荷 LIPID OVERLOAD
(4) 構造缺陷 (LDL RECEPTOR DEFECTS)
STRUCTURAL DEFECTS
(5) 缺乏溶小體酵素 LYSOSOME ENZYME DEFECTS
(6) 血管細胞老化 VASCULAR CELLULAR SENESCENCE

LDL滲入血管壁

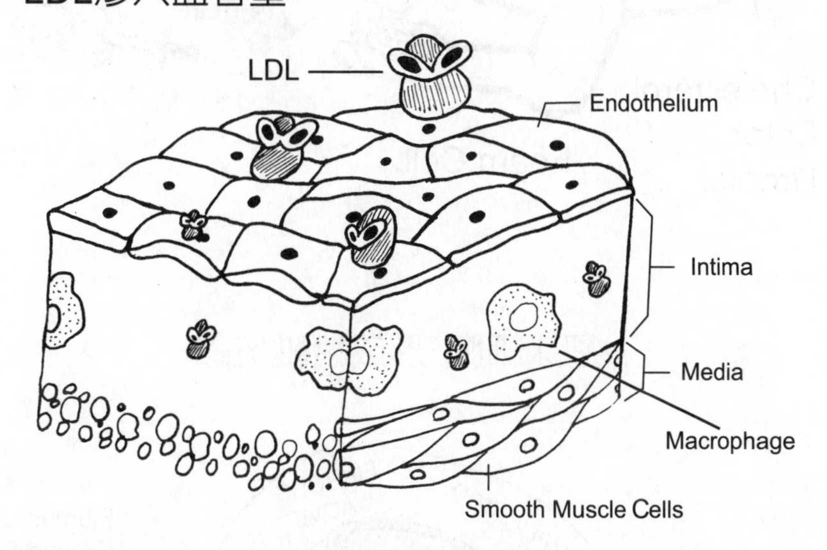

LDL的改變(受氧化或糖化)

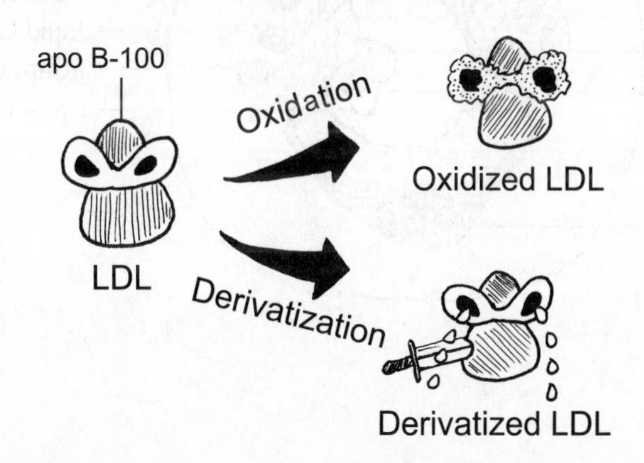

吞噬細胞吞噬變性的LDL形成泡沫細胞

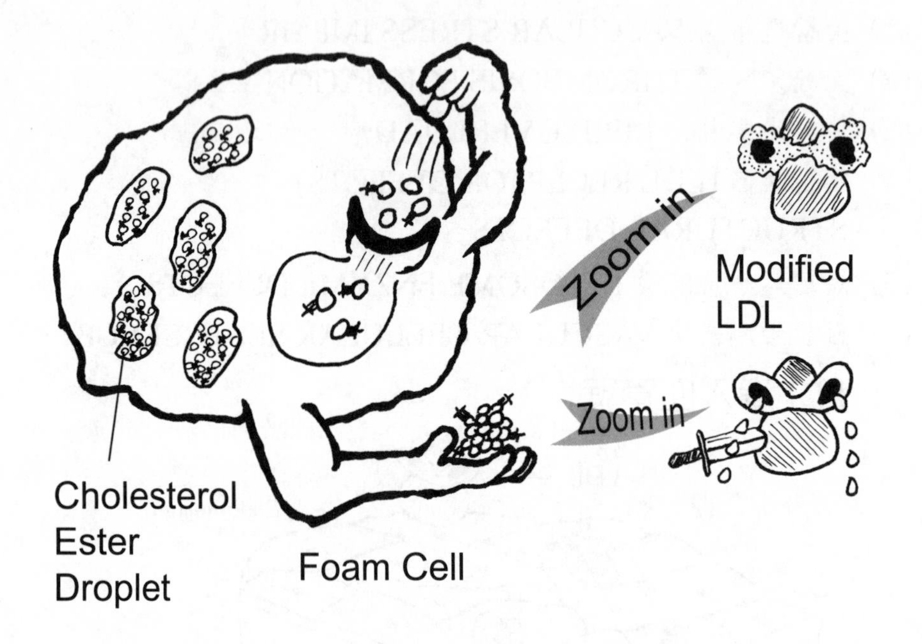

泡沫細胞-形成纖維斑點

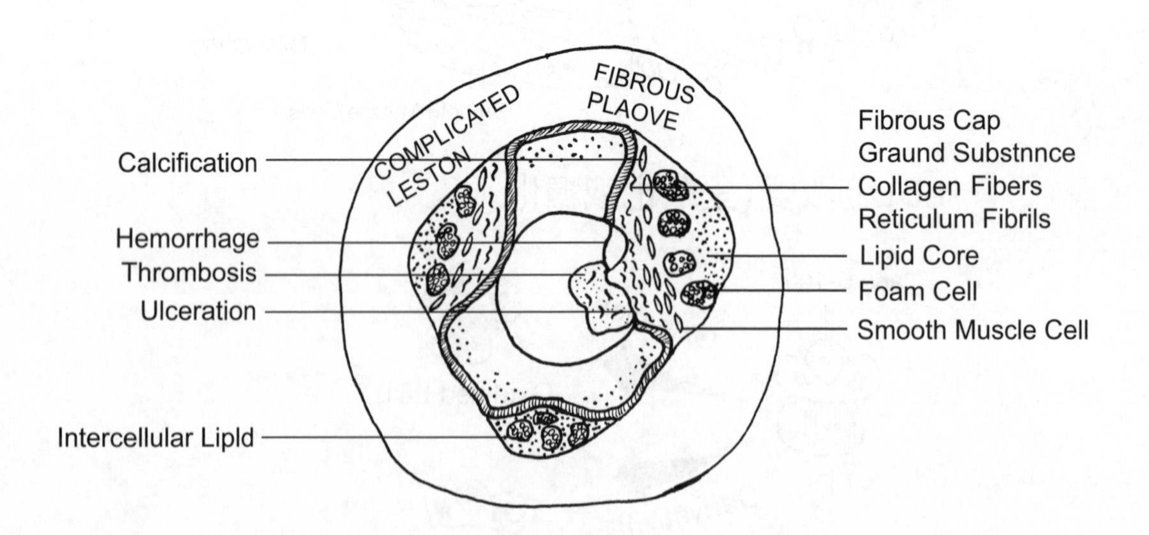

三、動脈硬化性心臟疾病的危險因子

（1）較不易改變的因素 **Constitutional factors**

a.Age

b.Sex (Male > Female)

c.Family history

d.Personality type

（2）可控制之疾病因素 **Controllable factors**

a.高血壓 Hypertension

b.糖尿病 Diabetes mellitus

c.肥胖 Obesity

d.Elevated blood lipids：Cholesterol, Triglyceride 高血脂

e.心電圖異常 Electrocardiographic abnormalities

（3）生活習慣 **Life style factors**

a.抽煙 Smoking

b.口服避孕藥 Oral contraceptives

c.咖啡 Coffee

d.酒精過量 Excess alcohol

e.運動量不足 Physical inactivity

◎ ATP II (Adult Treatment Panel II) CHD Risk Factors

（1）**Positive Risk Factors**

Age：Male > 45 yr, Female > 55 yr (premature menopause)

Family history of premature CHD, sudden death before 55 yr in father or other male 1st degree relative, or before 65 yr in mother or other female 1st degree relative.

Current cigarette smoking

Hypertension BP ≧ 140/90 mmHg

High LDL-cholesterol > 160 mg/dL

Low HDL-cholesterol < 40 mg/dL（2001年改為40 mg/dL）
Diabetes mellitus

（2）**Negative Risk Factors**

Exercise regularly, High HDL-cholesterol > 60 mg/dL
Diet low in cholesterol & saturated fats

◎ 如何降低動脈硬化性心臟疾病的危險性？

（1）戒煙、飲酒不可過量
（2）減輕體重、控制熱量（增加食物纖維之攝取）
（3）降低飽和脂肪酸及膽固醇的攝取量、節制飲食習慣
（4）限制食鹽的攝取量、每天不超過五公克
（5）保持適度的運動、每週至少三次有氧運動
（6）避免情緒緊張、養成放鬆情緒休閒的生活習慣
（7）控制高血壓、糖尿病、高脂血症
（8）不要長期服用口服避孕藥

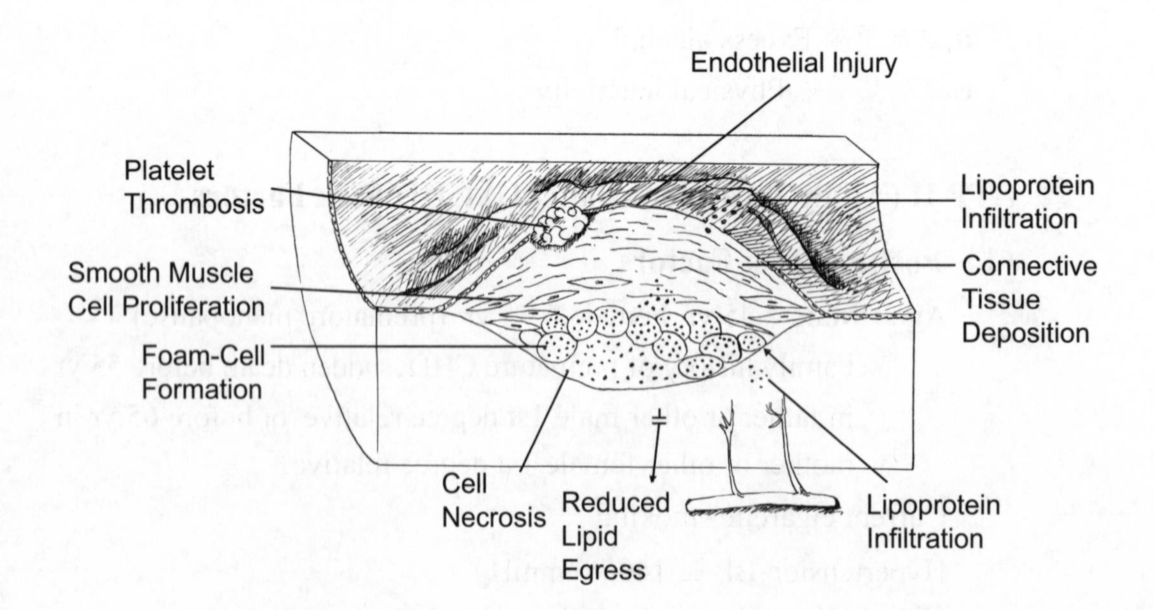

四、脂肪的正常生理代謝&膽固醇的生理功能

脂蛋白 (Lipoprotein) 的生理角色是運送脂質(如三酸甘油脂和脂膽固醇脂) 通過血漿以產生能源，並提供新細胞及類固醇荷爾蒙的合成。脂蛋白是由三酸甘油脂 (Triglyceride)，膽固醇 (Cholesterol)，磷脂質(Phospholipids) 及去輔基蛋白質 (Apoprotein) 所組成，不同的脂蛋白其成份比例不同，密度大小也不同(見表格)。脂質由脂蛋白經由外在和內在途徑運輸送於體內，在外在途徑中，膳食性脂質會合併為乳糜微粒(Chylomicrons)，被傳送到脂肪和肌肉組織中，在此三酸甘油脂會被移除，剩餘的乳糜微粒粒子，即被運送到肝臟以進行更進一步的代謝。而內在途徑主要在肝臟中進行，在此碳水化合物和其他受質會轉變成三酸甘油脂，肝臟會將這些三酸甘油脂與膽固醇結合，分泌進入血液形成所謂極低密度的脂蛋白 (VLDL)，這些分子與乳糜微粒的代謝相同，但當脂肪組織移走三酸甘油脂後，會作進一步的轉化，即將大部份的脂蛋白轉化變成低密度脂蛋白 (LDL)，此低密度脂蛋白主要由膽固醇組成 (50%)，這些 LDL 分子可提供膽固醇作為身體的各種生理用途，包括構成細胞膜及合成腎臟皮質類固醇激素等。除此之外，一些 LDL 分子會經由網狀內皮系統 (Reticuloendothelial System) 而代謝，當這系統運作時，膽固醇會被釋放出來，並轉變為高密度脂蛋白 (HDL)，HDL 中的去脂蛋白質則會轉到 VLDL 中，剩下的膽固醇則會送回膽固醇合成主要的器官，肝臟，繼續循環代謝。

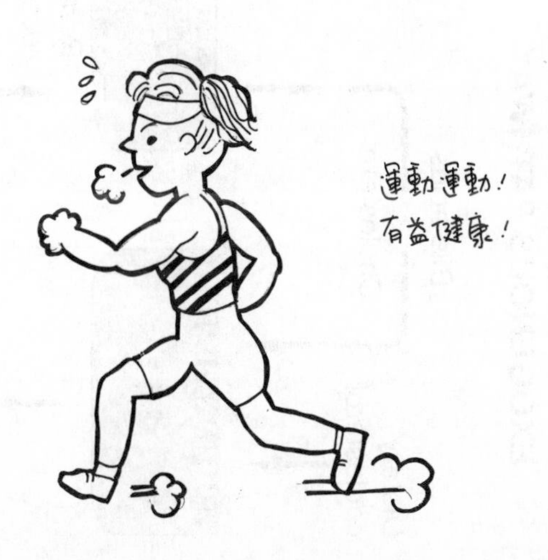

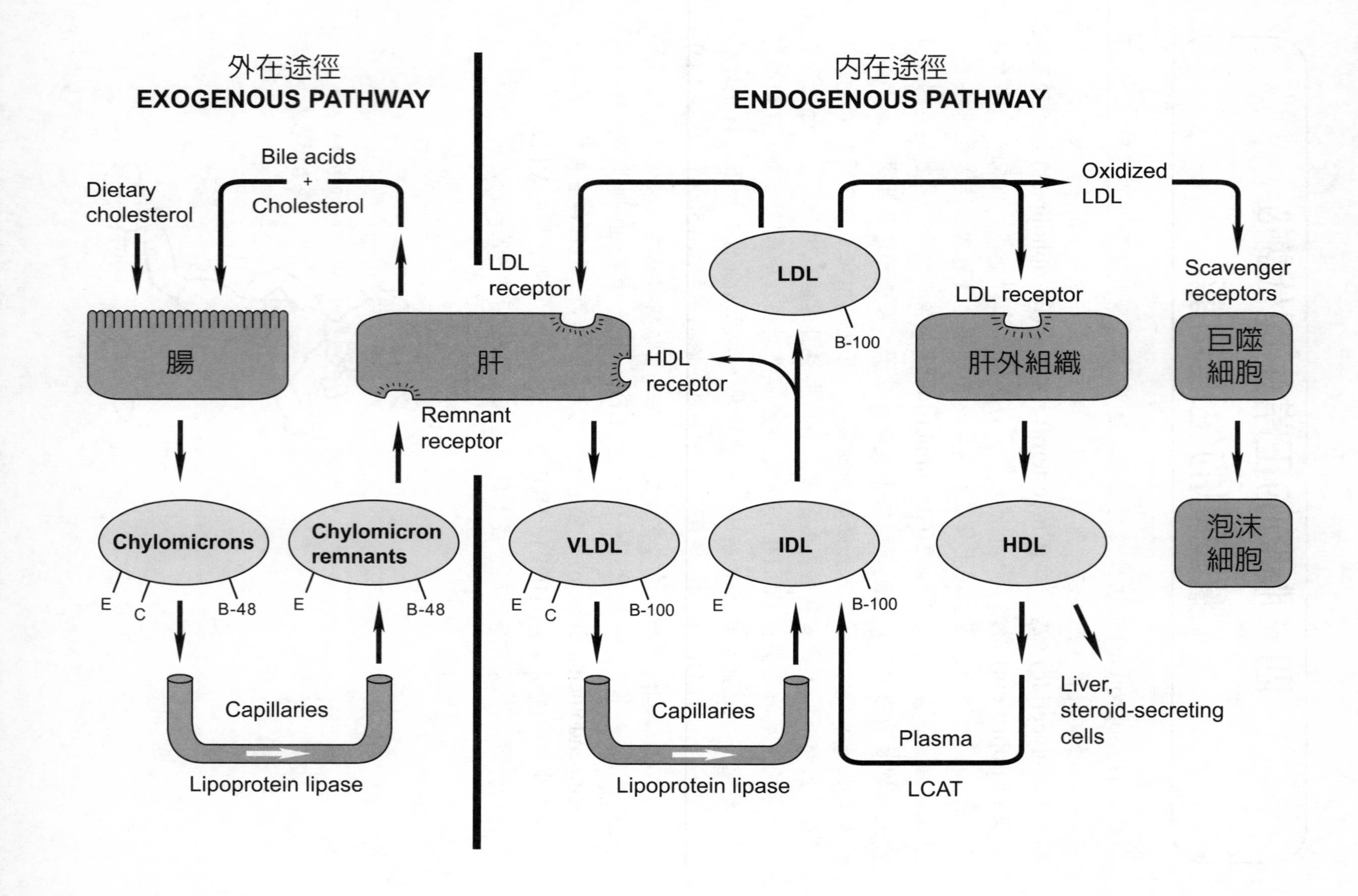
外在途徑
EXOGENOUS PATHWAY
內在途徑
ENDOGENOUS PATHWAY
Dietary cholesterol
Bile acids
+
Cholesterol
腸
肝
LDL receptor
HDL receptor
Remnant receptor
LDL
B-100
Oxidized LDL
LDL receptor
肝外組織
Scavenger receptors
巨噬細胞
泡沫細胞
Chylomicrons
E
C
B-48
Chylomicron remnants
E
B-48
VLDL
E
C
B-100
IDL
E
B-100
HDL
Capillaries
Lipoprotein lipase
Capillaries
Lipoprotein lipase
Plasma
LCAT
Liver, steroid-secreting cells

◎ 膽固醇的生理功能

（1）細胞膜及脂蛋白的主成份

Cell Membranes (Required for trans-membrane transport)

Serum Lipoproteins (Required for transport of triglycerides)

（2）合成膽汁及荷爾蒙之先驅物 **(Precursor)**

Bile Acids (required for fat absorption)

Adrenal Steroids (Hydrocortisone, Aldosterone)

Sex Hormones (Estrogens, Androgens)

◎ **Lipid Composition of Plasma Lipoprotein**

	蛋白質	磷脂質	游離膽固醇	酯化膽固醇	中性脂肪
Chylomicrons	2%	10%	1%	3%	85%
VLDL	10%	20%	7%	13%	50%
LDL	20%	20%	10%	40%	10%
HDL	50%	25%	5%	15%	5%

◎ CLASSIFICATION AND COMPOSITION OF PLASMA LIPOPROTEINS

Lipoprotein	Density (gm/ml)	電泳點	主要脂質	主要脂蛋白
Chylomicrons	<0.95	Origin	Dietary triglyceride	A-I,B,C,E
VLDL	0.95-1.006	Pre-beta	Endogenous triglyceride	B-48,C,E
IDL	1.006-1.019	Slow pre-beta	Cholesterol ester & triglycerides	B
LDL	1.019-1.063	Beta	Cholesterol ester	B-100
HDL	1.063-1.210	Alpha	Cholesterol ester & *Protein	A-I,A-II

◎ 血清脂質之正常值 (Evaluation criteria in lipid diagnosis)

Lipid	正常值	偏高值	異常(須要治療)
Triglyceride	< 150 mg/dl < 1.7 mmol/l	150-200 mg/dl 1.7-2.3 mmol/l	> 200 mg/dl > 2.3 mmol/l
Cholesterol	< 200 mg/dl < 5.2 mmol/l	200-240 mg/dl 5.2-6.2 mmol/l	> 240 mg/dl > 6.2 mmol/l
LDL-C	< 130 mg/dl	130-160 mg/dl	> 160 mg/dl
HDL-C (Man)	> 55 mg/dl	35-55 mg/dl	< 35 mg/dl
(Woman)	> 65 mg/dl	45-65 mg/dl	< 45 mg/dl

LDL-C = Total cholesterol- (HDL-C + Triglyceride/5)

Atherogenic index 指數上升代表會增加動脈硬化之發生率

= LDL-C / HDL-C 正常值 < 3或= Total Cholesterol /HDL-C < 4.5

◎ 影響高密度脂蛋白(HDL)的因素

a.升高 HDL levels 的因素：

增加 VLDL (Triglyceride)的清除

激烈運動 Vigorous exercise

適度地飲酒 Moderate consumption of alcoholic beveragees

以胰島素治療 Insulin therapy, Estrogen

b.降低 HDL levels 的因素：

飢餓 (Starvation)、肥胖 (Obesity)、肝臟疾病、甲狀腺機能低下抽煙、糖尿病、腎臟疾病、尿毒、腎炎等

VLDL (Triglyceride) 值過高

Progesterone, Androgens, Diuretics, Sulfonylureas, β -blockers

五、高脂血症的分類 (WHO)

分類	升高的脂蛋白	血清膽固醇值	血清中性脂肪值
TYPE I	Chylomicrons	< 300 mg %	> 1000 mg %
TYPE IIa	LDL	> 240 mg %	< 150 mg %
TYPE IIb	VLDL、LDL	> 240 mg %	> 160 mg %
TYPE III	IDL	> 240 mg %	> 160 mg %
TYPE IV	VLDL	< 300 mg %	160-1000 mg %
TYPE V	VLDL & Chylomicrons	> 240 mg %	> 1000 mg %

1.Phenotype Classification of Hyperlipidemia

Phenotype	Chylomicron	VLDL	IDL	LDL	Cholesterol	Triglyceride
I	++				+	+++
IIa		–		++	++	–
IIb		++	+–	++	++	++
III	+	+	++		++	++
IV		+++			+	+++
V	++	++			+	++++

2. Genetic Classification of Primary Hyperlipidemia

Disease	Phenotype	CHD Risk	Pancreatitis
Common (Polygenic) Hypercholesterolemia	IIa	+	
Familial combined Hyperlipidemia	IIa IIb IV	++	
Familial Hypercholesterolemia	IIa IIb	++++	
Remmant (Type III) Hyperlipidemia	III	+++	?
Familial Hypertriglyceridemia	IV V	?	++
Chylomicronemia Syndrome	I V		+++

3. 次發型的高脂血症 (Secondary Hyperlipidemia)

次發性的高脂血症常由其他併發的疾病如糖尿病、肝硬化、阻塞性黃疸、酒精成癮、腎病症候群和甲狀腺功能不足，或長期服用口服避孕藥、類固醇、利尿劑等而引起。

(1) Lipid Abnormalities in Liver Diseases

Cholestasis including Primary Biliary Cirrhosis	Severe Acute Hepatitis	Advanced parenchymal diseases：e.g. End-stage Cirrhosis
↑ Cholesterol	↑ Triglyceride	↓ Lipids
Patients affected 90 %	Patients affected 90 %	Patients affected 90 %

(2) Lipid Abnormalities in Renal Diseases

Nephrotic Syndrome	Chronic Renal Failure	Kidney Transplant
↑ Cholesterol ↑ Triglyceride	↑ Triglyceride	↑ Cholesterol ↑ Triglyceride
Patients affected 100 %	Patients affected < 65 %	Patients affected 90 %

疾病 Disorders	Lipoprotein	Cholesterol	Triglyceride
Hypothyroidism 甲狀腺低下	LDL	上升 ↑	±
Nephrotic syndrome 腎病	VLDL LDL	上升 ↑	±
Biliary cirrhosis	Abnormal	上升 ↑	±
Obstructive Jaundice 黃疸	Abnormal	上升 ↑	±
Renal failure (Uremia) 尿毒	VLDL	±	上升 ↑
Diabetes mellitus 糖尿病	VLDL	±	上升 ↑
Alcohol abuse 酒精成癮	VLDL	±	上升 ↑
Hypertension 高血壓	VLDL	±	上升 ↑
Anorexia nervosa 神精性厭食	Abnormal	上升 ↑	±
Myelomatosis 骨髓瘤	Abnormal	上升 ↑	上升 ↑
Pregnancy 懷孕	VLDL	±	上升 ↑
Obsiety 肥胖	VLDL	±	上升 ↑
Oral contraceptives	VLDL	±	上升 ↑
Corticosteroids	LDL	上升 ↑	±
Thiazides	VLDL	±	上升 ↑
Chlorthalidone	Abnormal	上升 ↑	上升 ↑

六、國家膽固醇教育協會治療準則

◎ NCEP (National Cholesterol Education Program) Guidline

(1) Actions based on screening cholesterol values

Cholesterol	Action
< 200 mg/dL	Repeat every 5 years
200-239 mg/dL	Give diet control & Recheck annually & Fasting lipid profile
> 240 mg/dL	Fasting lipid profile & Consider treatment

Desirable blood cholesterol < 200 mg/dL = (5.2 mmol/L)

Borderline-high blood cholesterol 200-239 mg/dL (5.2-6.2 mmol/L)

High blood cholesterol > 240 mg/dL (6.2 mmol/L)

Low HDL cholesterol < 35 mg/dL (0.9 mmol/L)

(2) Actions based on LDL-cholesterol values

LDL-c	Action
< 130 mg/dL (3.4 mmol/L)	Repeat every 5 year
130-159 mg/dl (3.4-4.2 mmol/L)	Give diet control & recheck annually
> 160 mg/dl (4.1 mmol/L)	Initiate dietary therapy
> 190 mg/dl (4.8 mmol/L)	Drug treatment

◎ ATP II (Adult Treatment Panel II)

（1） Treatment decisions based on LDL cholesterol level

病患分類 **Patient category**	**Initiation level**	**LDL goal**
A. Dietary Therapy 食物治療		
Without CHD and fewer than two risk factors	> 160 mg/dL	< 160 mg/dL
With CHD and with two or more risk factors	> 130 mg/dL	< 130 mg/dL
With CHD(Coronary Heart Diseases)	> 100 mg/dL	< 100 mg/dL
B. Drug Treatment 藥物治療		
Without CHD and fewer than two risk factors	> 190 mg/dL	< 160 mg/dL
With CHD and with two or more risk factors	> 160 mg/dL	< 130 mg/dL
With CHD (Coronary Heart Diseases)	> 130 mg/dL	< 100 mg/dL

（2） 食物治療 Dietary Therapy

Step 1 Diet	**Step 2 Diet**
Total fat < 30 % Saturated fat < 10 %	Total fat < 30 % Saturated fat < 7 %
PUFA < 10 % MUFA 5-10 %	PUFA < 10 % MUFA 5-10 %
Carbohydrate 50-70 %， Protein 10-20 %	Carbohydrate 50-70 %， Protein 10-20 %
Cholesterol < 300 mg/day	Cholesterol < 200 mg/day
Calories：Optimal Weight	Calories：Optimal Weight

七、飲食治療

1.低膽固醇飲食

◎ 適應症：高血脂症、冠狀動脈硬化症、腦血管病變、膽囊炎、膽石症

下表為每 100 克食物中所含之膽固醇量，依含量高低可分為三組高脂血症及高血壓之治療飲食，每天攝取量以不超過300mg為原則，正常人預防心血管疾病，每天攝取量則以少於 800mg 為原則。（*：表示含飽和脂肪酸較高）

低膽固醇食物		中膽固醇食物		高膽固醇食物＞100 mg	
脫脂奶粉	22 mg	全脂奶粉	109 mg	腦髓　龍骨髓	＞2000 mg
脫脂奶	2 mg	全脂鮮奶	14 mg	蛋黃(約六個)	1482 mg
蛋白	0 mg	巧克力全脂奶	8 mg	腎(腰子)	803 mg
豆類製品	0 mg	冰淇淋	45 mg	雞肝	748 mg
豆漿	0 mg	水果蛋糕	46 mg	乾魷魚	615 mg
豆腐	0 mg	巧克力蛋糕	40 mg	全蛋(約二個)	504 mg
蔬菜類	0 mg	純瑪琳(動物油)	50 mg	胰(腰尺)	466 mg
水果類	0 mg	豬油 *	95 mg	豬肝	437 mg
五穀殿粉類	0 mg	乾乳酪	100 mg	魚卵　烏魚子	360 mg
瑪琪琳(植物性)	2 mg	牛肉	90 mg	蚵仔	326 mg
鬆軟白乾酪	20 mg	豬肉	88 mg	豬心	274 mg
海參	10 mg	雞胸肉	79 mg	豬肚	150 mg
		雞腿肉	90 mg	臘腸	160 mg
		羊肉	100 mg	牛油(奶油) *	250 mg
		火腿	63 mg	海綿蛋糕	245 mg
		香腸 *	60 mg	鰻魚	189 mg
		培根 *	100 mg	鮑魚	183 mg
		海產魚肉	50-60 mg	章魚	172 mg
		淡水魚肉	60-80 mg	淡水蝦	150 mg
		龍蝦	85 mg	干貝	145 mg
		海哲皮	85 mg	沙丁魚	140 mg
		螃蟹肉	80 mg	蝌仔	135 mg

※注意：

增加飲食纖維，如：果膠、植物膠等，對降低膽固醇亦有效。

適量的酒，有增加膽固醇代謝的作用，但大量卻會刺激肝臟合成三酸甘油脂。

2.低油脂飲食(低飽和脂肪酸食品)

◎ **適應症**：胰臟炎、膽囊炎、膽石症、嚴重腹瀉、肥胖、心血管疾病

食物種類	低油脂(可食)	高油脂及高鹽分(少食)
奶類製品	脱脂奶、酵母乳	全脂奶、乳酪、奶昔、奶精、冰淇淋
肉蛋類	豬、牛、羊、之瘦肉(里肌)去皮的家禽(雞鴨)肉魚肉、蝦、蜊、蚵、蠣、蟹肉海參、魷魚、章魚（海鮮類）	肥肉、五花肉、蹄膀、豬腳、牛腩、培根、火腿、香腸、臘肉、燻肉、肉乾、鹹魚、魚乾、肉燥、肉醬、肉鬆、肉脯、鹹蛋、皮蛋、蟹黃、魚卵、蝦卵、河鰻、鮪魚、沙丁魚、烏魚等 動物內臟：心、肝、豬肚、豬腸、腦髓等 速食品：如炸雞、餡餅、漢堡、肉圓
豆類及堅果類	新鮮豆類製品 豆腐、豆漿、豆花、素雞、綠豆、紅豆、豌豆、蓮子	豆腐乳、滷豆干、油豆腐、炸豆皮、臭豆腐、花生、花生醬、芝麻、核桃、栗子、杏仁、腰花果、黑豆、向日葵子、南瓜子、蠶豆
澱粉類主食類	米飯、冬粉、米粉、麵、饅頭土司、燕麥、地瓜、馬玲薯、芋頭	炒飯、炒麵、炒米粉、油麵、水煎包、鍋貼、速食麵、速食冬粉、速食米粉、油條、燒餅、蔥油餅、義大利脆餅、披薩、廣東麵、炸薯條、洋芋片、爆米花、米果等
蔬菜類	新鮮蔬菜及蔬菜汁（含鈉高之蔬菜如芹菜、胡蘿蔔等亦宜少食）	醃製蔬菜：如榨菜、泡菜、酸菜、醬菜、鹹菜、梅干菜、雪裡紅、蘿蔔干、加工或加鹽之蔬菜汁及罐頭

水果類	新鮮水果及果汁	蜜餞及脫水水果 各種加工之水果汁及果汁粉
點心類	桂圓湯、糯米圓、甜年糕、白木耳湯、蓮子湯、豆花、綠豆湯、紅豆湯	蛋糕、甜餅、奶酥、蛋捲、甜甜圈、巧克力、豬油糕、綠豆糕、沙琪瑪、八寶飯、油粿、炸春捲、肉圓、花生仁湯、甜派
油脂類	植物油：如大豆油、紅花子油、蔬菜油等	豬油、椰子油、飽和脂肪含量高之油脂奶油、沙拉醬、蛋黃醬、純瑪琳
調味品	蔥、薑、蒜、肉桂、五香、八角、香草、白醋、白糖	沙茶醬、沙拉鹽、豆瓣醬、芝麻醬、蛋黃醬、味噌、芥茉醬、蝦油、蠔油、烏醋等
其　他	茶葉	雞精、牛肉精、汽水、可樂、咖啡

※理想的飲食脂肪酸比率：

飽和脂肪酸 (SFA) < 10 %、多元不飽和脂肪酸 (PUFA) ＝10 %、P/S > 1

單元不飽和脂肪酸 (MUFA)10-15 %

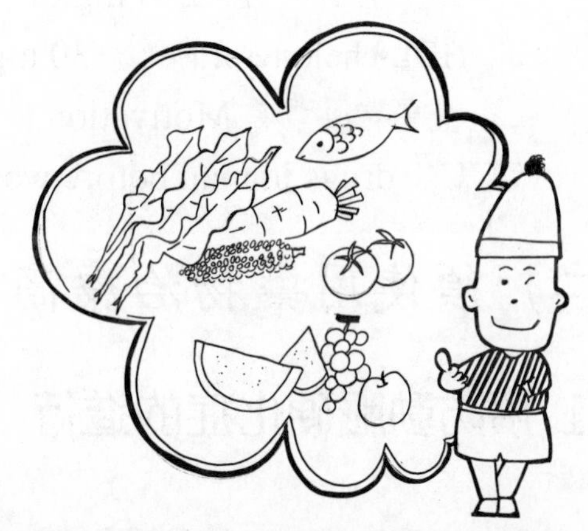

多吃蔬菜水果及魚肉有益身體健康

八、降脂血藥物的分類及藥理機轉

(1) 干擾膽固醇吸收 Imparing cholesterol absorption
: Sitosterol
(2) 促進膽脂酸排除 Facilitating loss of bile acid
: Cholestyramine (Questran), Colestid
(3) 增強LDL代謝 Enhance LDL clearance
: Probucol
(4) 抑制膽固醇的合成 Inhibiting cholesterol synthesis
: Compactin,Lovastatin,Pravastatin
(5) 增加脂蛋白分解酵素活性 Increase in lipoprotein lipase activity
(Inhibit synthesis of VLDL & catabolism of triglyceride)
: Nicotinic acid & Fibric acids

(一) 須使用藥物治療高膽固醇血症的狀況

(1) 多次檢查 有持續性的高膽固醇血 Cholesterol > 240 mg/dl
(2) 病人已有或具家族性的心血管疾病.
(3) 病人有其它的危險因子(如抽煙、高血壓、糖尿病等)
(4) 食物治療無效時，膽固醇攝取量＜300 mg/day，
血中膽固醇仍＞240 mg/dl
(5) HDL-cholesterol偏低 < 30 mg/dl
(6) 較喜愛服藥者 Motivation to adhere to drug therapy
(7) Use drugs in man before women, in young men before elderly men

(二) 須使用藥物治療高中性脂肪血症的狀況

1.預防動脈硬化症的進行

病人或家屬有心血管疾病 Premature CHD
病人或家屬有高膽固醇時 Hypercholesterolemia (Elevated LDL)

病人有其它的危險因子(如抽煙、高血壓、糖尿病等)
HDL-cholesterol偏低 < 30 mg/dl
沒有引起高中性脂肪血的次發性病因
(如：肥胖、糖尿病、腎病徵候或服用利尿劑等降壓藥)
Use drugs in man before women, in young men before elderly men.

2. 預防急性胰臟炎的發生

Severe hypertriglyceridemia (Plasma triglyceride > 1000 mg/dl)
有胰臟炎的病史或腹部疼痛的病患

(三) 降脂血藥物的簡介

1. Bile Acid Sequestrants (Bile acid binding resins) 例如：Cholestyramine & Colestipol

(1) 作用機轉：

增加膽汁酸的排除，減少膽固醇的儲存，可增加肝臟的LDL receptors，是唯一不影響肝功能的降脂血藥。

(2) 適應症：

a. 原發性高膽固醇血症
Primary hypercholesterolemia without concomitant hypertriglyceridemia

b. 原發性混合型高脂血症 Primary mixed hyperlipidemia
(必須併用降低中性脂肪的藥物)

(3) 不良反應：

a. 腸胃症狀：便秘(35 %)、上腹部脹滿感及腹部不適(20 %)

b. 中性脂肪上升 Rise in serum triglyceride

(4) 禁忌症：

阻塞性腸道疾病 Obstructive bowel disease

（5）**藥物交互作用：**

會干擾其它藥物的吸收如：Digoxin, Digitoxin, Thiazide diuretics, Warfarin, β -blockers & Thyroid preparations.

（6）**劑量：**

a. Cholestyramine (Questran)　　4-8 g bid

b. Colestipol (Colestid)　　5-10 g bid

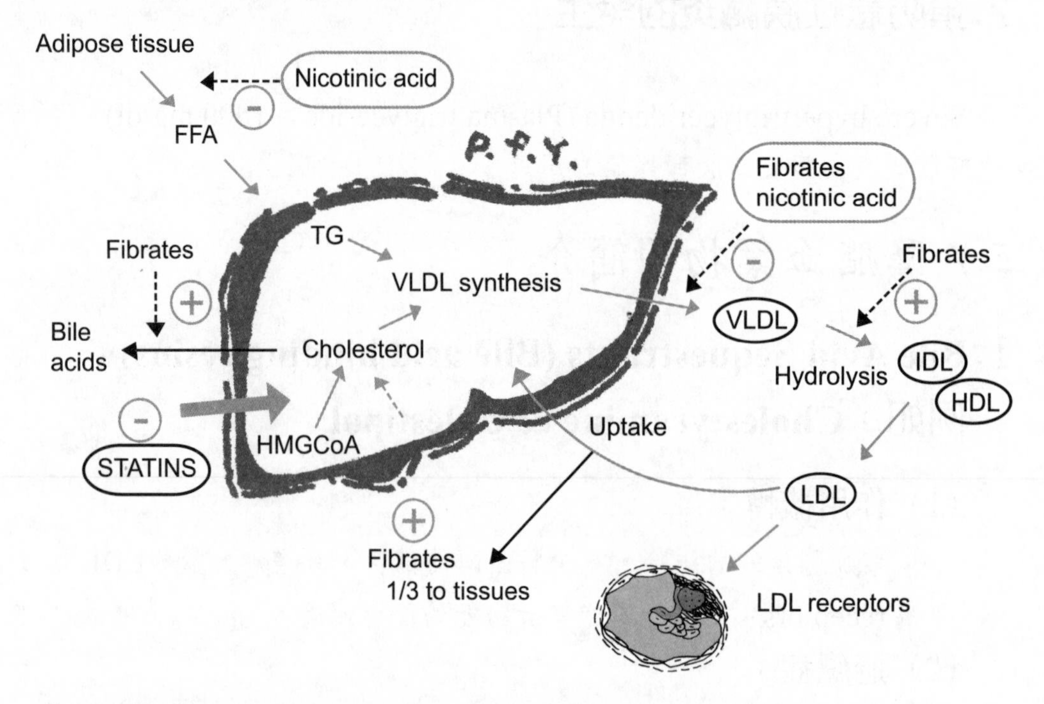

2. Nicotinic acid and its derivatives

（1）**作用機轉：**

抑制肝臟 VLDL 的分泌，減少 LDL 的生成，增加 HDL cholesterol 的濃度

（2）**適應症：**

a. 原發性高膽固醇血症 Primary hypercholesterolemia

b. 混合型高膽固醇血症 Mixed hypercholesterolemia (Cholesterol > 240 mg/dl, triglyceride > 250 mg/dl)

c. Hypoalphalipoproteinemia (Low HDL-cholesterol)

（3）**不良反應：**

腸胃不適：Epigastric distress, Activation of peptic ulcer, Activation of chronic bowel disease。皮膚：潮紅、癢、紅疹。肝毒性、葡萄糖不耐性、高尿酸血症、心律不整(較少)。

(4) **禁忌症：**

有明顯肝功能或腎功能異常的病患，請降低劑量，有消化性潰瘍(Active peptic ulcer)的病患及糖尿病病患須小心服用

(5) **劑量：**

Nicotinic acid 3-6 g/天	分數次於飯後服用
Acipimox (Olbetam)	250 mg/bid-tid
Bradilan (Nicofuranose)	250 mg*2/tid
Cholexamin (Nicomol)	200 mg/qid
Inositol nicotinate (Hexanicit)	400 mg/tid
Nicametate citrate (Euclidan)	200 mg/qid
Xanthinol niacinate (Complamin)	300-600 mg /tid & 300 mg/amp

3. HMG-CoA Reductase Inhibitors

例如：Lovastatin & Pravastatin

(1) **作用機轉：**

結構與 HMG-CoA Reductase 的受質相類似，可競爭性抑制膽固醇的合成，亦可增加肝臟中 LDL receptor

(2) **適應症：**

a. 嚴重的高膽固醇血症 Severe hypercholesterolemia

b. 高危險病患，中度高膽固醇血症 Moderate hypercholesterolemia
：Established CHD, Persistent smoking, Diabetes mellitus, Low HDL-cholesterol

(3) **不良反應：**

a. 肌肉病變 Myopathy (Skeletal muscle necrosis) rhabdomyolysis
：Intermittent muscle weakness and tenderness elevations of serum creatine kinase (CK-MM)

b. 肝功能異常 Elevation of serum transaminase (2 %)

c.腸胃不適、腹瀉

d.干擾睡眠 Sleep disturbances

e.Leuticular opacitis (?) Progression of cataracts

（4）禁忌症：

a.孕婦及哺乳婦女、小孩亦禁止服用

b.有肝功能異常的病患（服藥期間最好每隔三個月監測肝功能）

c.小心與 fibrates 併用，以免增加肌肉病變，造成骨骼肌溶解作用

（5）劑量：

Atrovastatin (Lipitor)	10-20 mg qd or bid
Lovastatin (Mevacor)	20-40 mg qd or bid
Simvastatin (Zocor)	10-20 mg qd or bid
Pravastatin (Mevalotin)	5-10 mg qd or bid
Fluvastatin (Lescol)	20-40 mg qd or bid 睡前服用藥效最佳

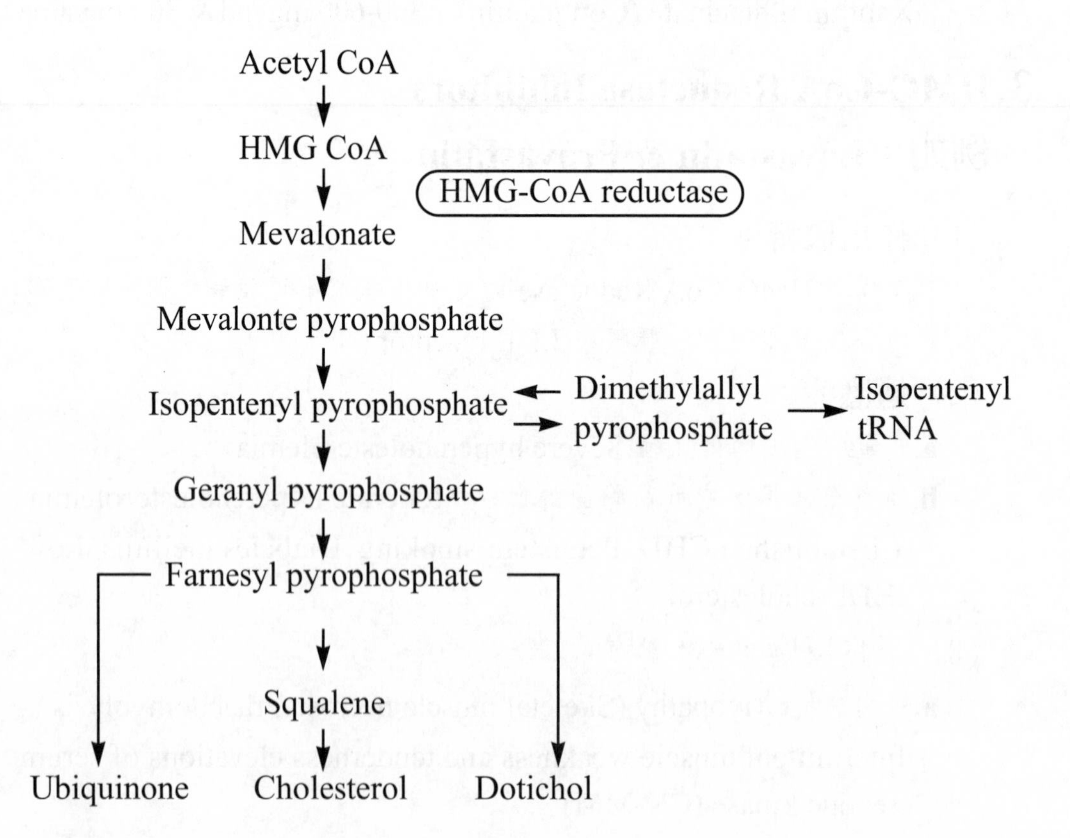

4. Gemfibrozil & Other Fibric acids

例如：Fenofibrate & Bezafibrate

(1) 作用機轉：

加強脂蛋白分解酵素的活性，使含中性脂肪較高的脂蛋白增加清除率亦能減少肝臟中性脂肪的合成 (hepatic triglyceride synthesis)

(2) 適應症：

TYPE II, III & IV, V Hyperlipidemia

Increased VLDL, Chylomicrons and decreased HDL

Severe hypertriglyceridemia (triglyceride > 700 mg/dl)

(3) 不良反應：

a. GI：噁心、腹部不適、腹瀉

b. 皮膚炎、癢、myositis

c. 膽結石 Cholelithiasis, Cholesterol gallstone

d. 肝膽機能異常 Hepatic & biliary dysfunction

e. 性慾減低 Decrease libido

(4) 禁忌症：

血清白蛋白低值(嚴重腎病變)的病患、有肝臟或膽囊疾病的病患

(5) 藥物交互作用：

加強口服抗凝血藥 anticoagulant 的作用

(6) 劑量：

Clofibrate 1500-2000 mg/day　一天三次

Gemfibrozil 900-1200 mg/day 早晚各一次

Bezafibrate 400-600 mg/day　一天二次

Fenofibrate 200-300 mg/day　一天一次

5. Probucol (Lurselle)

(1) 作用機轉：

增加 LDL 的代謝率，抑制 LDL 的氧化

（2）**適應症：**

中度高膽固醇血症 Moderate hypercholesterolemia

家族性高脂血症 Homozygous familial hyperlipidemia

（3）**不良反應：**

a.Arrhythmias, Prolonged QT interval (20-25 msec.)

心室性心律不整

b.腹瀉、噁心、脹氣、腹部疼痛

c.Reduced HDL-cholesterol

（4）**禁忌症：**

心律不整 (long QT interval) 的病患

（5）**劑量：**

500 mg bid 與食物併服

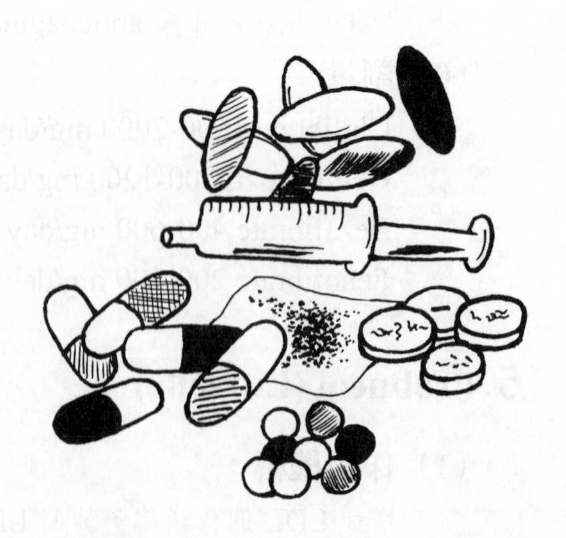

九、降脂血藥物降低各種脂蛋白的百分比

藥名	LDL-C (%)	HDL-C (%)	Triglyceride (%)
Bile Acid Sequestrants			
Cholestyramine	15-30 ↓	⟷	⟷
Colestipol	15-30 ↓	⟷	⟷
Nicotinic acid and its derivatives			
Nicotinic acid	15-30 ↓	10-20 ↑	15-40 ↓
Acipimox	15-30 ↓	10-20 ↑	20-45 ↓
Fibric acids and its derivatives			
Gemifibrozil	10-15* ↓	10-15 ↑	15-40 ↓
Bezafibrate	10-15* ↓	10-15 ↑	15-40 ↓
HMG-CoA Reductase Inhibitors			
Lovastatin	25-45 ↓	10-15 ↑	15-20 ↓
Pravastatin	25-45 ↓	10-15 ↑	15-20 ↓
Others			
Probucol	10-15 ↓	20-25 ↓	⟷

↑：Increase　↓：Decrease　⟷：No effect or little effect

* 有時有矛盾現象 paradoxical effect

◎ **Effects of Various drugs on blood lipid profiles in patients with coronary artery disease or mild hypercholesterolemia studied for 1 year**

Drug	Total Cholesterol	HDL	LDL	Triglycerides (% change)
Cholestyramine	-7	+2	-11	+5
Clofibrate	-4 to -11	?	?	-25
Gemfibrozil	-9 to -15	+9 to +17	-18	-33
Benzafibrate	-17	+23	-16	-16
Nicotinic acid	-12	+20	?	-29
Probucol	-15	-17	-14	-2
Simvastatin	-21	+7	-26	-10
Colestipol & Niacin	-22	+35 to +41	-36	-17
Colestipol & Lovastatin	-40	+14	-48	?
Exercise	?	+15	?	-40

十、降脂血藥之藥物交互作用

（1）HMG CoA reductase inhibitors & Fibric acid derivatives, Prednisone (Steroids), Cyclosporin, Erythromycin：Rhabdomyolysis. 骨骼肌溶解作用

（2）HMG CoA reductase inhibitors & Nicotinic acid：Elevations in liver enzymes, possible muscle necrosis.
肝機能異常 也可能造成肌肉溶解作用

（3）Bile acid sequestrants & Thiazide diuretics, Digitalis, Coumarin anticoagulants：Binding and decreased absorption of interactive drugs
降低藥物之吸收

◎ **Drug-induced hyperlipidemia**

（1）Thiazide Diuretics
5-7 % cholesterol & 40-50 % triglyceride

（2）β -blocker：20-50 % triglyceride
Cyclosporine：15-20 % cholesterol

（3）Oral contraceptives (monophasics)
5-20 % cholesterol & 10-45 % triglyceride

（4）Glucocorticoids
5-10 % cholesterol & 15-20 % triglyceride

（5）Isotretinoin & Retinoids
5-20 % cholesterol & 50-60 % triglyceride

十一、高脂血症的處置 Management of Hyperlipidemia

(一) 高脂血症

1.高膽固醇血症

(1) **PRIMARY HYPERCHOLESTEROLEMIA**

(2) **SECONDARY HYPERCHOLESTEROLEMIA**

a.High-Lipid diet

b.Diabetes mellitus

c.Hypothyroidism

*__d.__Liver disease

*__e.__Nephrotic syndrome

*__f.__Renal insufficiency

g.Acute pancreatitis

h.Dysproteinemias

i.Acute intermittent porphyria

(3) **THERAPY OF HYPERCHOLESTEROLEMIA**

a.降低膽固醇攝取量

b.降低飽合脂肪酸攝取量

c.增加不飽合脂肪酸攝取量

d.以 Bile acid sequestrants 降低膽固醇的吸收
Questran (Cholestyramine), Colestid (Colestipol)

e.以HMG-COA reductase inhibitors 抑制體內膽固醇合成
Mevacor (Lovastatin), Mevalotin (Pravastatin),
Mesvastatin (Compactin)

f.降低 LDL-C levels：Probucol (Lorelco)

2.高中性脂肪血症

（1） PRIMARY HYPERTRIGLYCERIDEMIA

（2） SECONDARY HYPERTRIGLYCERIDEMIA

a.Diabete mellitus
(1/3 LIPOPROTEIN LIPASE ACTIVITY DECREASED)

b.Hypothyroidism

***c.**Nephrotic syndrome

***d.**Obesity

e.Alcohol consumption

***f .**Estrogen & Oral contraceptives

g.Exogenous steroids for a prolonged periods

h.Uremia (Renal failure 腎衰竭)

***i .**Pregnancy (末三個月)

j . Acute pancreatitis

k.Dysgammaglobulinemia

（3） THERAPY OF HYPERTRIGLYCERIDEMIA

a.減肥、降低體重

b.減少食物中碳水化合物攝取量

c.降低或避免飽和脂肪酸的攝取量

d.戒酒 Restrict alcohol

e.以藥物改變 Triglyceride 的合成或加快清除
Atromid-S , Nicomol , Lopid , Lipo-Merz , Olbetam , Bradilan

（二） Management of Hyperlipidemia

1.Patients with Hypercholesterolemia and Normal Triglyceride.

（1） Exclude secondary causes：Hypothyroidism , Nephrotic syndrome , or Liver diseases...

(2) Family history, Clinical examination & Lipoprotein analysis.

(3) Familial hyperlipidemia or Familial combined hyperlipidemia.

(4) If Diet Therapy ineffective considered drug therapy：Bile acid sequestrants or HMG-CoA reducase inhibitors or combination therapy.

2. Patients with Hypercholesterolemia and Hyper -triglyceridemia.

(1) Exclude secondary causes：Renal failure, Nephrotic syndrome, Diabetes mellitus or Alcohol abuse.

(2) Family history, Clinical examination & Lipoprotein analysis.

(3) Familial combined hyperlipidemia or Remnant hyperlipidemia.

(4) If Diet & Exercise Therapy ineffective considered drug therapy：Nicotinic acid, Fibric acids or Combination therapy.

3. Patients with normal to mild elevated cholesterol & mild to severely elevated triglyceride.

(1) Evaluate for secondary causes.

(2) Triglyceride = 250-500 mg/dL (2.8 mmol/L)
Exercise, Dietary control & Weight reduction.

(3) Triglyceride > 500-1000 mg/dL (>5.6 mmol/L)
Exercise, Dietary control & Weight reduction.
Drug therapy (Nicotinic or Fibric acids)

(4) Triglyceride > 1300 mg/dL (>15 mmol/L)
Exercise, Dietary control & Weight reduction.
Drug Combination therapy (Nicotinic & Fibric acids...)
Prevention of Pancreatitis.

4. Secondary Hyperlipidemia

(1) Hypothyroidism 甲狀腺機能低下 (Cholesterol)

(2) Diabetes mellitus 糖尿病 (Triglyceride)

（3）Nephrotic syndrome 腎病症候群 (Cholesterol & Triglyceride)
（4）Renal failure 腎衰竭 (Triglyceride)
（5）Obstructive jaundice 阻塞性黃疸 (Cholesterol)
（6）Alcohol abuse 酒精成癮 (Triglyceride)
（7）Myelomatosis (Cholesterol & Triglyceride)
（8）Obesity,Overweight 肥胖 (Triglyceride)

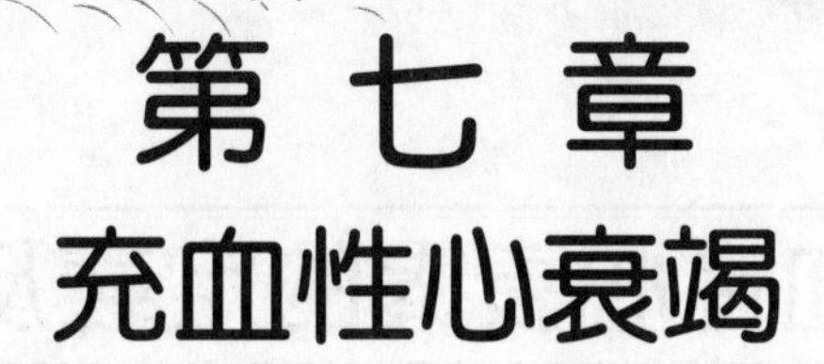

第七章
充血性心衰竭

【摘　要】

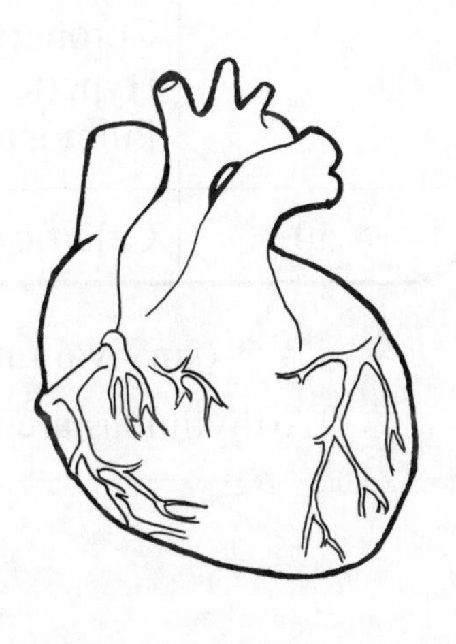

一、充血性心衰竭的定義及病因學

(1) 定義

充血性心衰竭：心臟無法傳出足夠的血液來供應身體代謝之需求
Congestive Heart Failure is defined as a pathophysiologic disturbance in which an abnormality of cardiac function results in an inability of the heart to pump blood at a rate commensurate with the metabolic requirements of the body. [Am Heart J. 1981]

(2) 病因學 (Etiology)

引起心衰竭的主要病因為高血壓及冠狀動脈硬化性疾病
Cardiac disease commonly underlying heart failure

年齡範圍	Common Underlying Causes
20-40	Rheumatic fever 風濕熱 Rheumatic heart disease 風濕性心臟病
40-50	Myocardial infarction 心肌梗塞 Coronary heart disease 冠心病 Hypertension 高血壓 Pulmonary disease 肺部疾病
> 50	Calcific aortic stenosis

五年存活率 (survival rate) 約 50 %，心律不整是突然死亡最常見的原因Arrhythmias are major contributor of sudden death

二、充血性心衰竭症狀及徵候

分　類	症狀及徵候 **Signs & Symptoms**
Left-sided Failure 血液不能充份由左心室搏出至末梢循環，蓄積於左心室，容易引起肺水腫	Cough、Hemoptysis 咳血、Dyspnea 呼吸困難、Cheyne-Stokes respirations、Orthopnea 端坐呼吸、Tachypnea 呼吸急促、Paroxysmal nocturnal dyspnea 夜間呼吸困難、Bibasilar rales 水泡音、Pleural effusion 胸膜滲液、Pulmonary edema 肺水腫、S3 gallop rhythm 奔馬狀節律
Right-sided Failure 血液不能充份由右心室搏出至肺臟，蓄積於右心室，容易引起全身性浮腫	Abdominal Pain 腹痛、Anorexia 厭食、Nausea、Vomiting、Constipation、Fluid retention 體液滯留、Peripheral edema 末梢水腫、Ascites 腹水、Jugular venous distension、Hepatojugular reflux、Hepatomegaly 肝臟肥大、Splenomegaly 脾臟腫大、Swollen ankles 腳踝腫脹、Abdominal distension 腹部膨滿、Weight gain 體重增加
Nonspecific Findings 其他症狀	Fatigue 疲倦、Mental aberration、Cyanosis 發疳、Tachycardia 心跳加快、Cardiomegaly 心臟肥大、Nocturia 夜尿、Oliguria (daytime) 日間乏尿、Weakness 衰弱

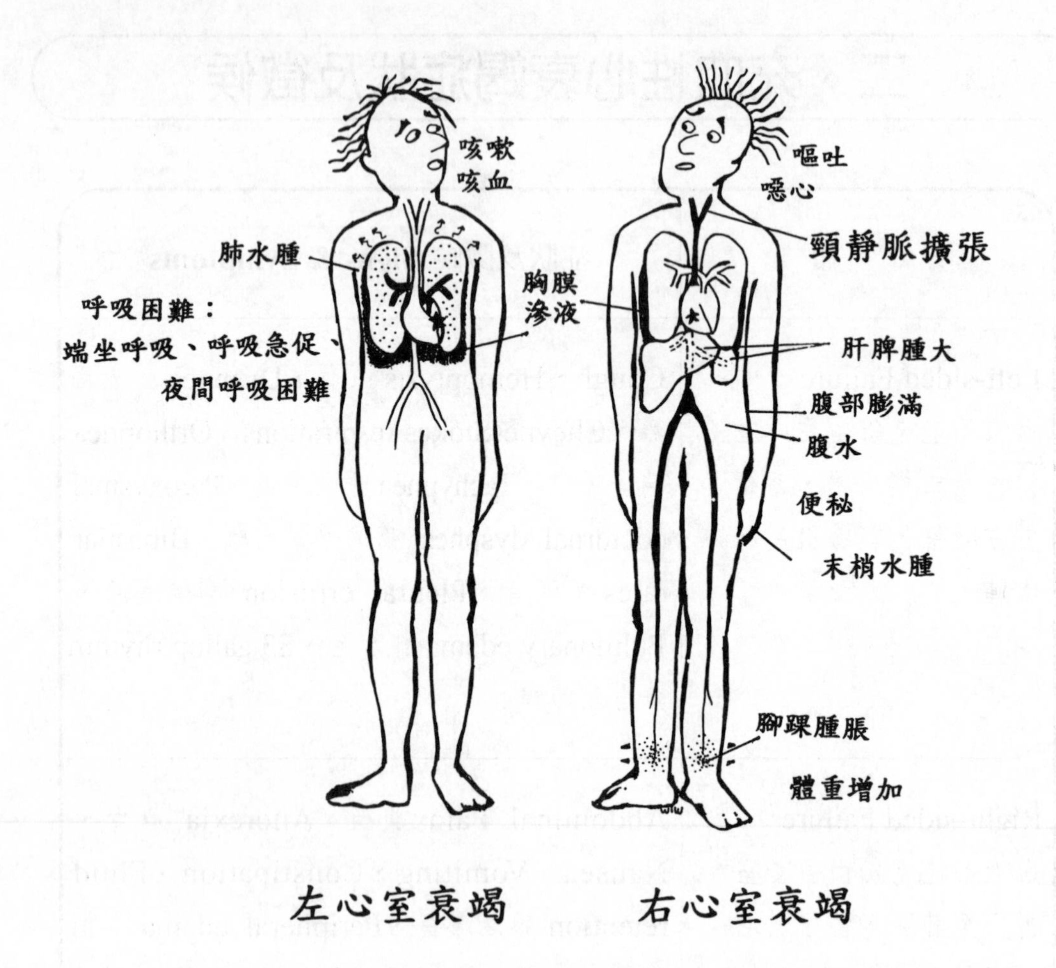
咳嗽
咳血
肺水腫
呼吸困難：
端坐呼吸、呼吸急促、
夜間呼吸困難
胸膜
滲液
嘔吐
噁心
頸靜脈擴張
肝脾腫大
腹部膨滿
腹水
便秘
末梢水腫
腳踝腫脹
體重增加
左心室衰竭
右心室衰竭

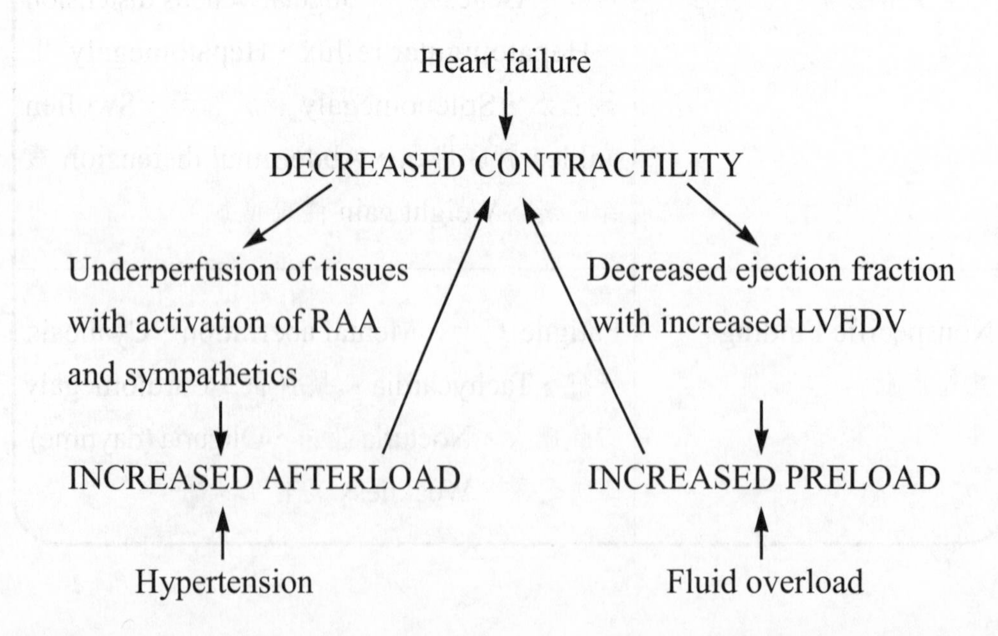
Heart failure
DECREASED CONTRACTILITY
Underperfusion of tissues
with activation of RAA
and sympathetics
Decreased ejection fraction
with increased LVEDV
INCREASED AFTERLOAD
INCREASED PRELOAD
Hypertension
Fluid overload

三、心衰竭之致病機轉及病態生理學 (Pathogenesis & Pathophysiology)

1.心衰竭的病因

病態生理機轉	**Etiology** 病因
Pressure Overload 壓力過度負荷	Left ventricular failure caused by systemic hypertension or outflow obstruction；Right ventricular failure caused by pulmonary hypertension
Volume Overload 體液過多	Valvular insufficiency, Congenital heart abnormalities, High-output states (Anemia, Thyrotoxicosis)
Loss of muscle mass 肌肉組織損失	Coronary artery disease & Myocardial infarction
Decreased contractility 心收縮力減低	Cardiomyopathies, Ventricular hypertrophy, Altered activity of myocardial isoenzymes or sarcoplasmic reticulum
Disturbances in filling 心臟填充力受干擾	Pericarditis, Pericardial tamponade, Endomyocardial fibrosis, Hypertension, Coronary artery disease

2.影響心輸出量 (Cardiac output) 之因素

心收縮力 Cardiac Contractility

↓

Preload→ 心輸出量(Cardiac Output) ← Afterload

↑

Heart Rate 心跳數

3. Heart pumping function is influenced by

（1）心收縮力 **Inotropic**：

Control contraction and emptying of the heart.

（2）心舒張力 **Lusitropic**：

Control myocardial relaxation and filling.

4. Cardiac performance is determined by

（1）前負荷 **Preload**：

= Left Ventricular End-Diastolic Pressure (LVEDP)

指左心室在舒張末期之容積與壓力與 Venous return（靜脈回流量）成正比。

In normal hearts an increased preload leads to increase end-contraction.

（2）後負荷 **Afterload** ：

= Arterial resistance or tension force to Left ventricular ejection during systolic

心室收縮時所受之壓力，也就是心室在排出血液時所受之阻力，與心室之前負荷及末梢血管的阻力有關。

※心臟的後負荷 會因下列因素而增加

a.Increased arterial pressure 動脈壓力增加

b.Obstruction to outflow, e.g. aortic stenosis. 血液流動的阻塞

（3）心肌的收縮力 **Force of cardiac contraction**：

determined largely by intrinsic strength and integrity of the muscle cells.

心肌的收縮力會因下列因素而減小

a.Ischemic heart disease.

b.Specific disorders affecting heart muscle, e.g. Hypertension, Myocarditis.

c.Disorders of heart muscle of unknown cause, e.g. dilated cardiomyopathy.

（4）心跳數 **Heart rate**

5.當心輸出量不足時，心臟會產生三種代償性機轉

（1）**Frank-Starling Mechanism**

Preload ↑ Sarcomere ↑ Cardiac contractility ↑

RVEDP ↑ → Venous Pressure & Capillary Pressure ↑ → Edema

LVEDP ↑ → Pulmonary Edema → Dyspnea

（2）心肌肥厚

Work load ↑ → Protein synthesis ↑ → L.V. muscular hypertrophy

（3）交感神經興奮

Renin-Angiotensin-Aldosterone (RAA) ↑

Sympathetic activity ↑ Catecholamine ↑ Heart rate ↑

Cardiac contractility ↑ Peripheral vascular resistance ↑

Renal perfusion ↓ Renin ↑ Angiotensin II ↑

Aldosterone ↑ Sodium & Water retention ↑

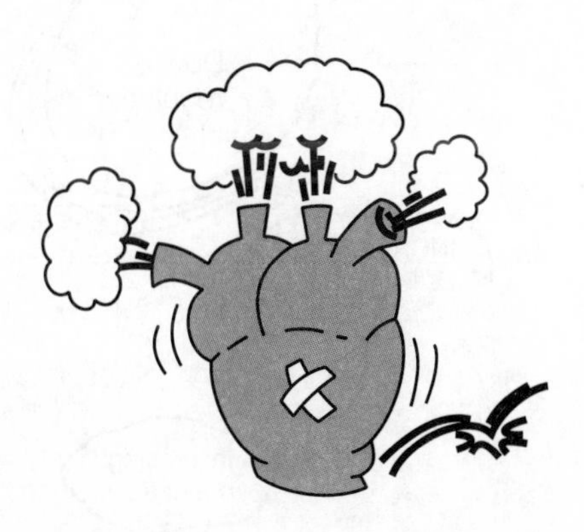

6. Compensatory Mechanisms in CHF

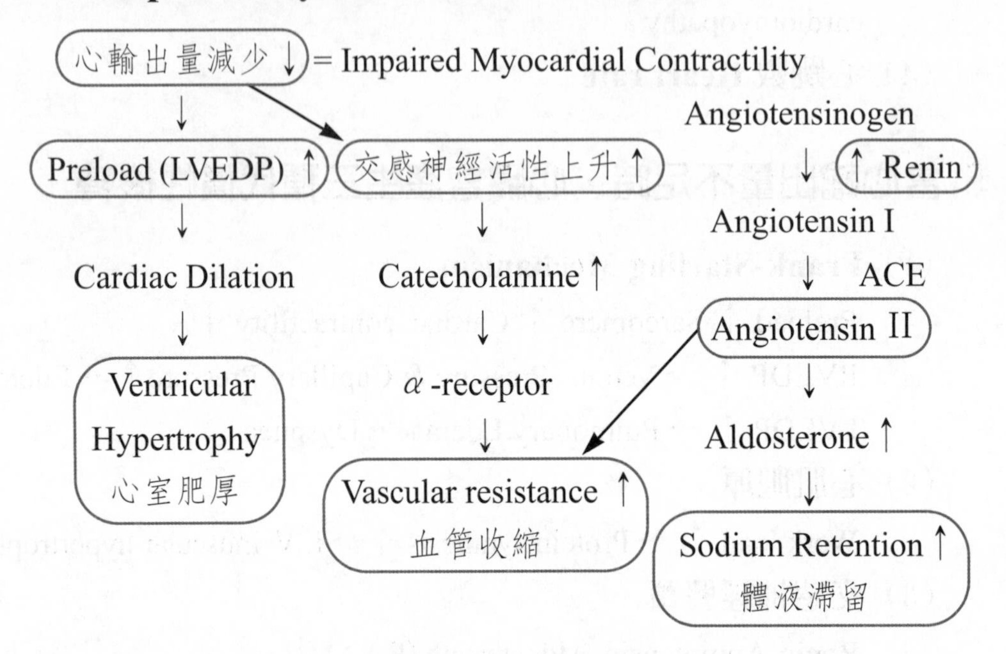

LVEDP：Left Ventricle End-Diastolic Pressure

ACE：Angiotensin Converting Enzyme

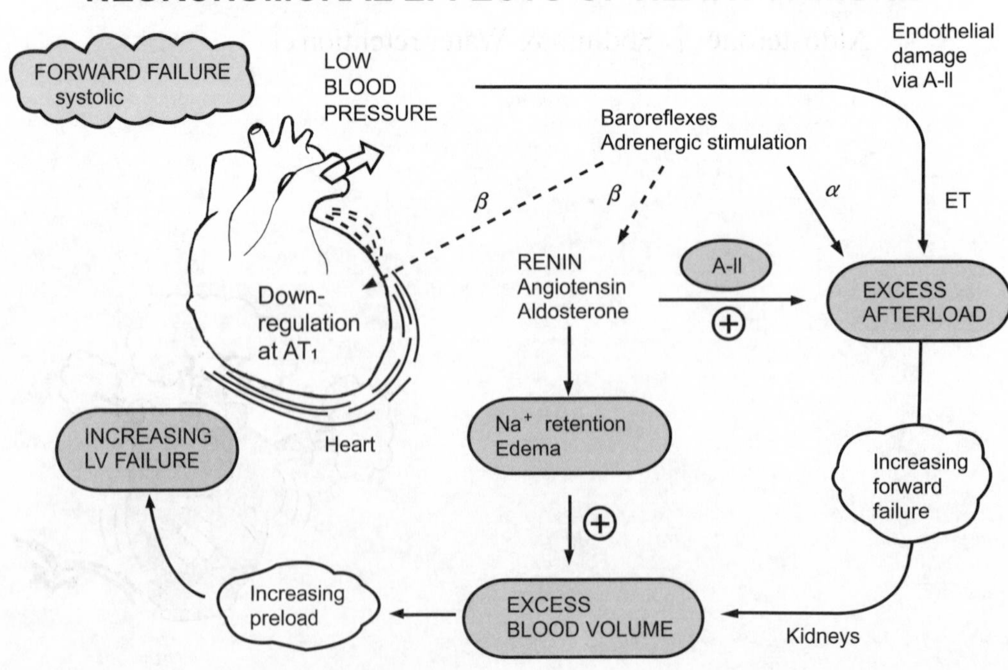

7. 心衰竭的致病機轉
(Mechanisms in Congestive Heart Failure)

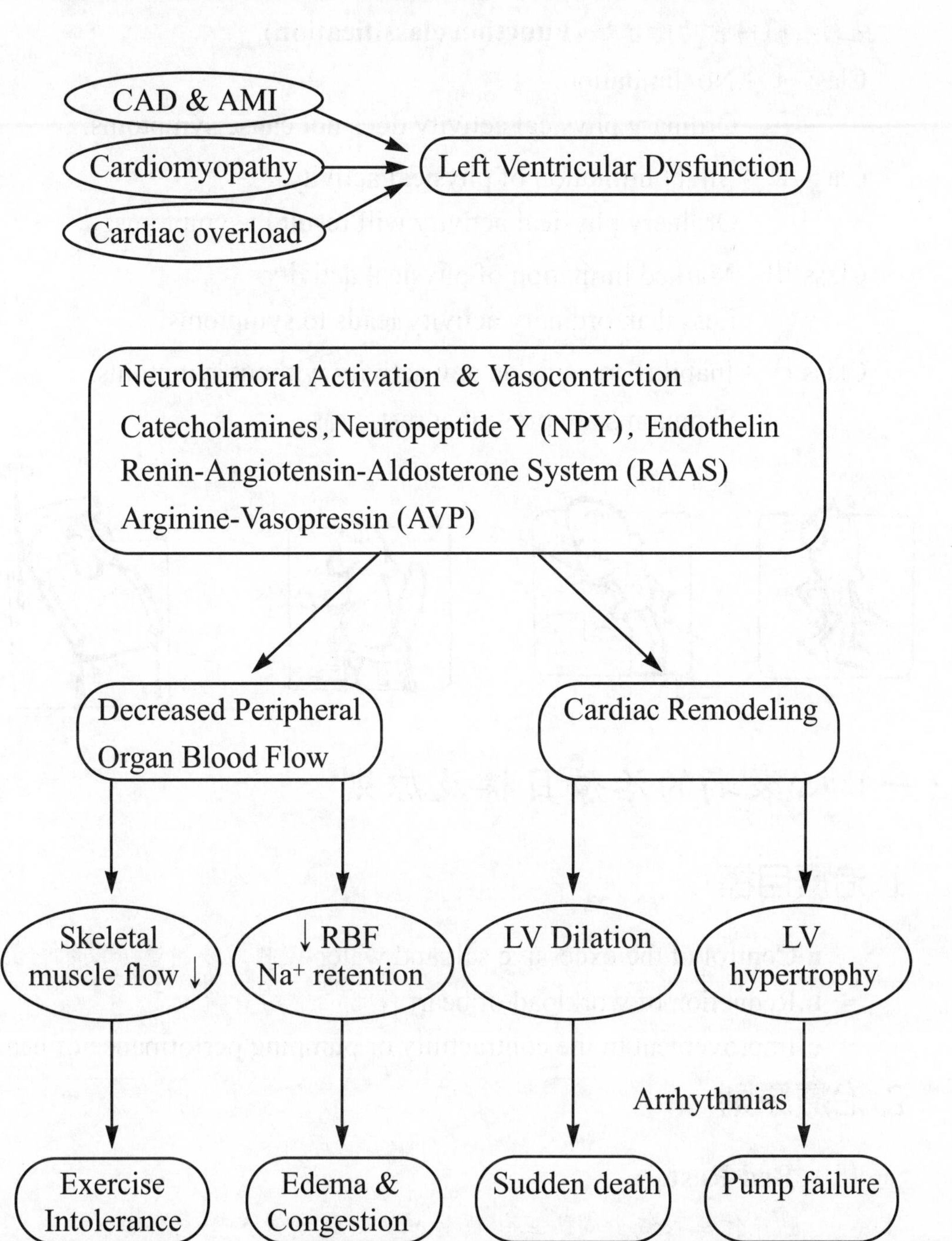

四、心衰竭之臨床分類、治療目標及原則

紐約心臟協會功能分類 **(Function classification)**

Class Ⅰ：No limitation.
Ordinary physical activity does not cause symptoms.

Class Ⅱ：Slight limitation of physical activity.
Ordinary physical activity will result in symptoms.

Class Ⅲ：Marked limitation of physical activity.
Less than ordinary activity leads to symptoms.

Class Ⅳ：Inability to carry on any activity without symptoms.
Symptoms are present at rest.

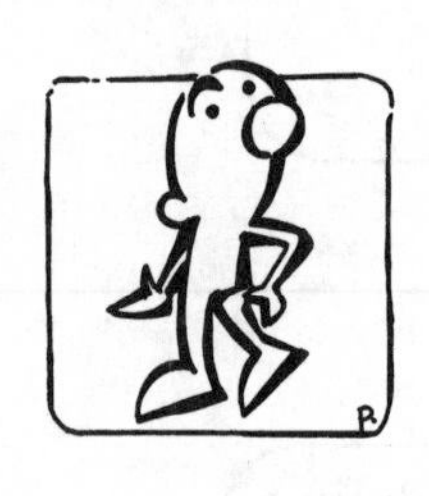
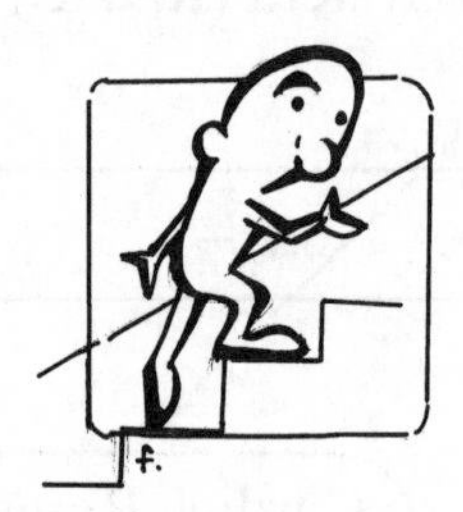
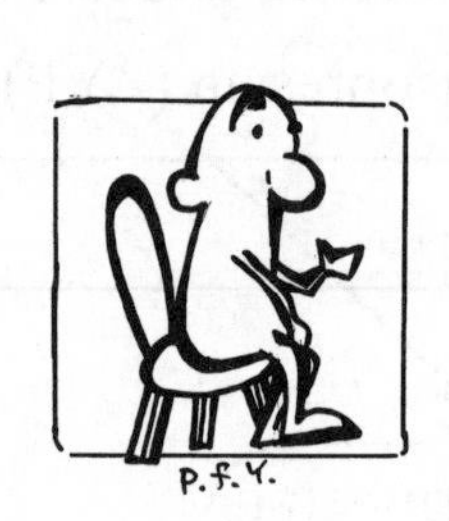
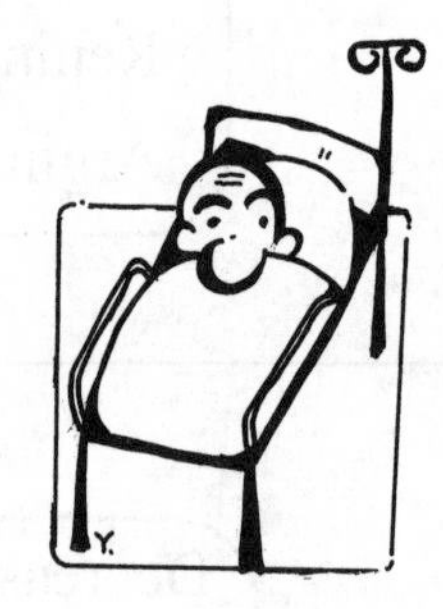

(一) 心衰竭的治療目標及原則

1.治療目標

a.Control of the excessive salt and water 控制過多的鹽分及水份
b.Reduction of workload of heart 降低心臟的負荷做工
c.Improvement in the contractility or pumping performance of heart

2.治療原則

(1) **Bed Rest**

臥床休息可減少心臟工作負荷，使心跳變慢，呼吸順暢。
亦可減少體液容量(利尿)，但注意勿產生血管栓塞症。

(2) **Dietary Control**

少量多餐 (Frequent small meals) 及限制食鹽攝取量 (2-4克／day)

(3) **Diuretics**

(4) **Vasodilators**

Hydralazine, Prazosin, Nitrates, Nitroprusside

(5) **ACE Inhibitors**

(6) **Positive Inotropics**

a.Digitalis glycosides

b.Dopamine

c.Dobutamine

d.Amrinone

(7) **Patient Education**

(二) 心衰竭之治療原則

a.Restriction of physical activity

b.Digitalis glycoside

c.Restriction of sodium intake

d.Diuretics (Thiazide & Loop diuretics)

e.Vasodilators & ACE inhibitors

f.Other inotropic agents：Dopamine & Dobutamine or Amrinone

g.Special measures：

Thoracentesis, Paracentesis, Dialysis

Intraaortic balloon counterpulsation,

Cardiac transplant

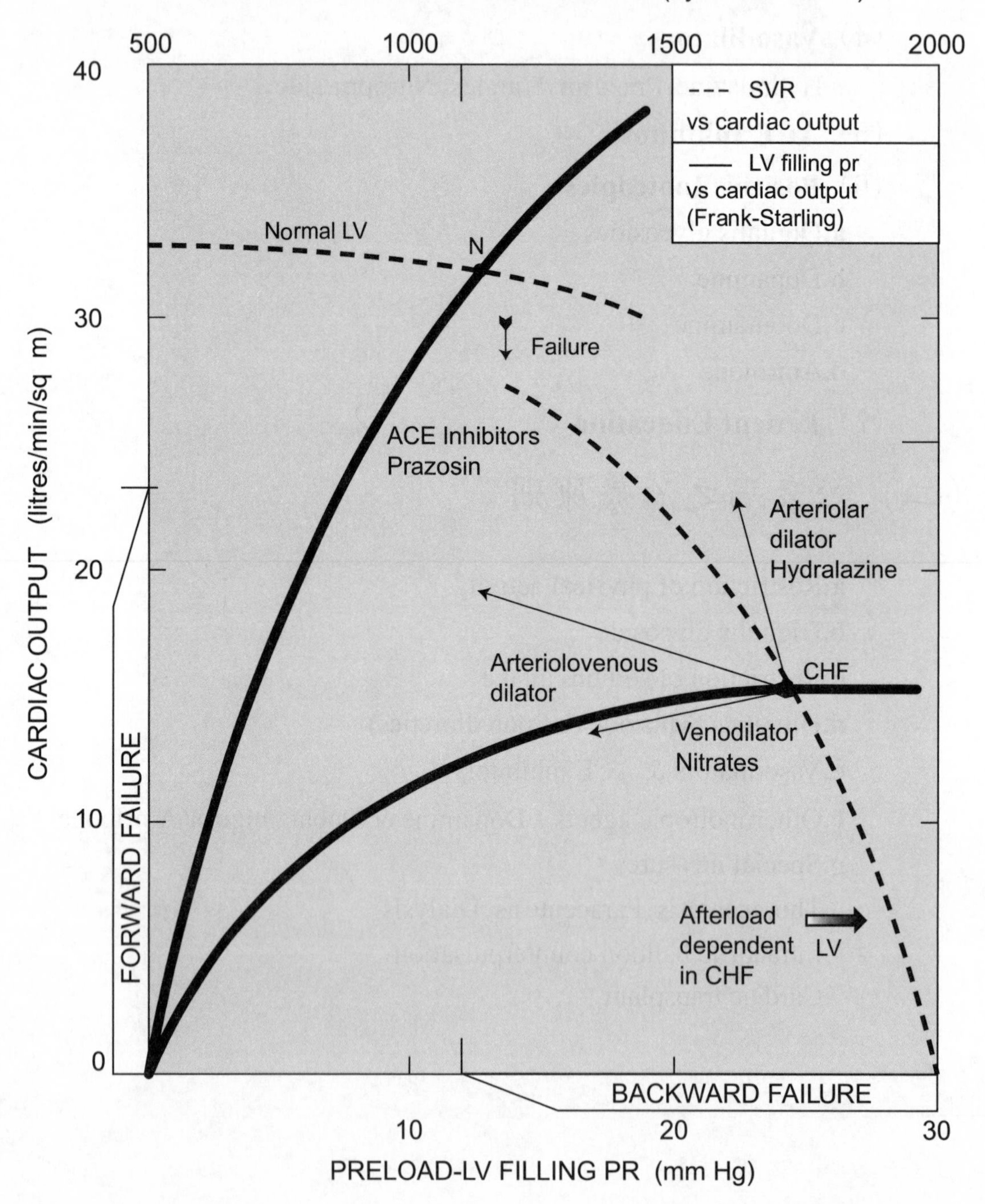
CARDIAC OUTPUT PRELOAD & SVR
SYSTEMIC VASCULAR RESISTANCE (dyne ·sec ·cm $^{-5}$)
500
1000
1500
2000
40
30
20
10
0
--- SVR
vs cardiac output
—— LV filling pr
vs cardiac output
(Frank-Starling)
Normal LV
N
Failure
ACE Inhibitors
Prazosin
Arteriolar
dilator
Hydralazine
Arteriolovenous
dilator
CHF
Venodilator
Nitrates
Afterload
dependent
in CHF
LV
CARDIAC OUTPUT (litres/min/sq m)
FORWARD FAILURE
BACKWARD FAILURE
10
20
30
PRELOAD-LV FILLING PR (mm Hg)

五、心衰竭的治療方法

(一) 治療前的考慮因素

1. To remove or mitigate the underlying case

(1) 去除下列會導致心衰竭或使心衰竭惡化的因素

Myocardial infarction 心肌梗塞	Anemia 貧血
Cardiac arrhythmias 心律不整	Liver disease 肝臟疾病
Pulmonary embolism 肺栓塞	Renal disease 腎臟疾病
Rupture of chordae tendineae	Prostatic obstruction
Acute pulmonary infection 肺部感染	Bacterial endocarditis
Sudden emotional turmoil	Thyrotoxicosis 甲狀腺機能亢進
Uncontrolled hypertension 高血壓	Medication noncompliance
Acute rheumatic fever in children	Drugs
Excessive dietary sodium intake	

(2) 會導致心衰竭或使心衰竭惡化的藥物

a.Decrease contractility

Antiarrhythmics (Disopyramide,Flecainide & others)

β -blockers (Propranolol)

Calcium channel blockers (Verapamil)

b.Sodium & water retention

Androgens & Estrogens

Diazoxide

Excessive licorice (glycyrrhizic acid)

Glucocorticoids

Lithium carbonate

NSAIDs

Sympatholytics (methyldopa,Guanethidine)

c.Direct cardiac toxins

Daunomycin & Doxorubicin

d.Osmotic agents

Albumin & Mannitol

2.解除症狀並改善心肌收縮功能

To relieve the symptoms and improve pump function

a.休息

Reducing metabolic demands through rest and relaxation.

b.利尿

Reducing fluid volume excess through dietary & pharmaceutical controls.

c.強心劑

Administering digitalis and other inotropic substances.

d.病患教育

Promoting patient compliance and self-regulation through education.

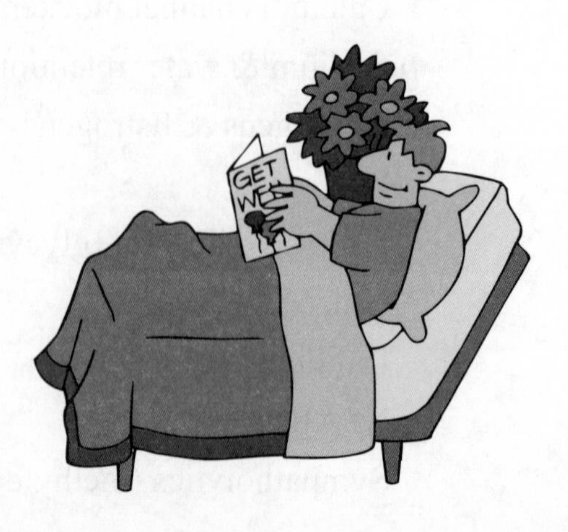

3.監測血液動力學的參數變化

Monitor the Hemodynamic parameters

Hemodynamic Monitoring	Normal Variables
Systemic Arterial Pressure (sBP/dBP)	130/80 mmHg
Mean Arterial Pressure (MAP) = [sBP + 2dBP] / 3	80-100 mmHg
Pulmonary Artery Pressure (PAP) systolic/diastolic	25/10 mmHg
Meam PAP (MPAP)	12-15 mmHg
Right Artrial Pressure (RAP)	2-5 mmHg
Pulmonary Capillary Wedge Pressure (PCWP) = LVEDP Normal adults (PCWP)	 5-12 mmHg
Critically ill patients	15-18 mmHg
Left Atrial Pressure	5-12 mmHg
Left-Ventricular End-Diastolic Pressure (LVEDP)	5-12 mmHg
Cardiac output (CO)	4-7 L/min
Cardiac index (CI) [CO/BSA = Body surface area]	2.7-4.3 L/min/m^2
Systemic vascular resistance (SVR) SVR = [(MAP - RAP) / CO] × 80	800-1200 dyne.sec.cm^{-5}
Pulmonary vascular resistance (PVR) PVR = [(MPAP - PCWP) / CO] × 80	20-120 dyne.sec.cm^{-5}

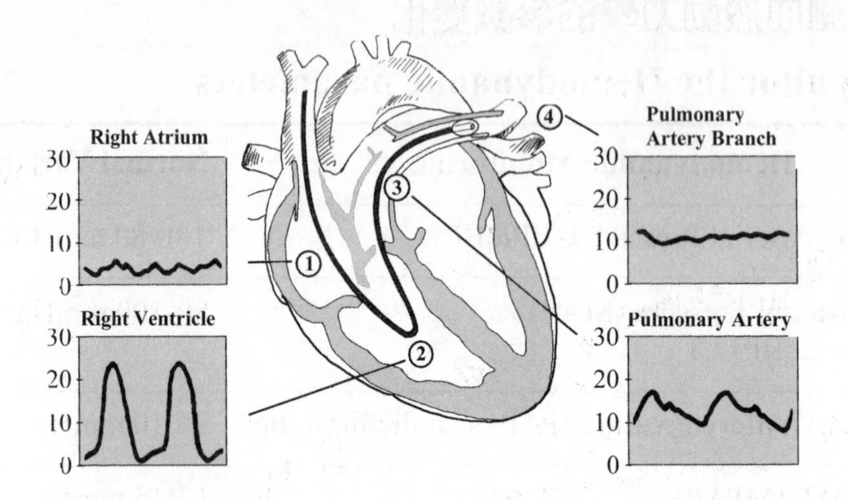

（二）心衰竭的藥物治療 Pharmacological therapy

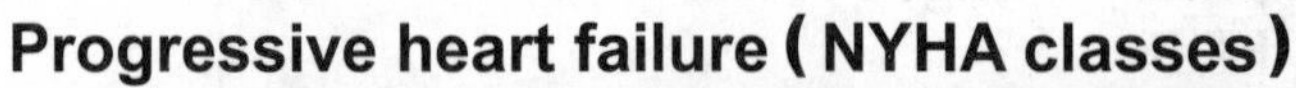

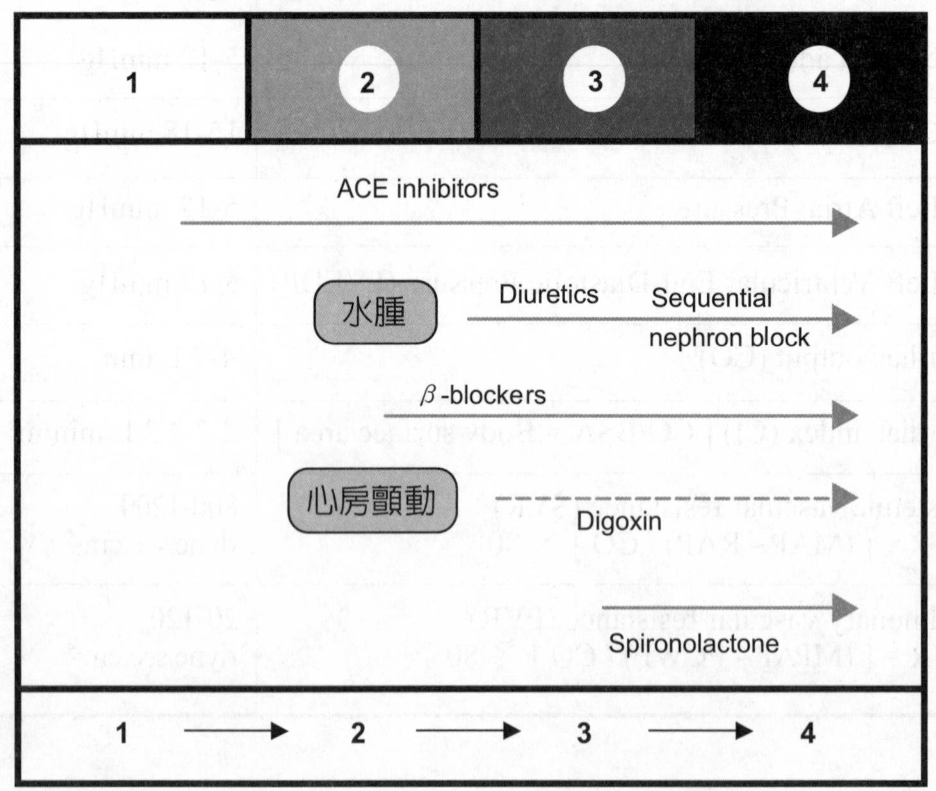

1. Treatment with digitalis glycosides

（1）Digoxin 的藥理作用

Inotropic effect

Decrease venous congestion

Decrease pulmonary congestion

Decrease residual blood volume ↓ Heart size

Increase GFR = Diuresis

作用機轉 Inhibition of Na^+ /K^+ ATPase

Enhance calcium influx into the cardiac cell

Activation of cardiac contractile element

Improvement in the depressed contractile state

（2）Questions before start Digoxin Treatment 治療前之監測

a.Drug History 用藥史

b.Electrolytes 電解質：K^+、Ca^{2+}、Mg^{2+}

c.Baseline EKG 心電圖

d.Renal function 腎功能 Scr、BUN

（3）Monitor 監測療效

a.Subjective 症候

b.Decrease Heart Rate 心跳數減慢

c.Decrease body weight 體重減輕

d.Intake & Output (Diuresis)

（4）容易引發病患毛地黃中毒 (Digoxin toxicity) 的因素

a.Decrease K^+：Nausea, Vomiting, Diuretics

b.Decrease Mg^{2+}：Diarrhea, Vomiting, Alcoholism

c.Decrease Ca^{2+}：Cancer

d.Increase age (↓ Renal function)

e.Decrease renal function

f.Decrease liver function

g.Hypothyroidism

◎ Dosage regimens for Digoxin

（1）**Rapid Digitalization (24 hrs)**

Tablet：0.5 mg initial, then 0.25 mg every 6 h * 4 doses if needed but don't exceed 2mg/day

Capsule：0.4 mg initial, then 0.2 mg every 6 h * 4 doses if needed but don't exceed 1.6 mg/day

（2）**Slow Digitalization**

Tablet：0.125-0.5 mg daily for 7 days

Capsule：0.1-0.4 mg daily for 7 days

（3）**Maintenance**

Tablet：0.125-0.5 mg daily

Capsule：0.1-0.2 mg daily

（4）毛地黃的毒性 **(Digoxin Toxicity)**

a.GI upset：Nausea, Vomiting

b.Visual Change

c.Arrhythmia

◎ Manifestations of Digoxin toxicity

腸胃道 (GI)	Anorexia 厭食, Nausea, Vomiting 嘔吐；Diarrhea or constipation 下痢或便秘
心　臟	Arrhythmia 心律不整 (atrial, A-V nodal and ventricular arrhythmias)
神　經	Fatigue 疲倦, Headache 頭痛, Malaise, Confusion & depression
眼(視覺)	Green or yellow vision with halos

◎ 容易造成毛地黃中毒的因素

Factors	Reasons
Advanced age	Decreased lean body mass, Decreased renal function
Electrolyte imbalance	Hypokalemia, hypomagnesemia, & hypercalcemia potentate digoxin's effect
Cardiac arrhythmias	Atrioventricular block, sinoatrial block, and ventricular arrhythmias may be worsted
Renal failure	Impairs digoxin clearance
Pulmonary disease	May sensitize patient to arrhythmogenic effects of digoxin
Hypothyroidism	Increases digoxin half-life
Hyperthyroidism	Decreases digoxin half-life

(5) **Treatment of Digoxin toxicity**

a.DC Digoxin

b.↑ K^+, Mg^{2+}

c.Anti-arrhythmic drugs

d.Digibind

(6) **Drug interactions of digoxin**

a.Digoxin的口服吸收會因與 antacids, anticholinergics, cholestyramine resin, laxatives 及 metoclopramide 併用而減低

b.Verapamil, Nifedipine, Quinidine and Clonidine 會升高 Digoxin 的血中濃度

c.Digoxin 的毒性會因與 adrenergics, amphotericin, calcium salts, corticosteroids, thiazide diuretic, insulin, reserpine, magnesium 及 thyroid 製劑併用而升高

d.Digoxin 的藥效會因與 anticonvulsants, antihistamines, barbiturates, oral hypoglycemics 及 pyrazolones 併用而下降

e.Digoxin 與 carbamazepine, phenytoin, propranolol, guanethidine 及 reserpine 併用會造成明顯的心跳徐緩

2. Treatment with Diuretics

（1）利尿劑之使用原則

a.Therapy to rid patients of all traces of peripheral edema is often unnecessary and may potentially harmful.

b.Begin therapy with the smallest effective dose and titrate upward to minimize a patient´s weight loss to 0.5 to 1.0 kg/day except in extreme cases of pulmonary edema.

c.The more proximally a diuretic acts within the nephron, the greater will be the loss of both fluid and electrolytes.

d.Diuretics, which act proximally to the terminal portion within the distal tubule where sodium is exchanged for both potassium and hydrogen, will likely produce both hypokalemia and metabolic alkalosis.

e.Diuretics that produce hypokalemia frequently also cause hypomagnesemia.

f.Combination diuretic therapy is often required as a patients CHF worsens.

g.Osmotic diuretics are not generally useful in the management of CHF.

（2）優點

Highly effective in most classes

Essential with fluid retention

Well tolerated, Simple to use

（3）缺點

Electrolyte abnormalities (K^{+}, Mg^{2+}, Ca^{2+}, Na^{+}…)

Hypovolemia, Hypotension

Activation of neurohormonal (RAA) system

◎ 利尿劑常見的副作用

	Thiazide	Loop sparing	Potassium diuretics
Hypokalemia 低鉀	▲	▲	#
Hyperkalemia 高鉀	#	#	▲
Hypercalcemia 高鈣	▲	#	#
Hyponatremia 低鈉	▲	▲	#
Hypomagnesemia 低鎂	▲	▲	▲
Hyperuricemia 高尿酸	▲	▲	#
Hyperglycemia 高血糖	▲	▲	#
Hypertriglyceridemia 高脂血	▲	▲	#
Acidosis 酸中毒	#	#	▲
Alkalosis 鹼中毒	▲	▲	#

DIURETIC SITES OF ACTION

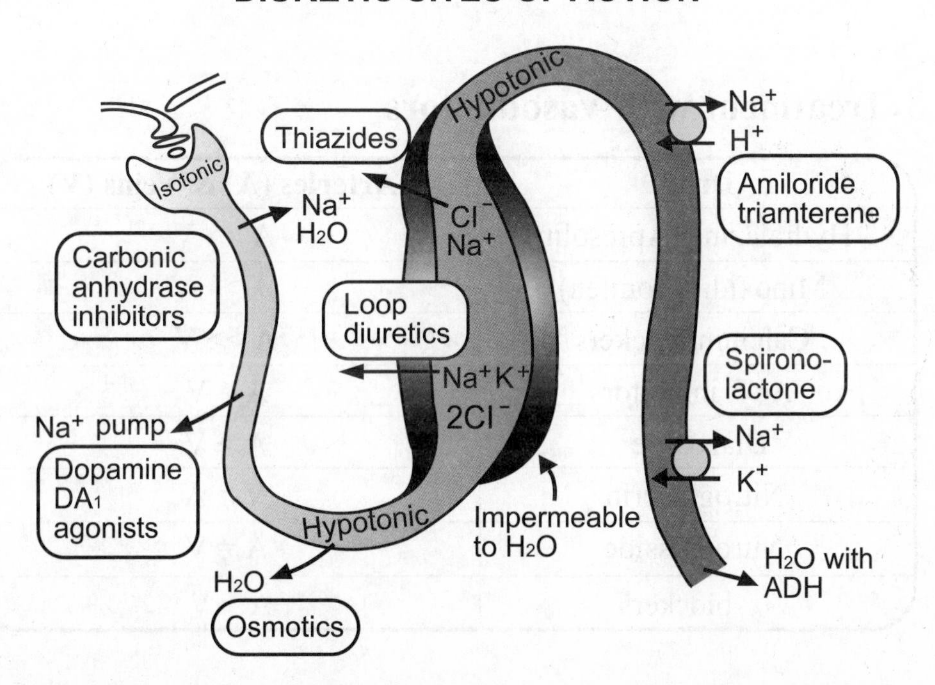

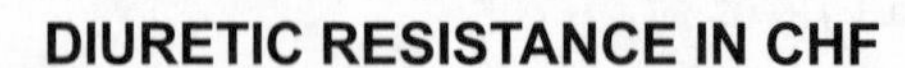

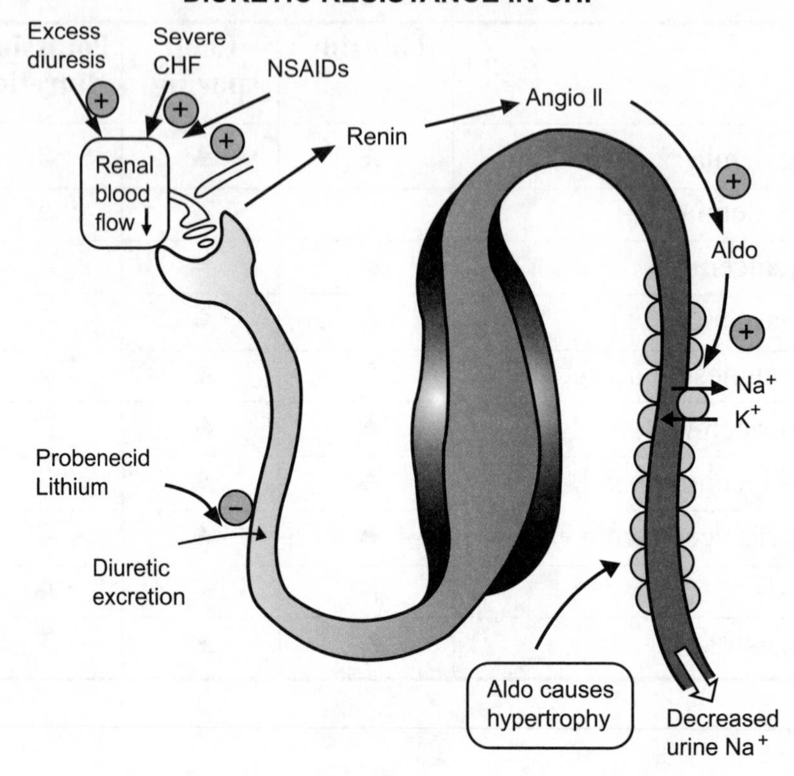

3. Treatment with Vasodilators

Drug	Arteries (A) & Veins (V)
Hydralazine (Apresolin)	A >> V
Minoxidil (Loniten)	A >> V
Calcium blockers	A >> V
ACE inhibitors	A > V
Diazoxide	A > V
Nitroglycerin	V > A
Nitroprusside	A = V
α -blockers	A = V

Drug	HR	MAP	PCWP	CO	SVR
Nitroprusside	0/+	↓	↓	↑	↓
Nitroglycerin	0/+	↓	↓	?	0/-
Isosorbide dinitrate	0/+	↓	↓	?	0/-
Hydralazine	0/+	↓	0/-	↑	↓
Minoxidil	0/+	↓	0/-	↑	↓
Prazosin	0/+	↓	↓	↑	↓
Captopril	0	↓	↓	↑	↓
Enalapril	0	↓	↓	↑	↓

動脈血管及靜脈血管擴張

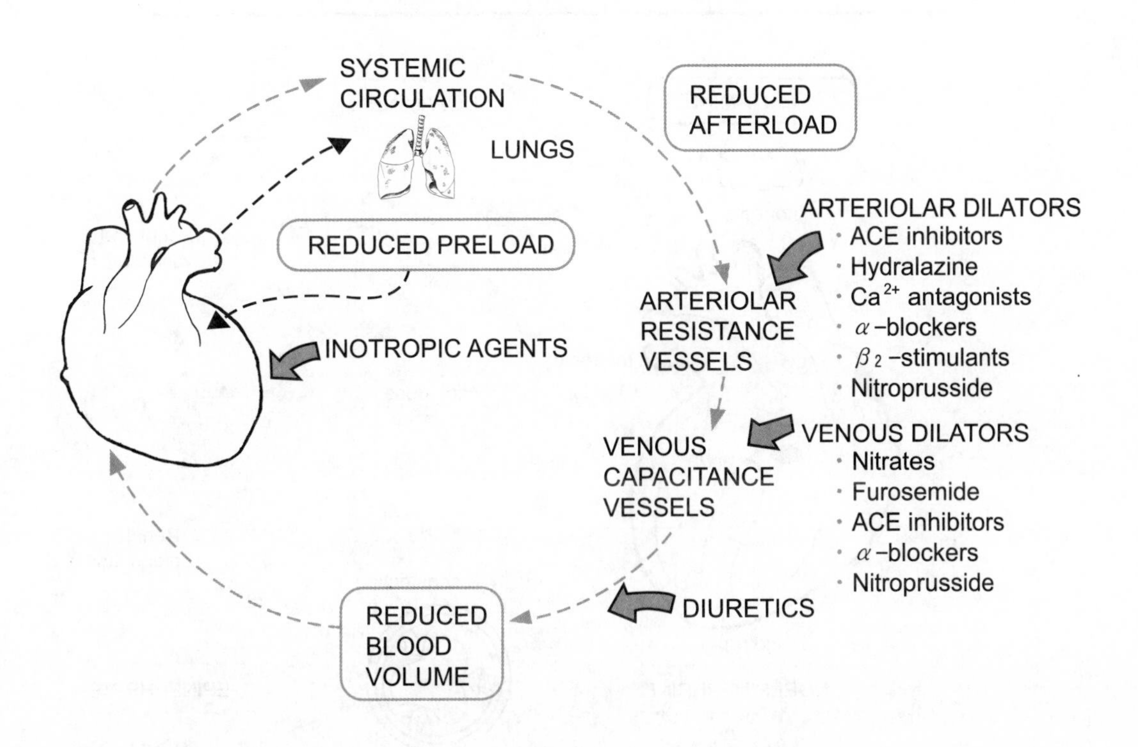

4. Treatment with Positive Inotropics

Drug	Inotropic	Chronotropic	Vasodilation	血管收縮
Norepinephrine	++	+	0	+++
Epinephrine	+++	+++	+++	+++
Isoproterenol	+++	+++	+++	0
Dopamine	+++	++	++	0 - ++
Dobutamine	+++	+	+	+

Drug	HR	MAP	PCWP	CO	SVR
Norepinephrine	↑	↑	↑	?	↑
Epinephrine	↑	0/ ↑	0/ ↑	↑	↓
Isoproterenol	↑	0/ ↓	0/ ↓	↑	↓
Dopamine	↑	0/ ↑	0/ ↑	↑	0/ ↑
Dobutamine	↑	0/ ↓	↓	↑	↓

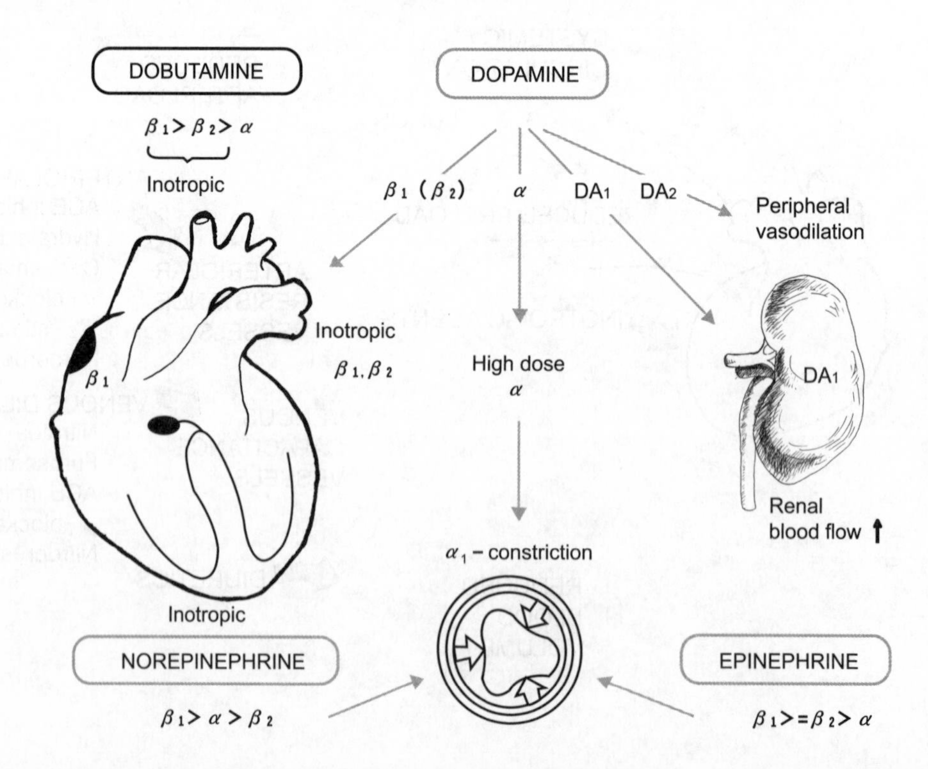

5. Treatment with ACE Inhibitors
臨床上使用 ACE inhibition 治療 CHF 之好處

(1) Lowers arterial impedance（降低動脈阻力）

Reduces Angiotensin II -mediated vasoconstriction.

Increases kinin and prostaglandin mediated vasodilatation.

Reduces catecholamine mediated vasoconstriction.

(2) Enhances diuretic induced sodium and water excretion（加強利尿效果）

Can correct hyponatremia (in combination with furosemide)

Alters renovascular resistance

Counteracts action of RAA system

Inhibits passive renal tubular reabsorption of sodium

(3) Reduces duration and recurrences of heart failure（減少心衰竭復發）

(4) Possibly provides enhanced survival（增加存活率）

◎ Recommended dosage for ACE inhibitors

Drug	Structure	Prodrug	Dosage	Metabolism
Captopril (Capoten)	SH	No	25 mg-75 mg/bid	Renal
Zofenopril	SH	Yes	5-10 mg/qd	R + H
Cilazapril (InhibAce)	COOH	Yes	2.5-5 mg/qd	Renal
Enalapril (Renitec)	COOH	Yes	5-40 mg/qd	Renal
Lisinopril (Zestril)	COOH	No	5-40 mg/qd	Renal
Ramipril (AltAce)	COOH	Yes	2.5-10 mg/qd	R + H
Quinapril (Accupril)	COOH	Yes	5-40 mg/qd	Renal
Perindopril	COOH	Yes	2-8 mg/qd	Renal
Benazepril (Lotensin)	COOH	Yes	10-20 mg/qd	R + H
Delapril	COOH	Yes		R + H
Spirapril (Sandopril)	COOH	Yes	6.5-75 mg/qd	R + H
Trandolapril	COOH	Yes	1-4 mg/qd	R + H
Fosinopril (Monopril)	Phosphoryl	Yes	5-40 mg/qd	R + H

R : Renal　　H : Hepatic

	Benazepril Lotensin	Captopril Capoten	Enalapril Vasotec	Fosinopril Monopril	Lisinopril Zestril	Quinapril Accupril	Ramipril Altace
Dosage	10-20 mg	12.5-50 mg	5-10 mg	10 mg	10-20 mg	5-40 mg	2.5-5 mg
Interval	qd	bid	qd	qd	qd	qd-bid	qd
高血壓	Yes	Yes	Yes	Yes	Yes	Yes	Yes
心衰竭		Yes	Yes	Yes	Yes	Yes	
Half-life	22	< 2	1.3	12	12	1-3	1-2
GI 吸收	37 %	75 %	60 %	36 %	25 %	60 %	50-60 %
食物影響	No	Yes	No	Yes	No	Yes	Yes

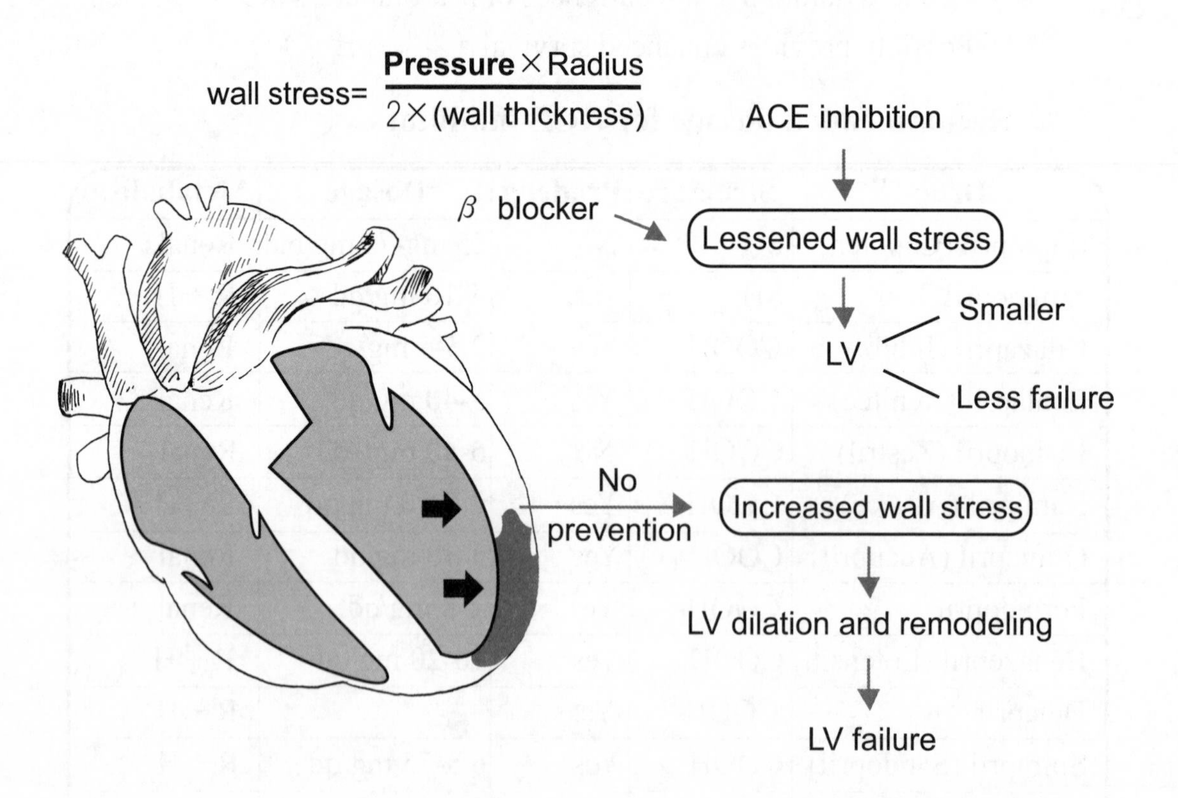

6. Angiotensin II Receptor Blockers(ARB)

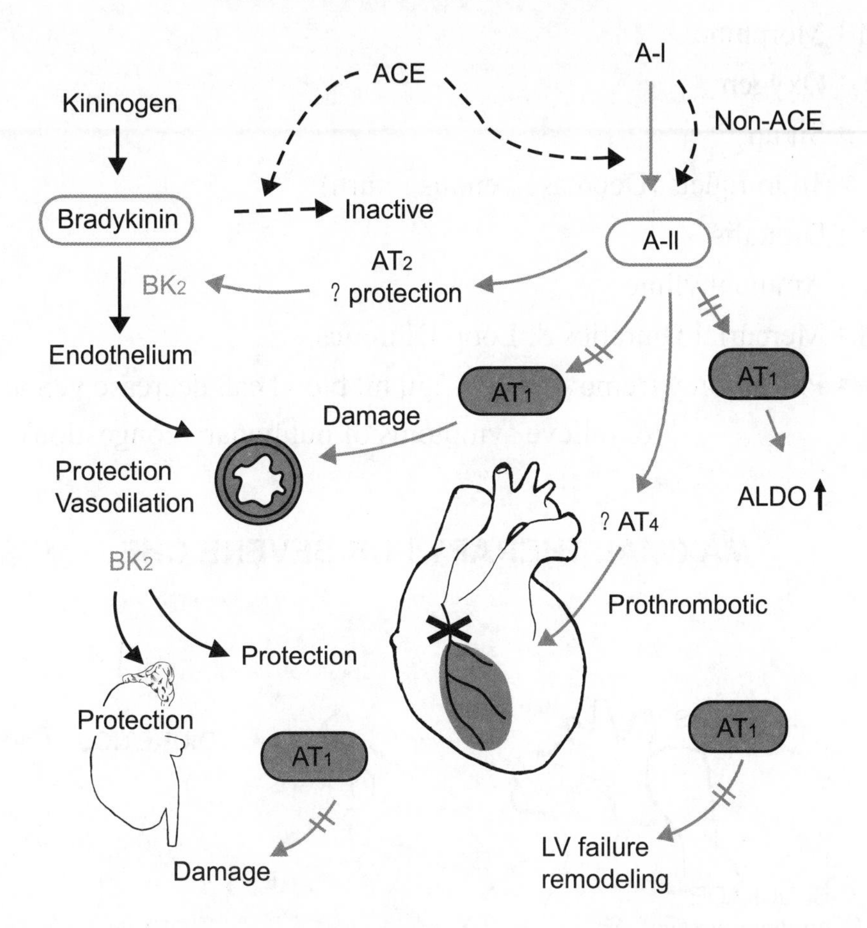

（三）急性心衰竭的治療

Treatment of acute heart failure

（1）Pathophysiology overview.

（2）Hemodynamic monitoring & hemodynamic data.

（3）Therapy of decompensated heart failure.

（4）Diuretics, Vasodilators, Sympathomimetic amines.

◎ AMOSTDAMP：for Acute CHF

A：Afterload Reduction
M：Morphine
O：Oxygen
S：Sit up
T：Tourniquets (Decrease venous return)
D：Digitalis
A：Aminophylline
M：Mercurial Diuretics & Loop Diuretics
P：Phlebotomy (removing 200-250 ml blood can decrease venous return & relieve symptoms of pulmonary congestion)

MAXIMAL THERAPY FOR SEVERE CHF

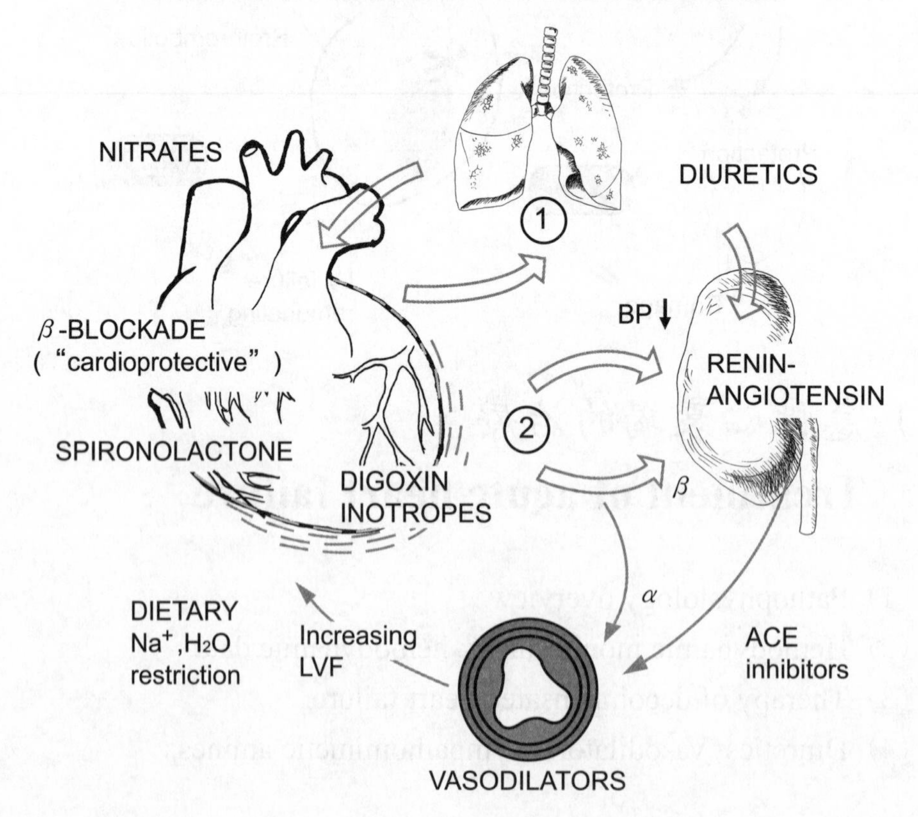

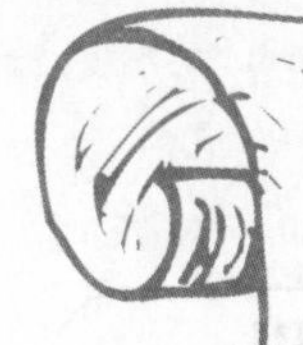

第八章

休克、低血壓及昏迷

【摘　　要】

A(Airway) 呼吸道
B(Breath) 呼吸
C(Circulation) 循環系統

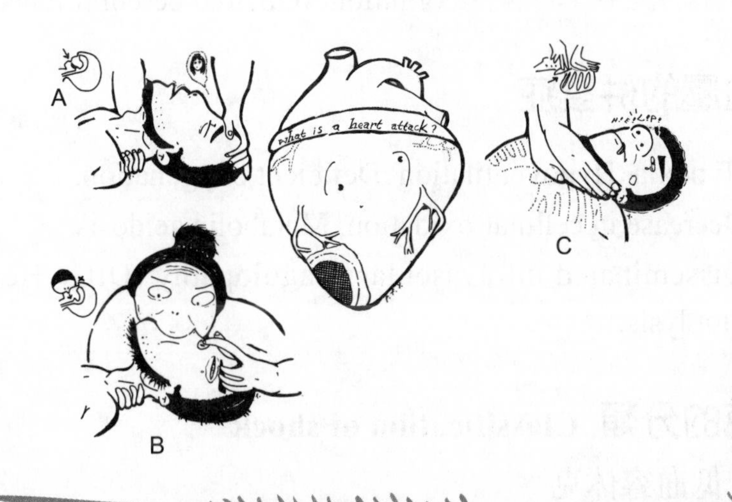

一、休克、暈厥、昏迷的定義及差別

(一) 休克 Shock

1.定義

維持生命的器官，如：心臟、大腦等，突然血液的灌流量不足，所造成的現象，如果持續進行，會造成很嚴重的病態生理後遺症。

An acute inadequate perfusion of critical organs, if continued, will produce serious pathophysiologic consequences.

2.病徵

(1) 低血壓 (Arterial Hypotension)、心跳加快 (Tachycardia)、血管收縮 (Vasoconstriction)、皮膚冰冷 (Coldness of skin)、蒼白 (Pallor)
(2) 尿量減少、少尿、無尿 Urine output decreased, Oliguria, Anuria
(3) 呼吸速率加快 Increased respiratory rate-Acidosis & Dyspnea
(4) 缺氧 Hypoxia-Inadequate delivery of oxygen to the peripheral tissue
(5) 中樞神經機能異常：Agitation, Impaired cerebral function

3.低血壓的併發症

(1) Hypoxia. Hypoventilation, Deficient oxygenation.
(2) Decrease in cellular oxidation. Metabolic acidosis.
(3) Disseminated intravascular coagulopathy (DIC), Hemorrhage, Clot lysis.

4.休克的分類 Classification of shock

(1) 低血容休克

VOLUME-DEPENDENT = HYPOVOLEMIC SHOCK

BLOOD VOLUME DEFICIT：Blood loss, Hemorrhage,

Dehydration, Burns. Diarrhea, Water & Electrolyte deficiency, Protein deficiency, Hemolysis, Diuresis.

（2）神經性休克

PRESSURE-DEPENDENT = NEUROGENIC SHOCK

INSUFFICIENT SYMPATHETIC TONE：Vasovagal syncope, Orthostatic hypotension, Critical hypotension.

（3）心原性休克

PUMP-DEPENDENT = CARDIOGENIC SHOCK

Arrhythmias, Myocardial infarction, Congestive heart failure.

（4）敗血性休克

SEPTIC SHOCK

Shock Symptoms Produced by or due to decomposition by microorganisms. It is a form of overwhelming immunologic reaction to infectious agent.

（5）過敏性休克

ANAPHYLAXIS SHOCK

An unusual or exaggerated allergic reaction of an organism to foreign protein or other substances.

◎ 常見突然死亡之原因

a.CARDIAC：Ventricular tachycardia, Sick sinus syndrome, Bradyarrhythmias, Aortic stenosis, Cardiac tumors, Tetralogy of fallot, Pericardial tamponade, Complications of infective endocarditis, Hypertrophic cardiomyopathy, Myocardial ischemia.

b.NONCARDIAC：Central nervous system hemorrhage, Massive pulmonary embolus, Hypoxia secondary to lung disease, Aortic dissection or rupture, Drug overdose.

（二）暈厥 Syncope

1.定義

Sudden temporary loss of consciousness 突然失去意識 on cardiovascular basis. usually rapid onset and rapid recover 突然發生但立刻恢復. The loss of consciousness reflects transient necessation of cerebral blood flow frequently secondary to a fall in systemic arterial blood pressure 血壓下降造成腦血流量不足. e q. Postural hypotension 姿勢性低血壓.

2.病徵

Dizziness & light-headedness, Vertigo, Generalized numbness, Sweating.

3.暈厥的分類

（1）**Vasovagal Attack = Vasovagal Syncope (Gower's Syndrome)**

A transient vascular and neurogenic reaction marked by pallor, nausea, sweating, bradycardia, and rapid fall in arterial blood pressure which, when below a critical level, results in loss of consciousness and characteristic electroencephalographic (EEG) changes. It is most often evoked by emotional stress associated with fear or pain.

（2）**Non-Cardiovascular Syncope**

Seizure, Epilepsy, Hysteria, Migraine, Hypoglycemia. Severe Anemia, Hyperventilation.

（三）暈倒 Faintness (即Simple syncope)

經常發生於熱而溼的環境 is most likely to occur in hot, humid

environments, after prolonged motionless standing 長時間不動的站立, with fatigue 疲倦, after fasting and during pregnancy 飢餓或懷孕時. The loss of consciousness is due to a sudden, marked fall in blood pressure and often occurs during episodes of anger, fear, anxiety or pain. 因為生氣、恐懼、不安、疼痛而造成血壓突然下降

(四) 昏迷 Coma

中樞神經病變已沒有意識 A state of unconsciousness from which the patient can not be aroused, even by powerful stimulation. eq. Hepatic coma 肝昏迷, Uremia 尿毒症, Carbon monoxide poisoning. 一氧化碳中毒等

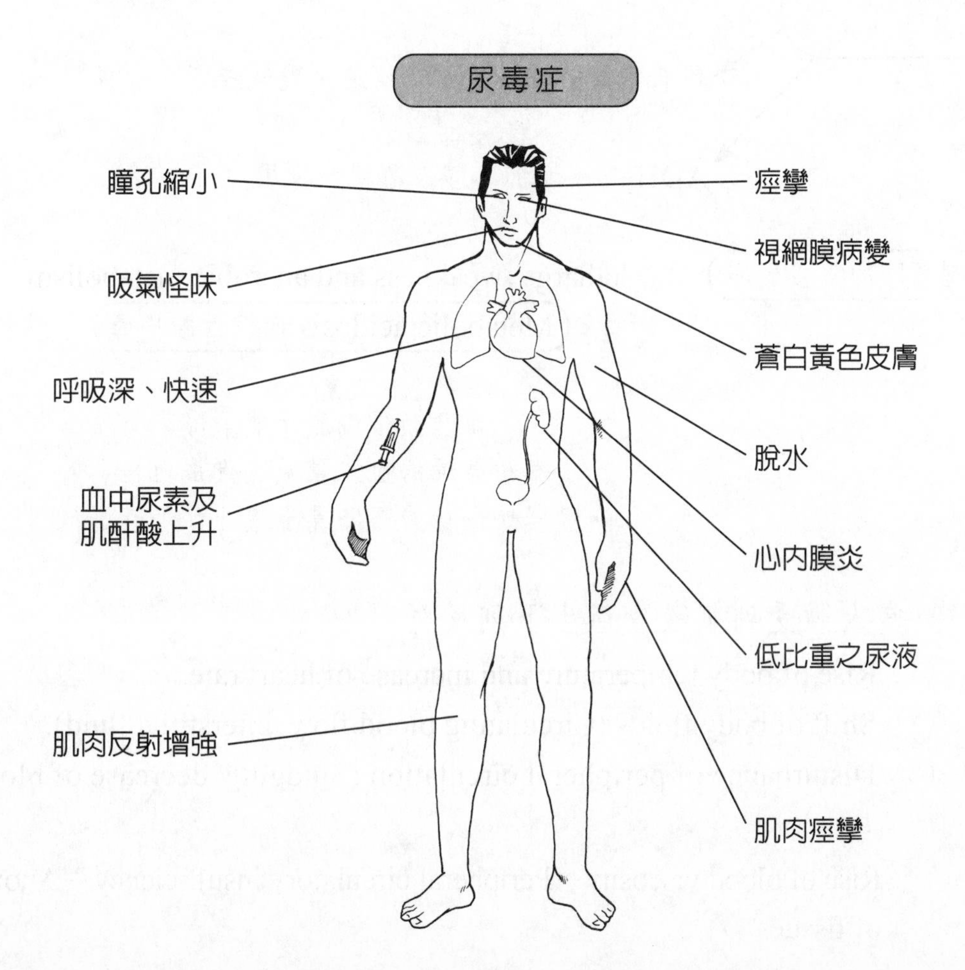

二、休克的病態生理變化及致病機轉

SHOCK is a syndrome caused by inadequate tissue perfusion. Typically, an initial insult such as hemorrhage or septicemia is followed by compensatory cardiovascular responses, including vasoconstriction and tachycardia. If the insult continues, compensation eventually fails and the clinical picture progresses from anxiety, pallor, diaphoresis, and oliguria to coma, anuria, circulatory collapse, and death.

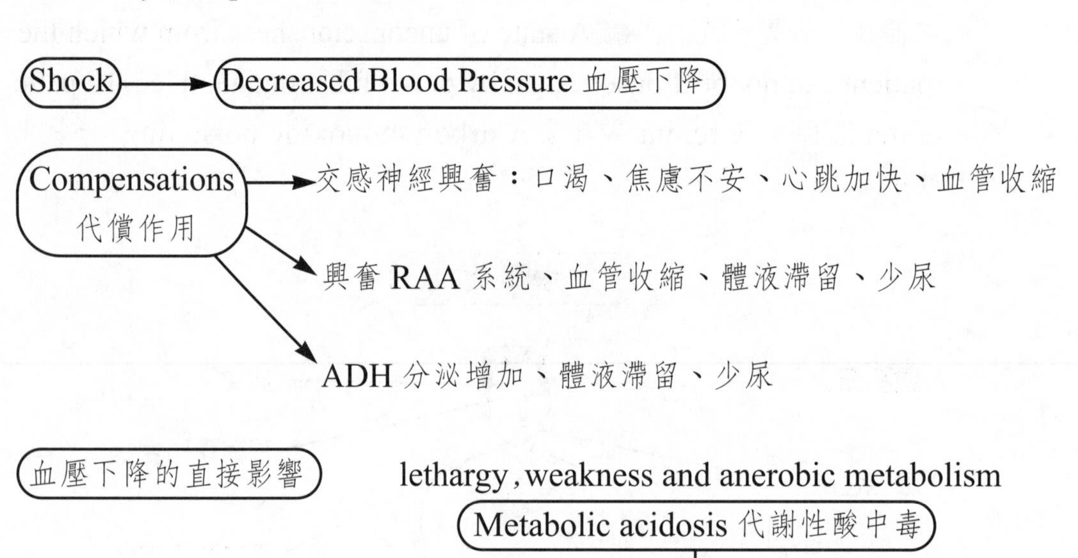

◎ 當人體受到刺激會產生下列反應

(1) Rise of body temperature and increase of heart rate.
(2) Shift of body fluids (Circulating blood flow, interstitial fluid).
(3) Disturbance of peripheral circulation (Sludging, decrease of blood flow).

Rise of blood viscosity – Peripheral circulatory insufficiency – Anoxia of tissues

(4) Negative nitrogen balance.

(5) Negative K (potassium) balance.

(6) Loss of body weight.

(7) Secretion of Pituitary & Adrenal cortical hormones, particulary Hydrocortisone.

(8) Decrease of urinary output.

(9) Increased respiratory rate (Acidosis).

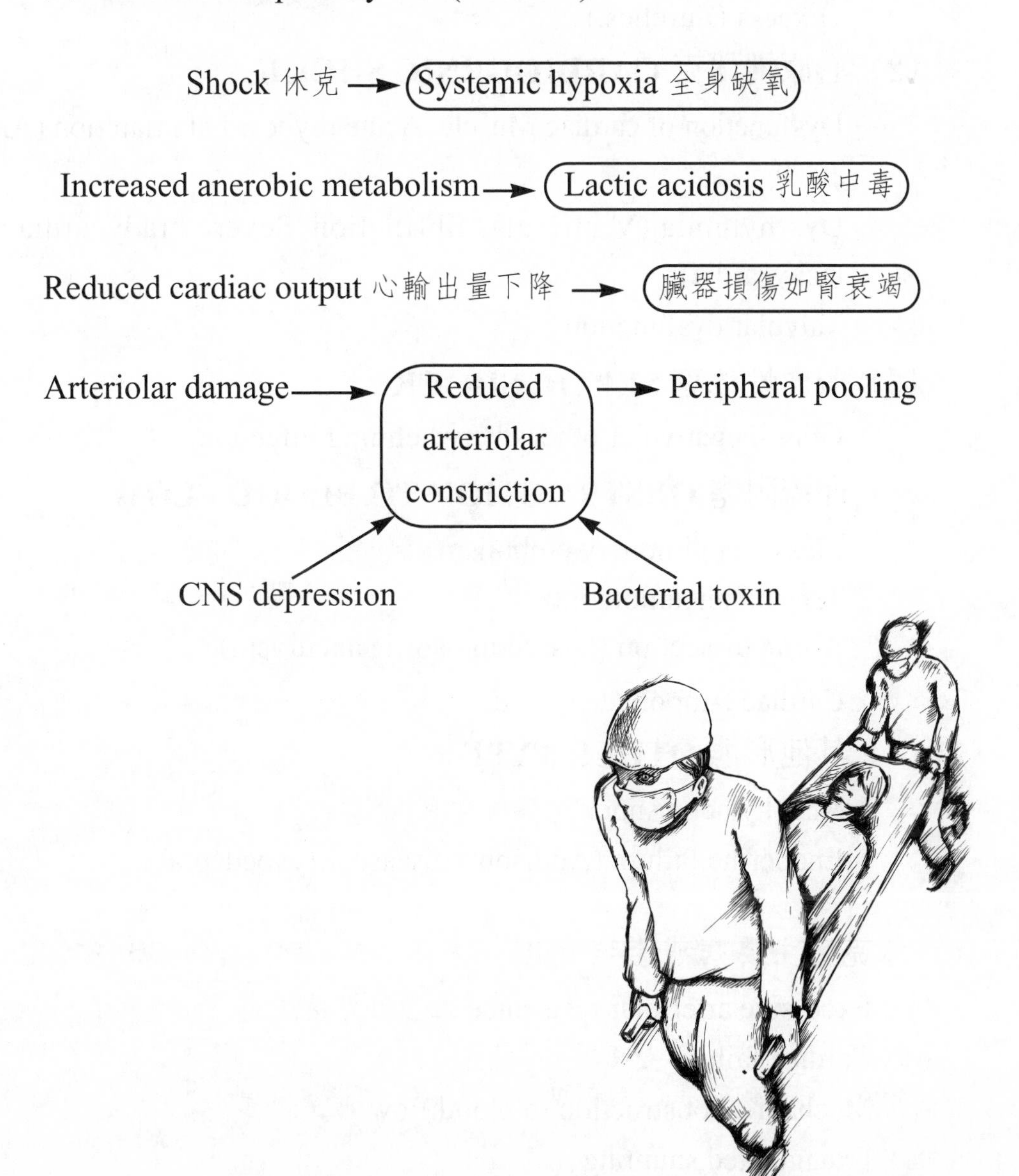

三、休克的分類

(1) 低血容休克 **HYPOVOLEMIC SHOCK**

Bleeding 出血(Gastrointestinal or Trauma)

Dehydration 脫水(Vomiting, Pyloric stenosis, Intestinal obstruction, Diarrhea, Burns, Ascites, Fractures, Diabetes mellitus or insipidus, Excess Diuretics.)

(2) 心原性休克 **CARDIOGENIC SHOCK**

Dysfunction of cardiac Muscle, Acute myocardial infarction (AMI), CHF.

Dysrhythmia (Ventricular fibrillation, Severe bradycardia, or tachycardia)

Valvular dysfunction

(3) 敗血性休克 **SEPTIC SHOCK**

Gram-negative or other overwhelming infection.

(4) 血流阻塞 **OBSTRUCTION TO BLOOD FLOW**

Massive pulmonary embolism 肺栓塞

Tension pneumothorax 氣胸

Aortic dissection (Dissecting aortic aneurysm)

Cardiac tamponade 肺心症

(5) 其他形態 **OTHER TYPE**

Anaphylactic shock 過敏性休克

Endocrine failure (Addison's disease, Myxoedema)

◎ 休克之主要病態生理變化

(1) Excessive arteriolar resistance 血管阻力過高

(2) Cardiac failure 心衰竭

(3) Mechanical obstruction to blood flow 血流阻塞

(4) Exaggerated shunting

(5) Increased venous pooling
(6) Inadequate blood volume (Hypovolemia) 低血容

◎ 各種休克之病態生理變化

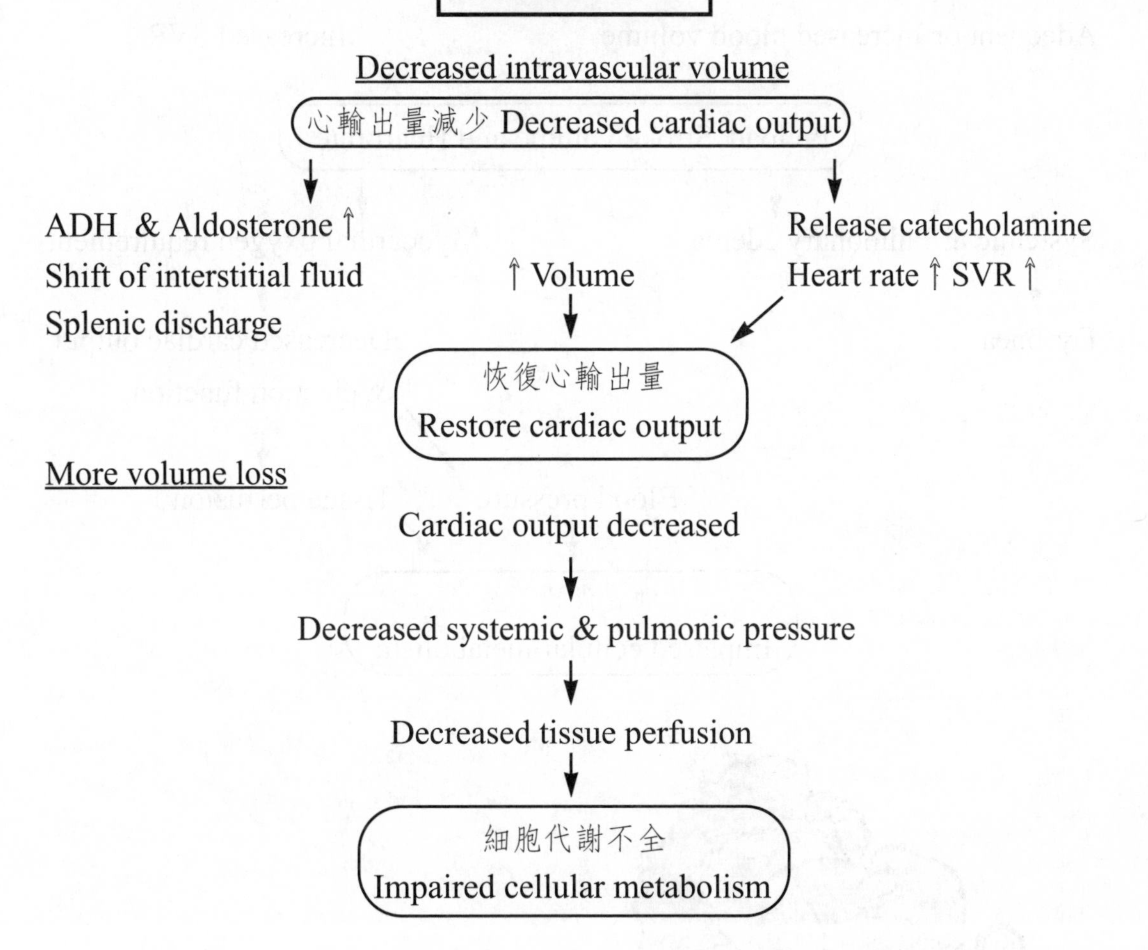

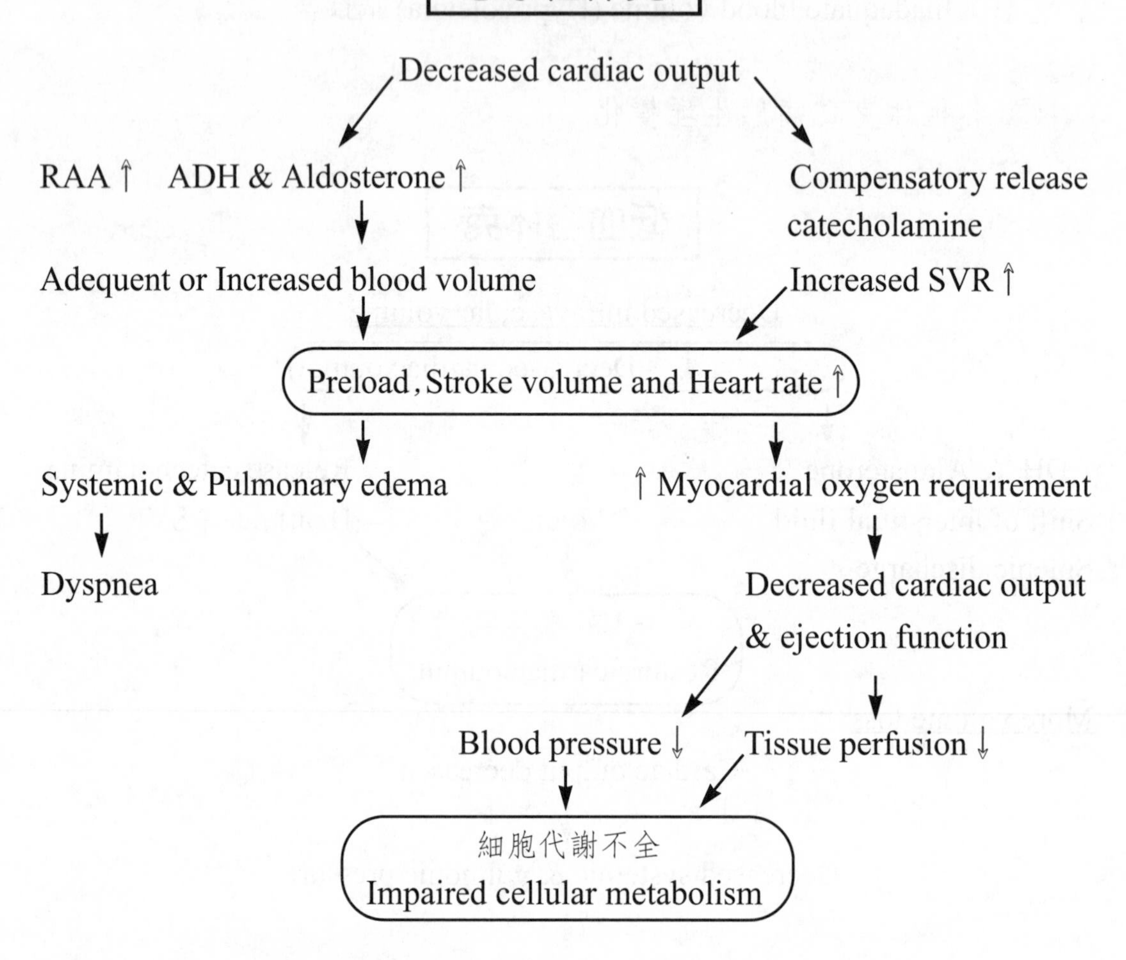
心原性休克
Decreased cardiac output
RAA ↑ ADH & Aldosterone ↑
Compensatory release catecholamine
Adequent or Increased blood volume
Increased SVR ↑
Preload, Stroke volume and Heart rate ↑
Systemic & Pulmonary edema
↑ Myocardial oxygen requirement
Dyspnea
Decreased cardiac output & ejection function
Blood pressure ↓
Tissue perfusion ↓
細胞代謝不全
Impaired cellular metabolism

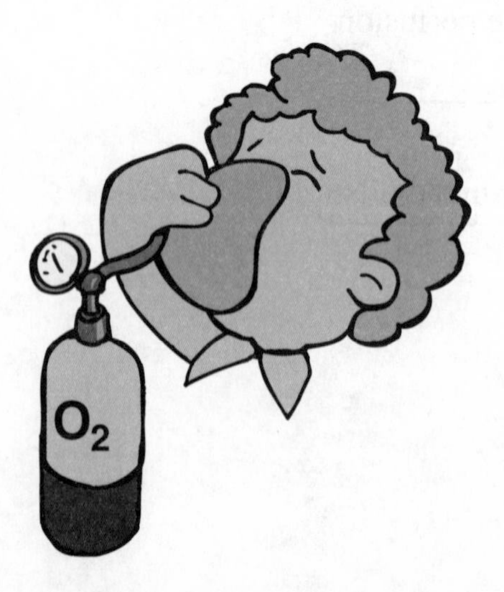
O2

敗血性休克

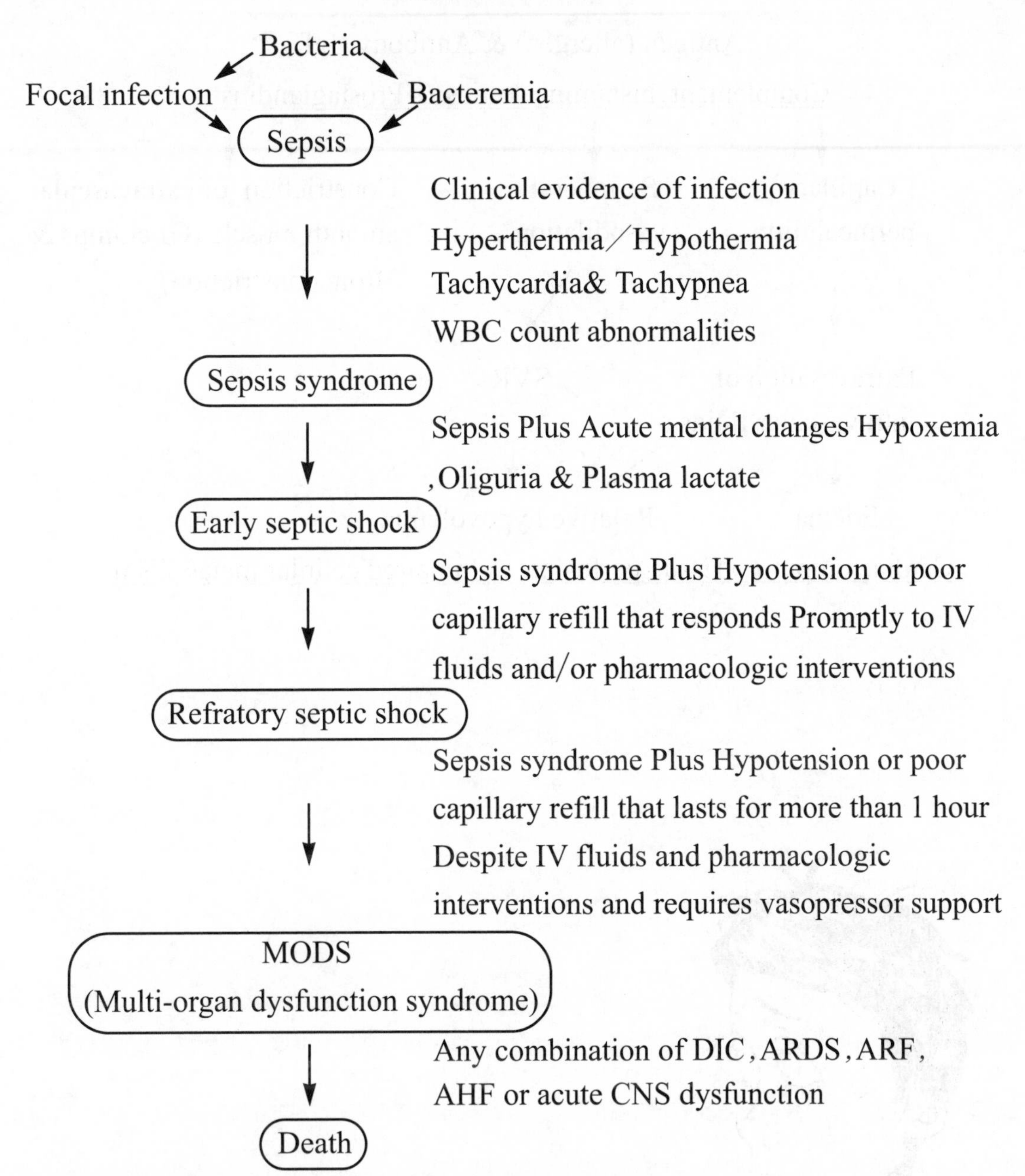

DIC：Disseminated intravascular coagulation

ARDS：Adult respiratory distress syndrome

ARF：Acute renal failure

AHF：Acute hepatic failure

過敏性休克

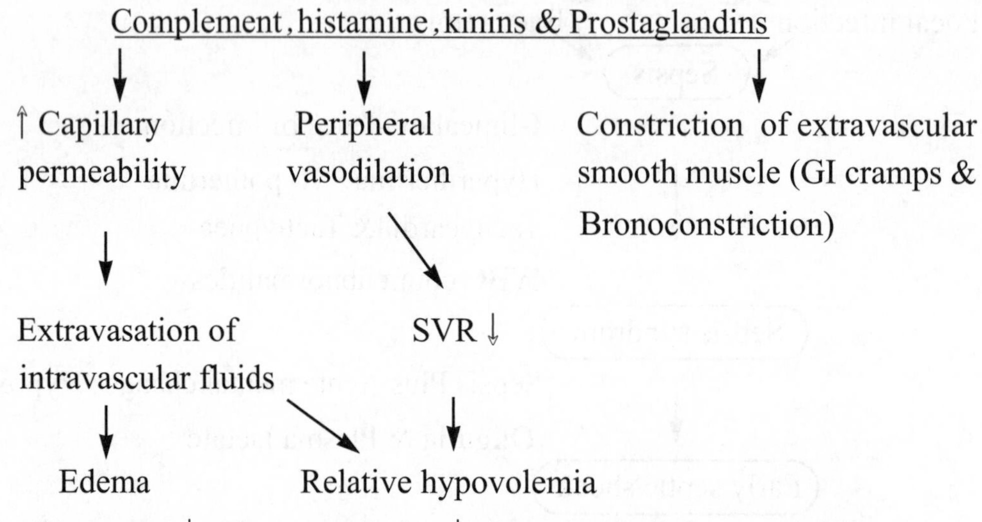
Antigen (allergen) & Antibody (IgE)
Complement , histamine , kinins & Prostaglandins
↑ Capillary permeability
Peripheral vasodilation
Constriction of extravascular smooth muscle (GI cramps & Bronoconstriction)
Extravasation of intravascular fluids
SVR ↓
Edema
Relative hypovolemia
Cardiac output ↓ , Tissue perfusion ↓ , Impaired cellular metabolism

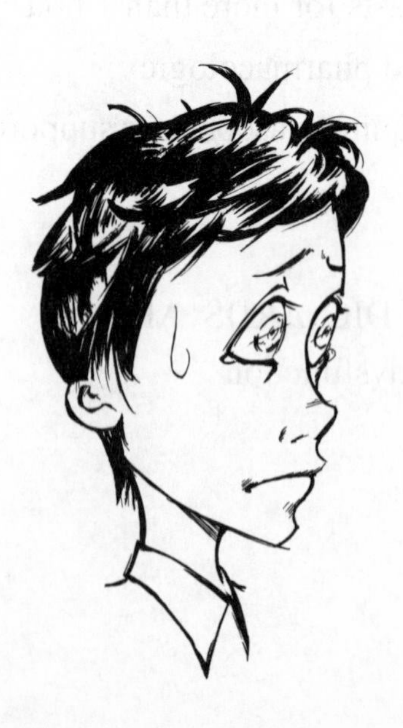

四、代償性及特殊休克的處置

1.代償性休克的治療 Treatment of compensated shock

(1) 低換氣率

Increase ventilation with airway management.

(2) 缺氧

Oxygen therapy.

(3) 血中PH值/降低

Increase blood pH with sodium bicarbonate IV.

(4) 因出血致血液容量降低

Expand blood volume by 5 % Albumin, Dextran, Haemaccel or blood transfusion.

(5) 因體液流失致血液容量下降

Replace Water (5 % Dextrose)

Replace Electrolytes (Lactated Ringer's)

Replace Protein (25 % Albumin)

(6) 交感神經興奮性下降

Increase Adrenergic presser activity with VASOPRESSOR.

(7) 疼痛、不適、不安

Relieve pain by Morphine or Demerol.

Relieve emotional stress by Valium.

(8) 凝血障礙

Hemorrhage due to consumption of coagulation factors.

Accelerated clot lysis.

Inhibit clot formation and lysis with fibrinogen, or Heparin etc.

2. GENERAL APPROACH OF SHOCK PATIENT

A：Airway
B：Breathing
C：Circulation
D：Drugs
E：Electro
F：Fluid

- ●Airway 保持呼吸道通暢
- ●Breathing 維持呼吸功能
- ●Circulation 確認血液循環功能

"V"：Ventilation (Oxygenation & correct acidosis)
"I"：Infusion (Fluid resuscitation)
"P"：Pumping (Sympathomimetic amines)

3. 特殊休克的處置 Management of special types of shock

（1）敗血性休克 SEPTIC SHOCK = VASOGENIC SHOCK

a.Reaction to microorganisms.
Control infection with antibiotics. (Gentamicin, Carbenicillin, Cleocin)

b.Hypovolemic circulatory failure.
Expand plasma volume (0.9 % saline)

c.Formation of vasoactive Antigen-Antibody complex.
Inhibit vascular immunologic reaction with steroid hormones.

（2）過敏性休克 ANAPHYLAXIS

a.Generalized Hypersensitivity reaction.
Suppress allergic response with Epinephrine & Antihistamine.
Clear Airway and use Aminophylline or Calcium Gluconate.
Restore circulation with Vasopressors (Aramine or Norepinephrine).

（3）中暑 HEAT-RELATED SHOCK (HEAT EXHAUSTION, HEAT STROKE)

a.Water and salt depletion.

Rest in cool and dry environment,restore body fluid.

b.Hyperpyrexia.

Reduce body temperature with ice water bath.

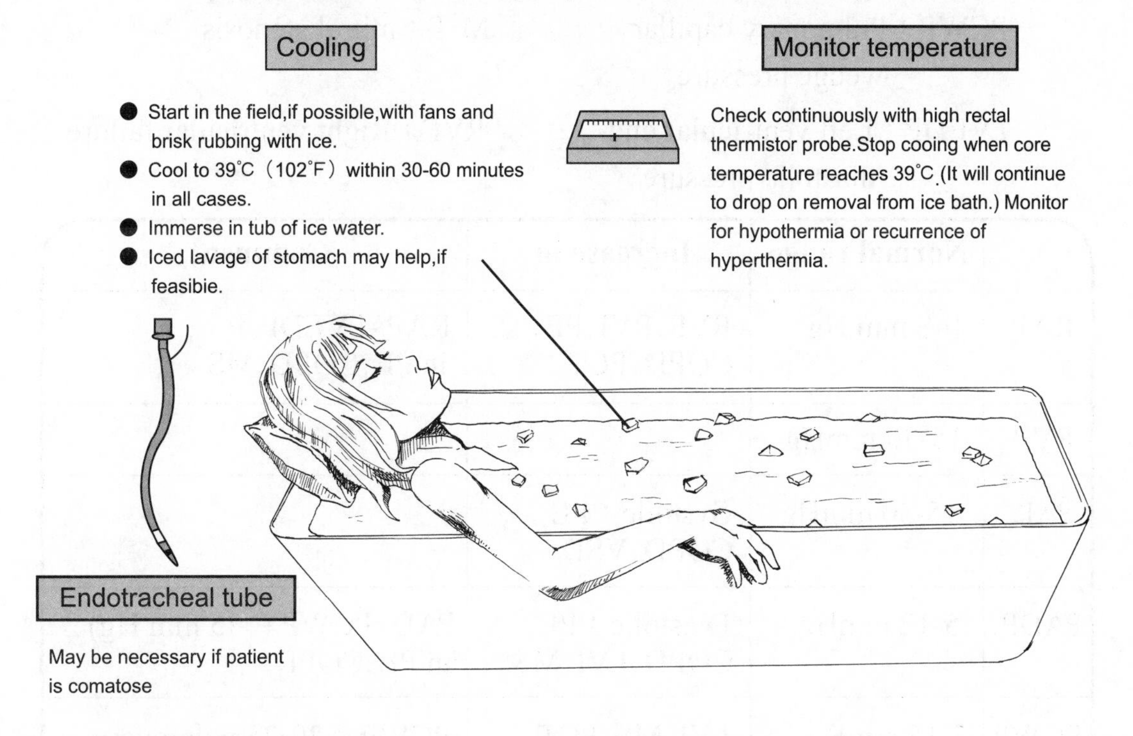

4.心臟衰竭之處置

（1）Correct circulatory volume abnormality with Fluid therapy.

（2）Improve Myocardial Contracitility with Digitalis.

（3）Control contributory cardiovascular and pulmonary abnormality.

（4）Pressure therapy with Levophed or Dopamine or Aramine

（5）Vasodilator therapy. If possible.

（6）Thrombolytic therapy. If necessary.

（7）Pump assist.(Intra-aortic balloon pump. IABP)

（8）PTCA

◎ Hemodynamic parameter

RAP：right atrial pressure

RVP：Right ventricular pressure

PAP：Pulmonary artery pressure

PADP：Pulmonary artery diastolic pressure

PCWP：Pulmonary capillary wedge pressure

LVEDP：Left ventricular end-diastolic pressure

RVI：Right ventricular infarction

LVI：Left ventricular infarction

P E：Pulmonary embolus

PCT：Pericardial tamponade

M T：mitral stenosis

RVF：Right ventricular failure

	Normal range	Increase in	Comment
RAP	0-8 mm Hg	RVF,RVI,PE, COPD,PCT	RAP=LVEDP in PE,COPD,MS
RVP	15-30 mmHg		
PAP	15-30 mmHg	Systolic：PE, COPD,VSD	
PADP	5-12 mmHg	Diastolic：PE, COPD,LVI,MS	PAD=PCWP (> 5 mm Hg) in PE,COPD
PCWP	5-12 mmHg	LVI,MS,PCT	PCWP < 20-25 pulmonary edema Optimal PCWP=14-18 in AMI

5.各類型休克的一般治療

Treatment	Hypovolemic	Cardiogenic	Septic
Resurance of an adequate airway ventilation 確認呼吸道通暢	++	++	++
Control of pain and apprehension 疼痛控制	++	++	++
Correction of acidosis 校正酸中毒	++	++	++
Conservation of body heat 保持體溫	++	++	++
Oxygen under positive pressure 補充氧氣	+	++	+
Control of hemorrhage 控制出血	++	−	−
Plasma volume expanders	++	−	−
Whole blood	++	−	−
Saline and electrolytes	++	+−	+
Vasopressors；Cardiotonic drugs	+−	++	+−
Vasodilators (Nitrates)	+−	+	+−
Antibiotics	+−	+−	++
Steroids hormone	+−	+−	+

KEY：++ Prime factor + Generally indicated

+− Variable-based on clinical state − Not indicated or not necessary

（1）**Management of shock**

a.確認呼吸通暢

b.導尿以監測尿量

c.血液動力學監測以正確進行體液及心輸出量中心靜脈壓之測量

d.如必要時注射升壓劑

（2）**Specific types**

a.CARDOGENIC：

Diuretics, Inotropic agents, Vasodilators (if possible)

Intra-aortic balloon pump, Correction of underlying lesion.

b.HYPOVOLEMIC：

Fluids & blood products, Correction of underlying etiology.

c.ANAPHYLACTIC：

Antihistamines & Epinephrine

d.SEPTICS：

Identify source of infection, Antibiotics, Support with fluids, Steroids?

6.休克症狀的診斷與治療

BASIC AIMS	DIAGNOSTIC TESTS	MONITORING TEST	TREATMENT
Control bleeding 控制出血	Abdominal tap for suspected internal hemorrhage	Arterial & venous pressures Urinary output	Cross matched whole blood, amount based on gross estimate of loss and monitored to patient overtransfusion.
Restore blood volume 保存血液量	Blood pressure and CVP recording	Central Venous Pressure (CVP)	Plasma, Cross matched whole blood, Dextran, or Hemaccel

Maintain central aortic pressure 維持血壓	Arterial pressure	Arterial blood pressure	Vasopressors for initial restoration of aortic pressure.
Maintain respiration clear airways 保持呼吸道通暢	Gas studies PCO_2. PO_2.	Continuous blood gas studies	Oxygenate-intubate
Maintain cardiac function 維持心臟功能	Continuous monitoring by ECG	Continuous EKG monitoring	Cardiac massage. Defibrillator pacemaker. Control arrhythmia with Quinidine, Xylocaine
Maintain urine flow (25 cc/hr) 維持尿量	Urine output	Mannitol IV test for kidney function	Mannitol 20 % for IV
Control infection 控制感染	Blood culture & Urine culture	Cultures	Appropriate antibiotic coverage
Maintain tissue perfusion & reduce peripheral resistance 維持組織灌流量減少末梢阻力			Vasodilators & Steroids
Relieve pain and anxiety 解除疼痛不安			Morphine sulfate 15 mg. Meperidine 100 mg.

五、治療休克的藥物
Drugs Used in Treatment of Shock

(1) INFUSION USED IN SHOCK

a.To Maintain the circulating blood (Blood substitues).

Dextran, Low molecular Dextran, HES (Hespander), Deltaplasmat, Gelatin (Neo-plasmal), Haemaccel (Polygeline), Gelapcin. Blood Plasma. Blood transfusion.

	Hespander	**Haemacel**	**Rheomarcrodex**
成份	Hydroxyethyl starch	Polygeline (Gelatin)	Low Mol.Dextran
抗原性	無	有(低)	有(高)
腎功能	不影響	不影響	影響
藥效時間	長	短	短
出血傾向	不影響	影響	影響
肝炎	無	無	無
Blood typing	不干擾	干擾	干擾
貯存	室溫	室溫	室溫
組織脫水	不影響	不影響	會

b.Anti-sludging agents.

Low molecular Dextran (40), Heparin

c.ECF Volume Expanders.

Lactated Ringer's solu', Hartmann's solu', Hartmann's G. Normal-saline, Ringer's solu', Dext-saline, Half-saline, Potacol R, Taita solu' NO.3, 4, ELR solu'.

d.Carbohydrate infusion.(As energy source)?

5 % Dextrose, 10 % Dextrose, 5 % Sorbitol, 5 % Xylitol. 10 % Maltose.

(2) **SYMPATOMIMETICS (VASOPRESSORS & INOTROPICS)**

Metaraminol [Aramine], Phenylephrine [Neo-Synesin], Epinephrine [Bosmin], Norepinephrine [Levophed], Dopamin [Intropin], Dobutamine [Dobutrex]

(3) **ALKALIZING AGENTS**

Soda inj. 7 % sodium bicarbonate

(4) **ADRENAL CORTICOSTEROIDS**

Especially in Septic shock

Methylprednisolone [Solu-Medrol]

Hydrocortisone [Solu-Cortef]

(5) **VASODILATORS**

Especially in Cardiogenic shock

Sodium nitroprusside [Nipride]

Nitrates (Nitroglycerin, Isosorbide dinitrate)

(6) **CARDIAC GLYCOSIDE**

Especially in Cardiogenic shock

(7) **ANTIARRHYTHMIC AGENTS**

Especially in cardiogenic shock

Lidocaine [Xylocaine]

Procainamide [Pronestyl]

Atropine

(8) **THROMBOLYTICS AGENTS**

Especially in Cardiogenic shock

t-PA (Tissue plasminogen activator)

Urokinase or Streptokinase

六、暈厥的病態生理及處置

1.暈厥的原因 CAUSES OF SYNCOPE

(1) 非心因性暈厥 **NON-CARDIOVASCULAR CAUSES**

a.Metabolic：Hypoglycemia, Hypoxia, Hyperventilation, Drug or Alcohol abuse

b.Neurologic：Seizure disorder, Head trauma, Cerebrovascular disease

(2) 心因性暈厥 **CARDIOVASCULAR CAUSES**

Orthostatic hypotension, Vasodepressor mechanisms, Carotid sinus hypersensitivity, Myocardial disease, Pericardial disease, Valvular disease, Tachyarrhythmia, Bradyarrhythmia.

2.CAUSES OF SYNCOPE IN ADOLESCENCE

(1) 最常見 **Most common**

Simple syncope (Vasovagal syncope, Simple faint)

(2) 較少見 **Less common**

Migraine, Epilepsy, Hyperventilation, Postural Hpyotension.

(3) 不尋常 **Unusual**

Cardiac disorders.(Arrhythmias), Hysteria. Hypoglycemia.
Severe anemia.
Severe Paroxysm of coughing. Apnea with swimming.
Needle puncture or drainage of pleural, peritoneal spaces.
Hyperactive carotid sinus reflex. Fused cervical vertebrae.
Prolonged Valsalva maneuver.

3. Comparison of the common causes of syncope in adolescents

Cause 原因	Prodrome 發作症狀	Duration of unconsciousness 無意識時間	Subsequent events 併發事件	Comments
Simple Vasovagal syncope	Rapid onset of lightheadedness weakness	Usually < 1 min	Fully alter almost immediately	Clonic Movements may occur if may occur if lasts>15-20 sec. or patient is held semierect.
Migrain 偏頭痛	Brainstem symptoms Headache may precede loss of consciousness	> 1 minute	Headache	If headache occurs consciousness, it may be confused with postictal headache.
Epilepsy 癲癇	Sensory, Psychic, Motor phenomena Aura sometimes absent	> 1 minute at least 15-20	Postictal confusion, lethargy, headache	A good description of the event is essential.
Hyper-ventilation 過度換氣	Numbness, dizziness tingling of hands, lips ; lightheadedness	< 1 minute	Fully alter almost immediately	The event may be reproduced by having the patient hyperventilate.
Orthostatic hypotension 姿態低血壓	Lightheadedness on standing rapidly	< 1 minute	Fully alter almost immediately	This condition usually causes near -syncope.

七、昏迷的病態生理及處置

1. Neurological assessment in coma

（1）Level of consciousness

※ Glasgow Coma Scale 昏迷指數：

a. 運動反應 (Best motor response)

Obey commands, Localize pain, Flexion to pain, Extension to pain, or none

b. 語言反應 (Best verbal response)

Orientated, confused conversation inappropriate, incomprehensible or none.

c. 眼球反應 (Eye open)

Spontaneously, to speech, to pain or none coma is defined as not obeying commands, no words uttered and eyes never open.

（2）腦幹反應 (Brain stem function)

Pupillary reaction, Spontaneous eye movements, Oculocephalic responses, Oculovestibular responses, Corneal responses, Respiratory pattern

（3）運動功能 (Motor function)

Motor responses, Tendon reflexes, Muscle tone.

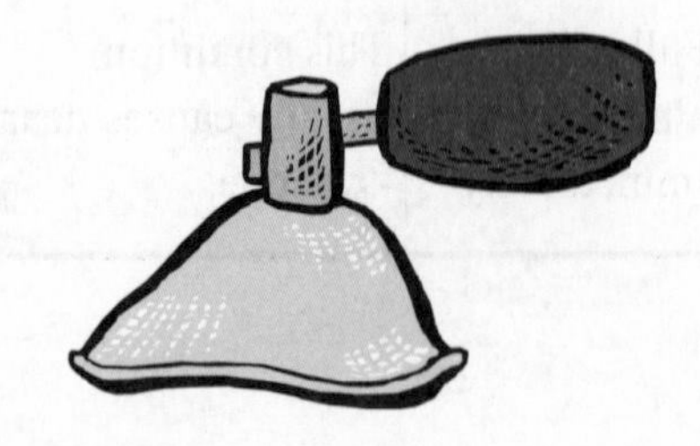

Glasgow Coma Scale 昏迷指數

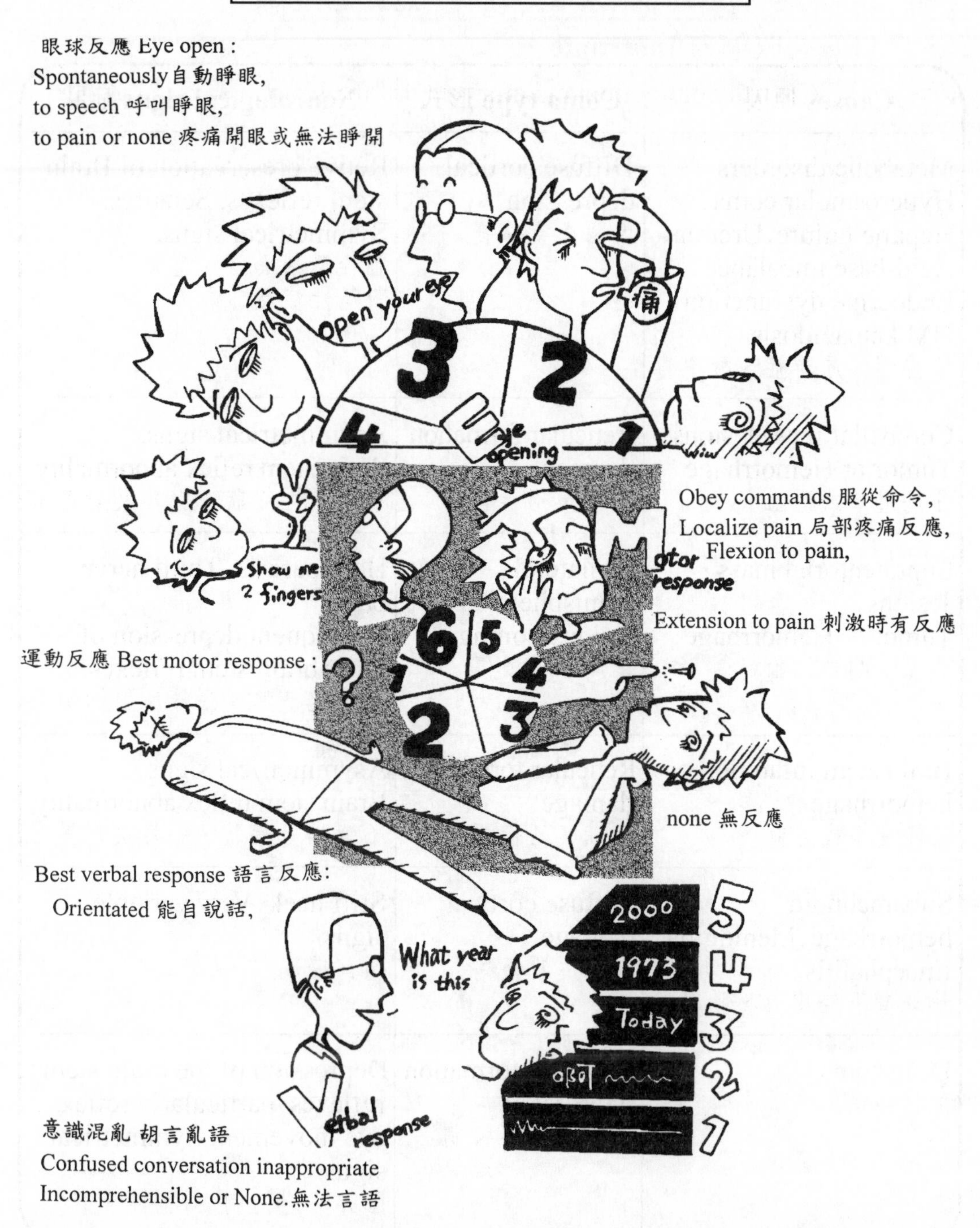

昏迷的定義為無法服從命令、沒有語言反應及眼睛無法睜開

2.Neurological signs in the common causes of coma

Causes 原因	Coma type 形式	Neurological signs 症狀
Metabolic disorders Hyperosmolar coma, Hepatic failure,Uremia, Acid-base imbalance, Endocrine dysfunction, DM ketoacidosis 肝昏迷、尿毒症、酸中毒	Diffuse cortical depression 大腦皮質抑制	Retive preservation of Brain stem reflexes. Seizures. Symmetrical signs. 腦幹反射異常、痙攣、 對稱性症狀
Cerebellar mass lesions, Tumor or Hemorrhage 小腦腫瘤或溢血	Reticular formation damage 網狀復活性損傷	Asymmetrical signs. Brain stem reflex abnormality. 不對稱性症狀、腦幹反射異常
Supratentorial mass lesions, Tumor or Hemorrhage 大腦腫瘤或溢血	Unilateral hemisphere lesions-coning 單測半球損傷	Hemiparesis. Third nerve palsy. Subsequent depression of other brain stem reflexes. 腦神經麻痺、腦幹反射抑制
Brain stem infarction or hemorrhage 腦幹梗塞或溢血	Reticular formation damage 網狀復活性損傷	Asymmetrical signs, Brain stem reflex abnormality. 不對稱性症狀、腦幹反射異常
Subarachnoid hemorrhage,Meningitis, Encephalitis 蜘蛛膜下腔出血、腦膜炎	Diffuse cortical damage 大腦皮質損傷	Stiff neck,Very variable signs. 頸部僵硬
Drug coma 藥物昏迷	Reticular formation depression 網狀復活性抑制	Depression of the brain stem reflexes,particularly reflex eye movement.Symmetrical signs. 腦幹反射抑制 對稱性症狀

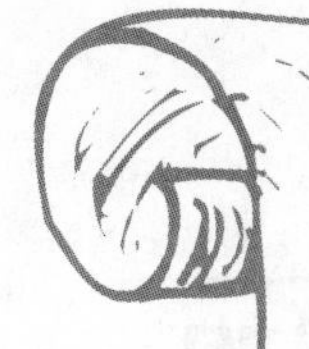

第九章
高血壓

【摘　要】

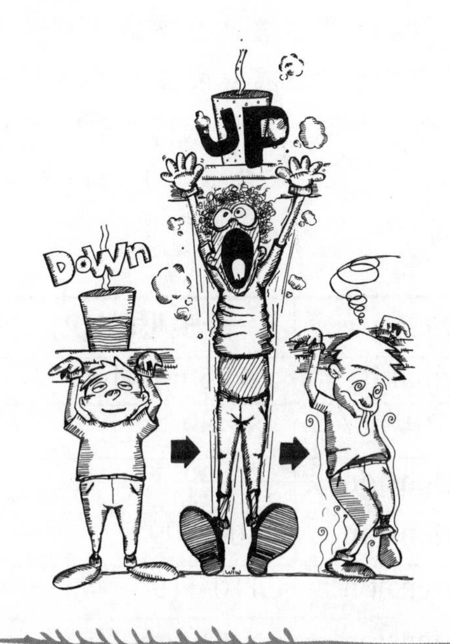

一、高血壓分類與控制病患血壓之目的

（1）高血壓疾病之分類

(Classification of hypertensive disease)

Class 分類	dBP (mmHg)	Clinical signs 臨床症狀
Mild 輕度	90 - 104	無症狀、無器官組織損傷、病人在運動時稍感心臟無力
Moderate 中度	105 - 115	不一定有症狀、但可能有若干器官損傷、五年之內可能有一半之患者會惡化
Severe 嚴重	116 - 130	有症狀、且已有明確的器官損傷，在20個月內可能有40 %病人會惡化
Hypertensive crisis	Above 130	內科緊急症狀，需立刻治療，已有中度至重度的器官組織損傷

高血壓本身是一種症狀，但有些高血壓病患未經發現時並無感覺異樣，經發現時才會出現模糊之症狀。常見之症狀：頭痛、腦後頸上部有僵硬感、呼吸短促、耳鳴、容易疲勞、精力減退、心悸等，同時也會出現心臟血管之併發症，如心臟(狹心症、心肌梗塞)、腦(腦血栓、腦出血)、腎(尿閉、酸中毒)、眼內出血及末梢動脈血管硬化等。

新分類(1993)	舒張壓(dBP)	收縮壓(sBP)
正常血壓 Normal BP	< 85 mmHg	< 130 mmHg
High Normal BP	85-89	130-139
Stage 1 Hypertension	90-99	140-159
Stage 2 Hypertension	100-109	160-179
Stage 3 Hypertension	110-119	180-209
Stage 4 Hypertension	> 120 mmHg	> 210 mmHg

Mean arterial pressure (MAP) = d BP + 〔(s BP- d BP)/3〕

(2) 高血壓治療控制血壓之目的
Aims of BP control in hypertension therapy

a.於長期間降低並維持高血壓病患之最適血壓

Decrease and maintain BP of hypertensive patients to appropriate levels for prolonged periods.

b.預防心血管障礙之發生及惡化，如：腦、心臟及腎臟之損傷

Prevent the occurrence and exacerbation of cardiac and vascular damages. i.e., Brain, Heart and Kidney damages.

c.降低心血管疾病之發病率及致死率

Reduce morbidity and mortality related to cardiovascular diseases.

d.幫助病患過舒適之日常生活並延長壽命

Help to send comfortable daily living and to live long.

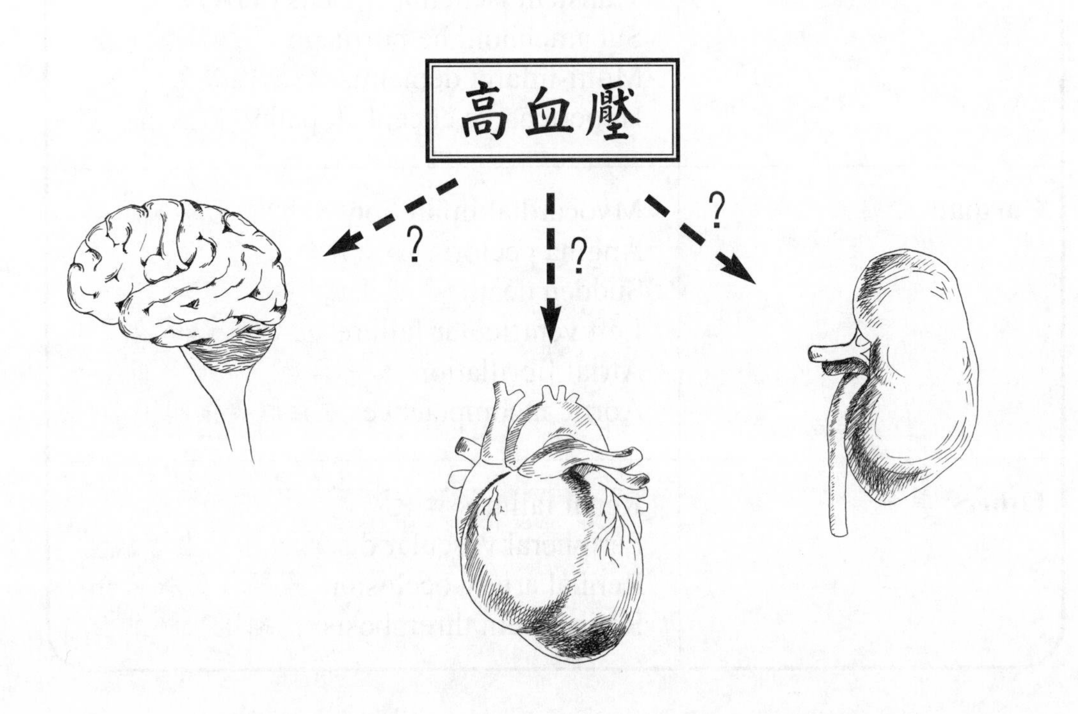

二、高血壓併發疾病之危險性因子與非藥物之預防方法

◎ 高血壓的病因

・原發性 (Primary Hypertension)：

危險因子：家族史(遺傳)、男性、抽煙、酗酒、肥胖、生活緊張壓力、高鹽及高油脂食物。

・續發性 (Secondary Hypertension)：

病因：腎臟疾病、荷爾蒙異常、主動脈狹窄等疾病。

◎ 高血壓病患容易罹患之心臟血管併發症 **(Cardiovascular complications)**

Cerebrovascular 腦血管	Cerebral thrombosis 腦血栓 Cerebral hemorrhage 腦出血 Transient ischemic attacks (TIA) Subarachnoid hemorrhage 下蜘蛛膜出血 Multi-infarct dementia 梗塞性癡呆 Hypertensive encephalopathy 高血壓腦症
Cardiac 心臟	Myocardial infarction 心肌梗塞 Angina pectoris 狹心症 Sudden death 突然死亡 Left ventricular failure 左心室衰竭 Atrial fibrillation 心房顫動 Aortic incompetence 主動脈瓣閉鎖不全
Others 其他	Renal failure 腎衰竭 Peripheral vascular disease 末梢血管病變 Retinal artery occlusion 視網膜動脈閉合 Retinal vein thrombosis 視網膜靜脈血栓

1.動脈硬化性心臟病之危險性因子
Risk factors for coronary heart disease

(1) 體質性因素 Contitutional factors

a.Age 年齡

b.Sex 性別 (Male > Female)

c.Family history 家族病歷

d.Personality 個性

e.Race 種族 (Black > White)

(2) 生活方式因素 Life style factors

a.Smoking 抽菸

b.Coffee 咖啡

c.Oral contraceptives 口服避孕藥

d.Excess alcohol 酒精過量

e.Physical inactivity 運動不足

f.Emotional or Psychosocial stress 情緒緊張

g.Diet high in saturated fat, cholesterol, calories, or salts
食物中含大量之飽和脂肪酸、膽固醇、熱量或鹽份

(3) 可控制之因素 Controllable factors

a.Hypertension 高血壓

b.Diabetes mellitus 糖尿病

c.Hyperlipidemia 高脂血 (Atherogenic index = Total cholesterol / HDL)

d.Obesity 肥胖

2.輕度高血壓之非藥物預防法
Nonpharmacologic measures of Hypertension

(1) 限制食鹽之攝取量每天不超過五公克
Salt restriction. Reduce consumption from 20 g to 5 g daily.

(2) 減輕體重 Weight control. Weight reduction.

(3) 有氧運動每週至少三次適度地運動
Aerobic exercise. Exercise moderately at least 3 times weekly.
(4) 停止抽菸 Smoking cessation
(5) 減低酒精攝取量 Reduction in alcohol intake
(6) 降低血中膽固醇及中性脂肪
Reduction serum cholesterol & Triglyceride
(7) 減輕壓力緊張增加休閒時間 Stress reduction
(8) 停用口服避孕藥 Stop oral contraceptives

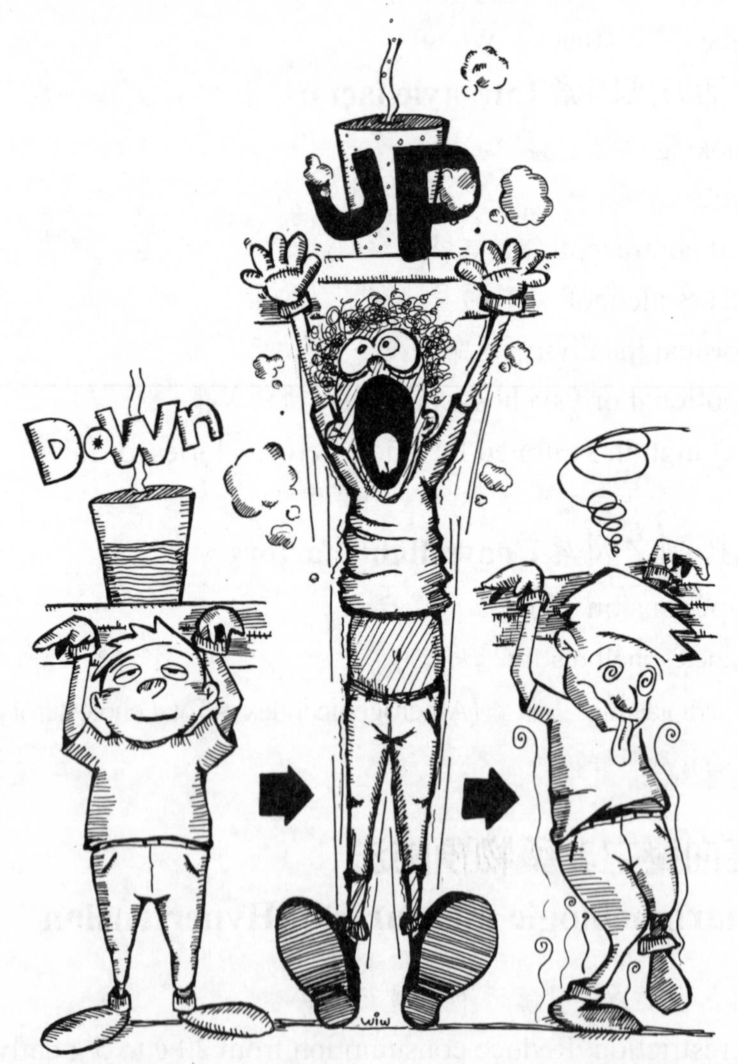

高血壓的藥物治療應該遵照醫師指示，不可因為血壓降低就不服用，血壓升高才服用或自行增減劑量，否則容易導致更可怕的中風症狀。

三、高血壓之藥物治療與藥物選擇

Vascular Tone

ANS, RAA system
Catecholamines
Prostaglandins
Vascular integrity

Blood Volume

Kidney：GFR, ADH
Renin-Angiotensin-Aldosterone
(RAA System)

BP＝ Cardiac Output × Systemic Vascular Resistance

Stroke Volume

Perload # Afterload
Contractility

Heart Rate

ANS：sympathetic-parasympathetic
Catecholamines

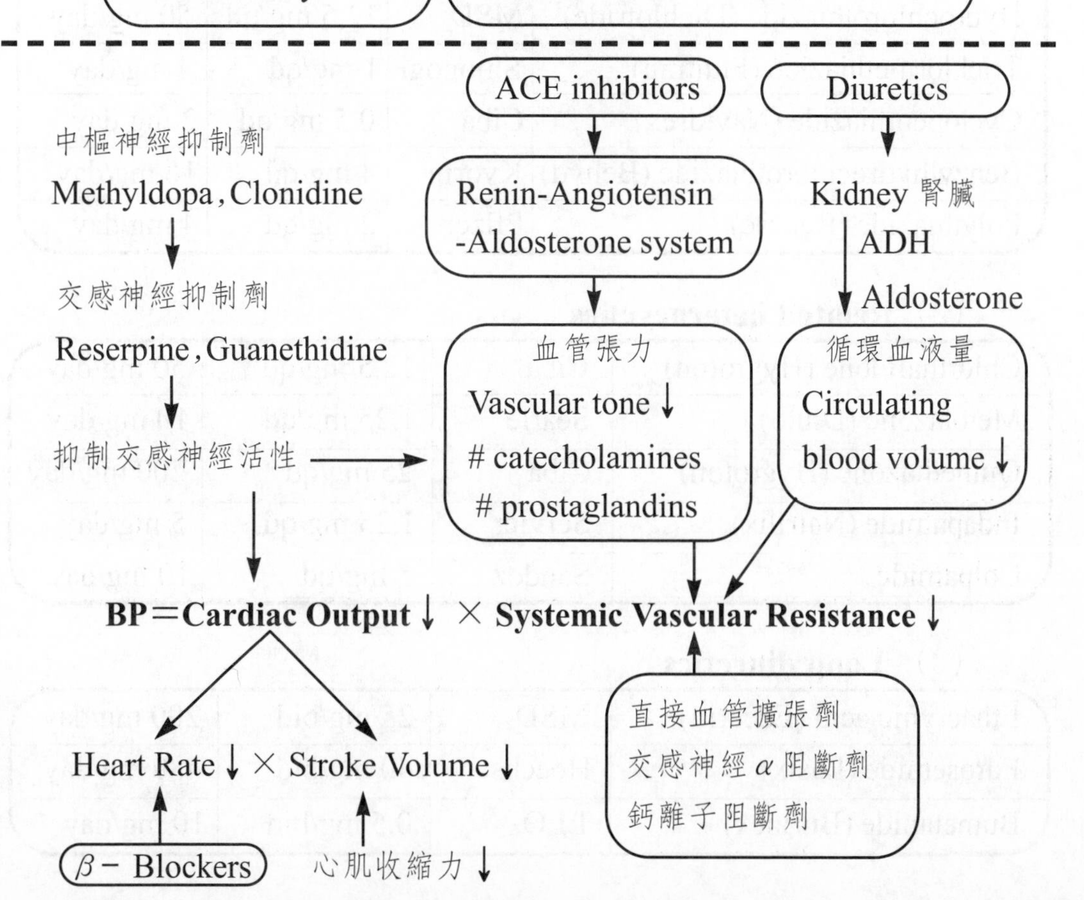

◎ **Diuretics** 利尿劑
◎ **Sympatholytics** 交感神經抑制劑
◎ β－**Blockers** 交感神經 β 阻斷劑
◎ **Direct Vasodilators** 直接血管擴張劑
◎ α－**Blockers** 交感神經 α 阻斷劑
◎ **Calcium antagonists** 鈣離子阻斷劑
◎ **ACE inhibitors** 血管升壓素轉化酵素抑制劑

（一）利尿劑 **Diuretics**

（1）**Benzothiadiazines**

藥名	廠商	起始劑量	最大劑量
Chlorothiazide (Chlotride)	MSD	125 mg/qd	500 mg/day
Hydrochlorothiazide (Dichlotride)	MSD	12.5 mg/qd	50 mg/day
Trichlormethiazide (Fluitran)	Shionogi	1 mg/qd	4 mg/day
Cyclopenthiazide (Navidrex)	Ciba	0.5 mg/qd	2 mg/day
Benzylhydrochlorothiazide (Behyd)	Kyorin	4 mg/qd	16 mg/day
Polythiazide (Renese)	Pfizer	2 mg/qd	4 mg/day

（2）**Related heterocyclics**

Chlorthalidone (Hygroton)	Ciba	12.5 mg/qd	50 mg/day
Metolazone (Diulo)	Searle	1.25 mg/qd	10 mg/day
Quinethazone (Hygroton)	Ciba	25 mg/qd	200 mg/day
Indapamide (Natrilix)	Servier	1.25 mg/qd	5 mg/day
Colpamide	Sandoz	5 mg/qd	10 mg/day

（3）**Loop diuretics**

Ethacrynic acid (Edecrin)	MSD	25 mg/bid	200 mg/day
Furosemide (Lasix)	Hoechst	40 mg/bid	480 mg/day
Bumetanide (Burinex)	LEO	0.5 mg/bid	10 mg/day

（4）**Potassium-sparing diuretics**

Spironolactone (Aldactone)	Searle	25 mg/qd	100 mg/day
Triamterene (Dyrenium)	SKF	25 mg/qd	100 mg/day
Amiloride (Midamor)	MSD	5 mg/qd	10 mg/day

（5）**Combined Agents**

Aldactazide (Hydrochlorothiazide 25 mg +Spironplactone 25 mg)
Dyazide (Hydrochlorothiazide 25 mg + Triamterene 50 mg)
Moduretic (Hydrochlorothiazide 50 mg + Amiloride 5 mg)

◎ 利尿劑的優點

Highly effective in most classes, Essential with fluid retention, Little acute toxicity, Well tolerated, Cheep, Single daily dose.

◎ 利尿劑的缺點

Electrolyte abnormalities ↓ K^+ ↓ Mg^{+2}
Metabolic disorders ↑Glucose ↑ Urate ↑Lipid
Activation of neurohormonal (RAA) system

Side effects of commonly used Diuretics

	Thiazide	**Loop diuretics**	**Potassium sparing**
Hypokalemia 低鉀	▲	▲	#
Hyperkalemia 高鉀	#	#	▲
Hypercalcemia 高鈣	▲	#	#
Hyponatremia 低鈉	▲	▲	#
Hypomagnesemia 低鎂	▲	▲	▲
Hyperuricemia 高尿酸	▲	▲	#
Hyperglycemia 高血糖	▲	▲	#
Hypertriglyceridemia 高脂血	▲	▲	#
Alkalosis 鹼中毒	▲	▲	#
Acidosis 酸中毒	#	#	▲

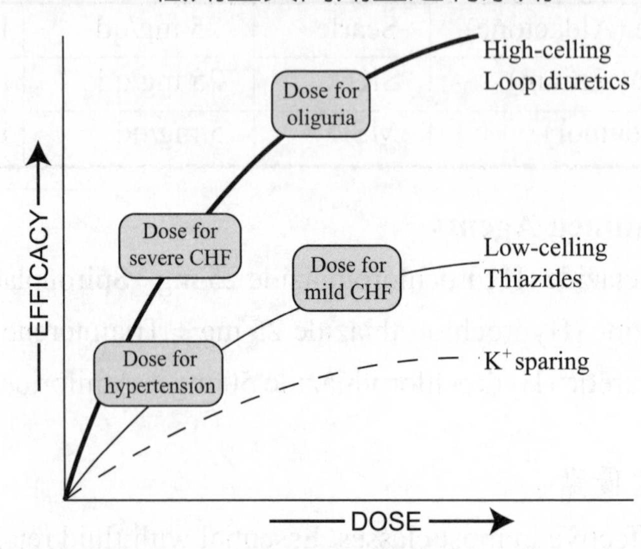

（二）作用於中樞神經的藥物

Drugs acting on CNS(Central inhibition)

Methyldopa (Aldomet)	M.S.D.	250 mg/bid	2000 mg/day
Clonidine (Catapress)	Boehringer	0.2 mg/bid	1.2 mg/day

（三）作用於自主神經的藥物

Drugs acting on ANS (Neuroeffector blockade)

Reserpine (Serpasil)	Ciba	0.05 mg/qd	0.25 mg/day
Guanethidine (Ismelin)	Ciba	10 mg/qd	200 mg/day

（四）神經節阻斷劑 Ganglionic (ggl) blocking agents

Trimethaphan camsylate (Arfonad)　IV 150 mg/vial (Emergency Use only)

Mecamylamin HCl (Inversine)　2.5 mg/bid　10 mg/day

（五）作用於心臟之藥物

Drugs acting on Heart (β-blockers)

Classification of Adrenergic receptors

α_1	α_2	β_1	β_2
Vasoconstriction 血管收縮	Inhibition of norepinerine release	Tachycardia 心跳加快	Bronchodilation 支氣管擴張
Increased peripheral resistance		Increased myocardial contractility	Peripheral vasodilation 末梢血管擴張
Increased BP	Inhibition of insulin release	Increased lipolysis	Slightly decreased peripheral resistance
Inhibition of insulin release			Relaxed uterine smooth muscle 子宮肌肉弛緩
Increased closure of internal sphincter of the bladder			Increased muscle and liver glycogenolysis

（1）**β_1-selective blockers**

Atenolol (Tenormin)	I.C.I.	25 mg/qd	100 mg/day
Metoprolol (Betaloc)	Astar	50 mg/bid	200 mg/day
Acebutolol (Sectral)	M & B	200 mg/bid	800 mg/day
Betaxolol (Kerlone)	Hochest	5 mg/qd	20 mg/day
Bisoprolol (Monocor)	Cyanamid	25 mg/qd	10 mg/day

（2）**β-blockers with ISA**

(Intrinsic Sympathomimetic Activity)

Pindolol (Visken)	Sandoz	5 mg/bid	60 mg/day
Carteolol (Mikelan)	Otsuka	2.5 mg/bid	10 mg/day
Penbutolol (Levatol)	R & C	20 mg/qd	80 mg/day
Oxprenolol (Trasicor)	Ciba	20 mg/bid	240 mg/day
Acebutolol (Sectral)	M & B	100 mg/bid	600 mg/day

（3） **Non-selective No ISA β-blockers**

Propranolol (Inderal)	I.C.I	40 mg/bid	240 mg/day
Timolol (Blocadren)	M.S.D.	10 mg/bid	40 mg/day
Nadolol (Corgard)	Squibb	20 mg/qd	240 mg/day

（4）**β(α + β)-blockers**

Labetalol (Trandate)	Glaxo	100 mg/bid	1200 mg/day
Carvedilol (Dilatrend)	Roche	12.5-25 mg/qd	50 mg/day
Celiprolol (Selecor)		400 mg/qd	?

◎ **β-blockers** 的副作用

（1）Heart failure 心衰竭，Bradycardia 心跳徐緩

（2）Bronchospasm，Impaired limb perfusion，Prolonged hypoglycemia

Others：More dreams，Less dynamism

ISA β-blockers 的優點	β_1-selective blockers 的優點
Less bradycardia	
Less risk of congestive heart failure	
Less bronchospasm	Less bronchospasm
No increase in peripheral resistance	Less increase in peripheral resistance
Less worsening of peripheral vascular disease	Less decrease in peripheral blood flow
No effect in diabetic control	No effects in diabetic control
Less risk of withdrawal syndrome	

1.Indications for β-blockers

(1) **Ischemic heart disease**

- Angina pectoris：Propranolol, Nadolol, Atenolol, Metoprolol
- AMI follow up：Propranolol, Timolol, Atenolol, Metoprolol

(2) **Hypertension**：Acebutolol, Atenolol, Betoxalol, Bisoprolol, Carteolol, Labetalol, Metoprolol, Nadolol, Pindolol, Propranolol, Timolol

(3) **Arrhythmias**：Propranolol, Sotalol

(4) **Cardiomyopathy**：Propranolol

(5) **Anxiety**：Propranolol

(6) **Migraine prophylaxis**：Propranolol, Nadolol

(7) **Thryotoxicosis**：Propranolol

(8) **Glaucoma**：Timolol, Betoxalol, Carteolol

2.Contraindications to β-blockers 禁忌症

(1) **Cardiac**：Severe bradycardia, high-degree heart block, overt left ventricular failure

(2) **Pulmonary**：Severe asthma or bronchospasm

(3) **Peripheral vascular**：Raynaud's phenomenon, gangrene, skin necrosis, severe claudication

(4) **Central nervous**：Severe depression insulin-requiring diabetes

(5) **Cautions**：小心使用

Renal failure, Liver disease, Elderly, Surgical operations, Hyperlipidemia, Smoking, Pregnancy hypertension

(六) Angiotensin converting enzyme (ACE) inhibitors

Benazepril (Cibacen)	Ciba	5 mg/bid	80 mg/day
Captopril (Capoten)	Squibb	12.5 mg/bid	300 mg/day
Cilazapril (InhibACE)	Roche	2.5 mg/qd	10 mg/day
Enalapril (Renitec)	M.S.D.	2.5 mg/qd	40 mg/day
Fosinopril (Monopril)	Bristol	10 mg/qd	80 mg/day
Lisinopril (Zestril)	I.C.I.	5 mg/qd	80 mg/day
Perindopril (Acertil)	Servier	4 mg/qd	8 mg/day
Quinapril (Accupril)	P.D.	2.5 mg/qd	80 mg/day
Ramipril (Altace)	Hoechst	1.25 mg/qd	20 mg/day
Spirapril (Renormax)	?	3 mg/qd	48 mg/day

◎ **ACE inhibition** 的特殊藥理作用

(1) Limits metabolic interactions 不影響新陳代謝

No K^+ depletion. No Hyperuricemia.

No Hyperglycemia. No Hyperlipidemia.

(2) Leaves sympathetic reflexes intact 不影響交感神經反射

No Orthostatic hypotension.

No fatigue, sedation or CNS depression.

No Impotence.

(3) Inhibits reflex tachycardia 無反射性心跳加快之作用
Reduces Angiotensin II mediated sensitivity to catecholamines of postsynaptic adrenergic receptors

不會造成疲倦、心跳徐緩、睡眠障礙、支氣管痙攣、心衰竭、中樞抑制、反射性心跳加速、反彈性高血壓、電解質不平衡、性無能等不良反應，且可維持腦血流量及腎血流量、降低心室後負荷、改善左心室肥大。

	Benazepril Lotensin	**Captopril Capoten**	**Enalapril Vasotec**	**Fosinopril Monopril**	**Lisinopril Zestril**	**Quinapril Accupril**	**Ramipril Altace**
Dosage	10-20 mg	12.5-50 mg	5-10 mg	10 mg	10-20 mg	5-40 mg	2.5-5 mg
Interval	qd	bid	qd	qd	qd	qd-bid	qd
高血壓	Yes	Yes	Yes	Yes	Yes	Yes	Yes
心衰竭	?	Yes	Yes	Yes	Yes	Yes	?
Half-life	22	< 2	1.3	12	12	1-3	1-2
GI吸收	37 %	75 %	60 %	36 %	25 %	60 %	50-60 %
食物影響	No	Yes	No	Yes	o	Yes	Yes

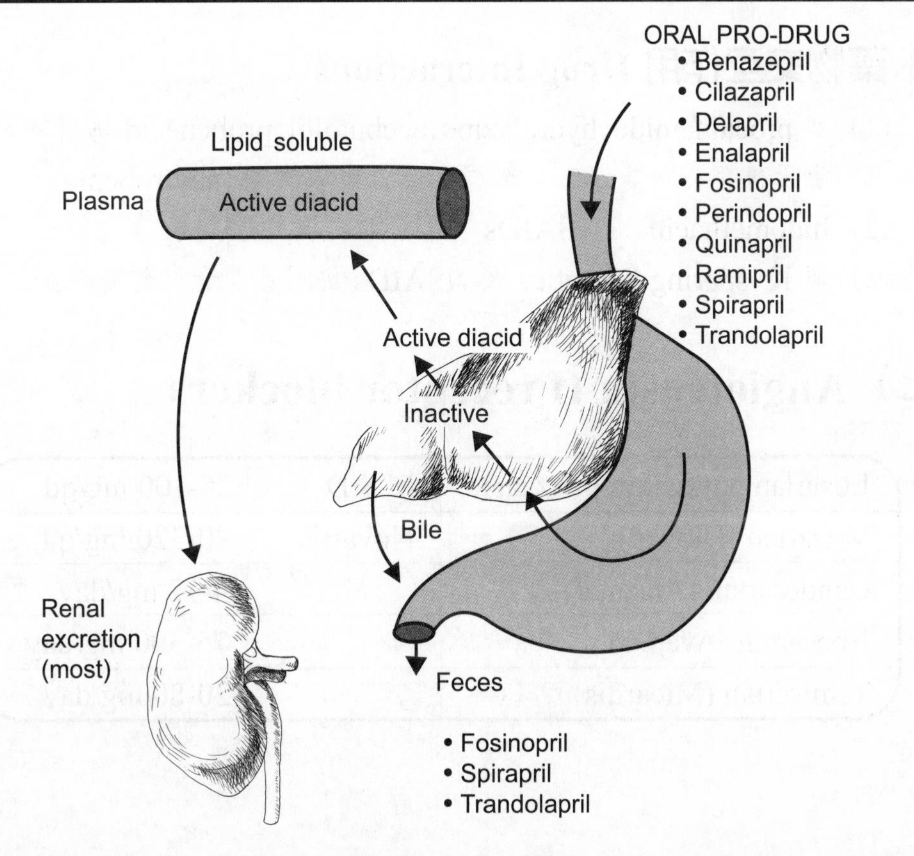

1.不良反應 Adverse reactions

(1) Non-productive cough.

(2) Hyperkalemia, Fatigue.

(3) Skin rash, Angioedema, Proteinuria (Large dose).

(4) Neutropenia, Bone marrow depression (Large dose).

(5) Renal function deterioration.

2.禁忌症 Contraindication

(1) Bilateral renal artery stenosis.Renal artery stenosis in a single kidney.

(2) Immune-based renal disease

(3) Severe renal failure (Serum creatinine > 1.6 mg/dl)

(4) Pre-existing neutropenia.(< 1000 /mm^3)

(5) Systemic hypotension.

※Pregnancy category：D

3.藥物交互作用 Drug Interactions

(1) 與 procainamide, hydralazine, acebutolol, probenecid 併用時，可能會干擾免疫功能，容易造成中性白血球缺乏 (neutropenia)

(2) Indomethacin 及 NSAIDs 可能會減低其降壓效果

(3) 與 K^+-sparing Diuretics 及 NSAIDs 併用可能會引起高鉀血症

(七) Angiotensin II receptor blockers

Losartan potassium (Cozaar)	M.S.D	25-100 mg/qd
Valsarten (Diovan)	Novartis	80-320 mg/qd
Candesartan (Atacand)		4-12 mg/day
Irbesartan (Avapro)		75-300 mg/day
Temisartan (Micardis)		20-80 mg/day

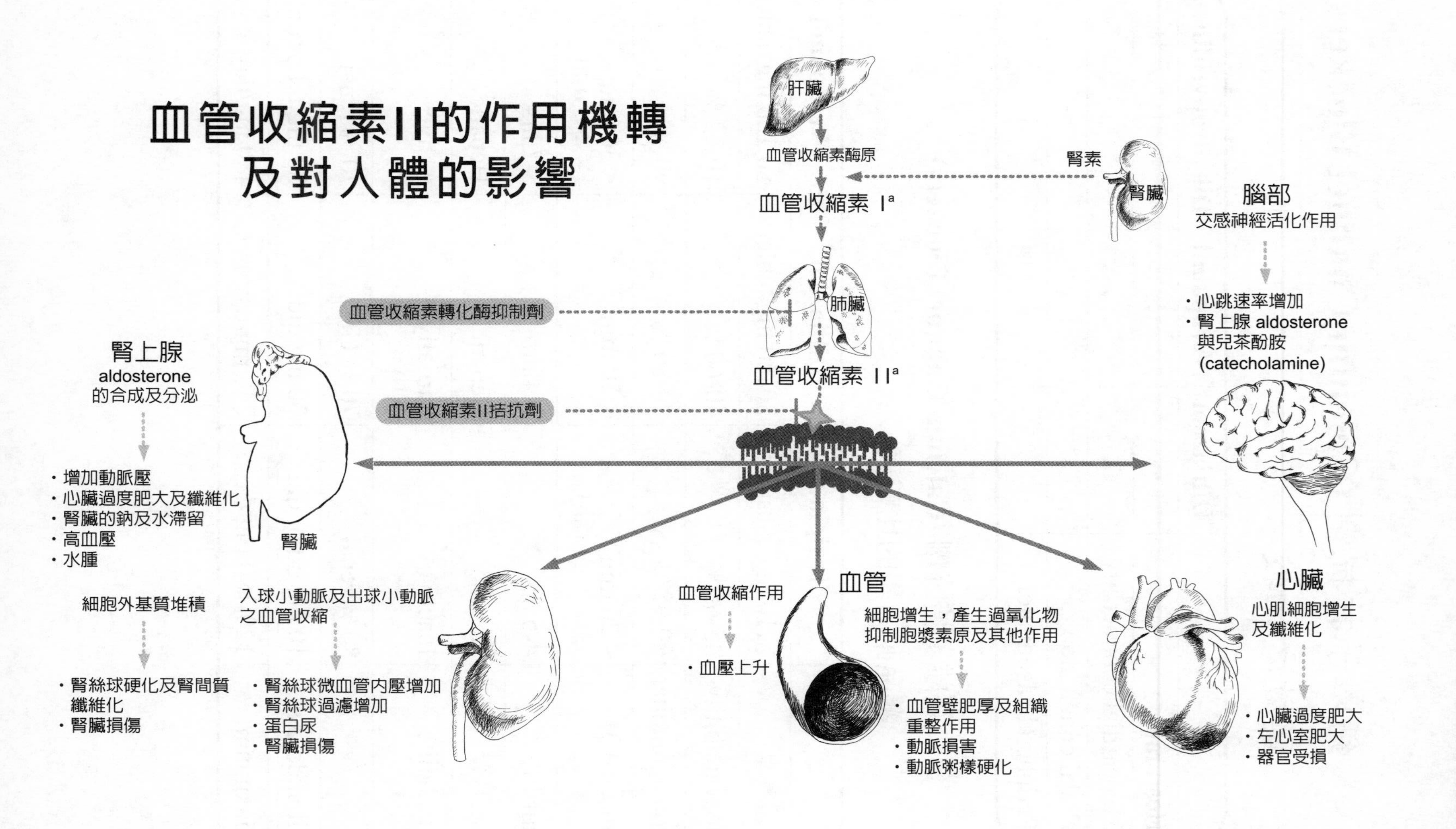
血管收縮素II的作用機轉
及對人體的影響
肝臟
血管收縮素酶原
腎素
腎臟
血管收縮素 I[a]
肺臟
血管收縮素轉化酶抑制劑
血管收縮素 II[a]
血管收縮素II拮抗劑
腦部
交感神經活化作用
・心跳速率增加
・腎上腺 aldosterone 與兒茶酚胺 (catecholamine)
腎上腺
aldosterone 的合成及分泌
・增加動脈壓
・心臟過度肥大及纖維化
・腎臟的鈉及水滯留
・高血壓
・水腫
腎臟
細胞外基質堆積
・腎絲球硬化及腎間質纖維化
・腎臟損傷
入球小動脈及出球小動脈之血管收縮
・腎絲球微血管內壓增加
・腎絲球過濾增加
・蛋白尿
・腎臟損傷
血管
血管收縮作用
・血壓上升
細胞增生，產生過氧化物抑制胞漿素原及其他作用
・血管壁肥厚及組織重整作用
・動脈損害
・動脈粥樣硬化
心臟
心肌細胞增生及纖維化
・心臟過度肥大
・左心室肥大
・器官受損

（八）鈣離子拮抗劑 (Calcium Channel Blockers) 藥效之比較

	Diltiazem	Verapamil	Dihydropyridines
Heart rate	↓	↓	↑ -
Myocardial contractility	↓	↓ ↓	↓ -
Nodal conduction	↓	↓ ↓	-
Peripheral vasodilator	↑	↑	↑ ↑

（1）鈣離子拮抗劑 (Calcium Channel Blockers) 藥品動力學的比較表

	Nifedipine	Diltiazem	Verapamil
可用劑型	5,10 mg capsules	30,60 mg tablets	80,120 mg tablets
Bioavailability	45-65 %	40-60 %	10-22 %
Protein binding	90-95 %	70-80 %	90 %
On-set(PO)	< 20 min (舌下 < 3 min)	< 30 min	< 30 min IV 2-5 min
Half-life	4-5 hrs	3-4 hrs	3-7 hrs
代謝途徑	Hepatic	Hepatic	Hepatic
Metabolite	Inactive	Partially active	Active
排泄	80 % renal	70 % GI	70 % renal
Initial dosage	10 mg tid or qid	30 mg qid	80 mg tid or qid
Maximum	120-180 mg/day	240 mg/day	480 mg/day

(2) 鈣離子拮抗劑 (Calcium Channel Blockers) 副作用的比較表

	Nifedipine	Diltiazem	Verapamil
顏面潮紅 Flushing	++	+	+
便秘 Constipation	0	0	++
頭痛/頭暈	+++	0	+
末梢水腫 edema	+++	+	0
心房心室傳導障礙	0	+	++
低血壓 Hypotension	+++	+	+

◎ 以鈣離子阻斷劑 (Nifedipine) 作為降壓藥的優點

(1) 與利尿劑不同

無電解質不平衡 (Electrolyte imbalance) 的缺點，不增加血中尿酸值 (Uric acid)

不改變血中腎素 (Renin) 及鈉滯留激素 (Aldosterone) 之分泌

不影響葡萄糖的耐受性 (Glucose tolerance)

不影響脂質代謝

不會升高膽固醇

不會引起性無能 (Impotence)

(2) 與交感神經 β 阻斷劑不同

不會過度抑制心肌收縮力及心臟的傳導速度

不會造成支氣管痙攣、影響呼吸功能

不會造成末梢循環障礙、四肢冰冷

不影響葡萄糖的耐受性 (Glucose tolerance)

不影響脂質代謝

不會升高膽固醇

不會引起性無能 (Impotence)

(3) 與 ACE inhibitors 不同

不會造成咳嗽及味覺異常

不影響腎臟血流量及腎功能

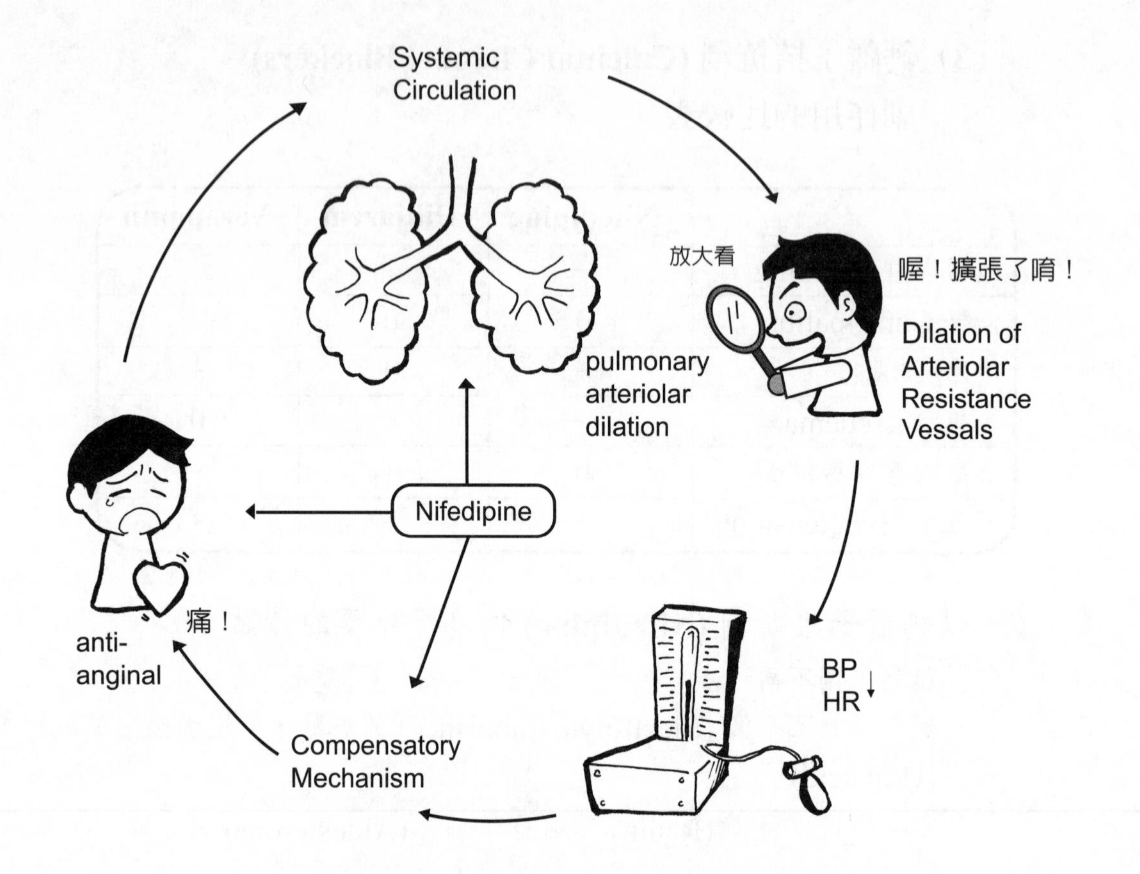

心臟與血管之選擇性

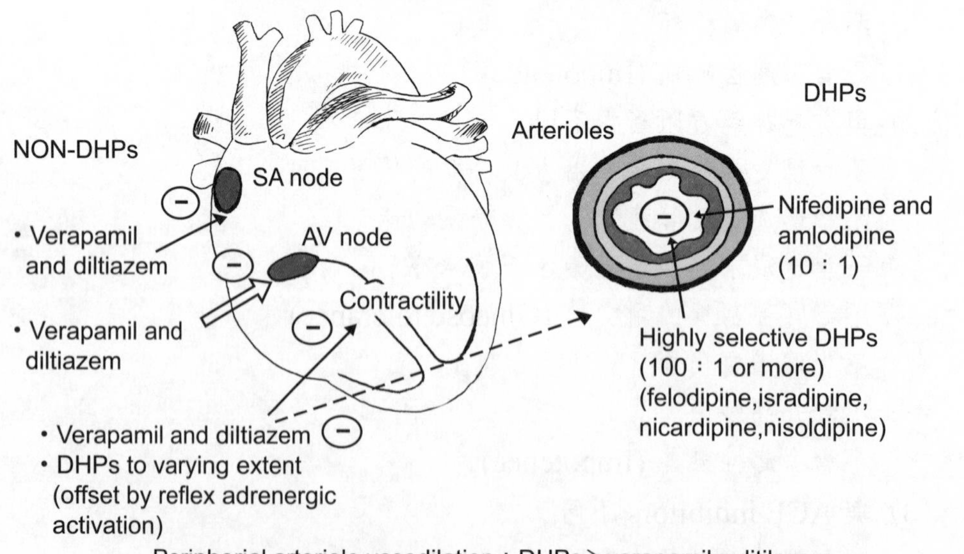

Peripherial arteriole vasodilation：DHPs＞verapamil＝ditilazem
Heart contractility inhibition：Verapamil＞ditilizem＞DHPs
Nodal conduction inhibition：Verapamil＞ditilizem＞DHPs

（九）血管擴張劑 Vasodilators

1.Calcium Antagonist

Nifedipine (Adalat)	Bayer	10 mg/tid	120 mg/day
Verapamil (Isoptin)	Onion	40 mg/tid	480 mg/day
Diltiazem (Herbesser)	Tanabe	30 mg/tid	360 mg/day
Isradipine (DynaCirc)	Sandoz	2.5 mg/bid	20 mg/day
Nicardipine (Perdipine)	Yamanouchi	10 mg/tid	120 mg/day
Felodipine (Plendil)	Astar	5 mg/qd	20 mg/day
Amlodipine (Norvasc)	Pfizer	2.5 mg/qd	10 mg/day

2. α-blockers

（1） α_1 selective

Prazosin (Minipress)	Pfizer	1 mg/bid	30 mg/day
Tetrazosin (Hytrin)	Abbott	1 mg/qd	20 mg/day
Doxazosin (Doxaben)	Pfizer	1 mg/qd	16 mg/day

（2） Non-selective α-blockers

Phenoxybenzamine (Dibenzyline)	SKF	10 mg/bid
Phentolamine (Regitine) IV	Ciba	(10 mg/amp.)*?

3.Direct vasodilators

Hydralazine (Apresoline)	Ciba	10 mg/tid-qid	200 mg/day
Minoxidil (Loniten)	Upjohn	2.5 mg/bid	100 mg/day
Nitroprusside (Nipride) IV	Roche	(50 mg/amp.)* 緊急時IV使用	
Diazoxide (Hyperstat) IV	Schering US	(300 mg/amp.)* * 緊急時IV使用	

Vasodilators	Arteries (A) & Veins (V)
Hydralazine (Apresolin)	A >> V
Minoxidil (Loniten)	A >> V
Calcium blockers	A >> V
ACE inhibitors	A > V
α-blockers	A = V
Nitroprusside	A = V
Diazoxide	A > V
Nitroglycerin	A < V

◎ **Combination preparations**

(1) Viskaldix (Pindolol 10 mg, Clopamid 5 mg)
(2) Betazide (Metoprolol 100 mg, Hydrochlorothiazide 12.5 mg)
(3) Minizide (Minipress 0.5 mg, Polythiazide 0.25 mg)
(4) Secadrex (Acebutolol 200 mg, Hydrochlorothiazide 12.5 mg)
(5) Inderide (Propranolol HCl 40 mg, Hydrochlorothiazide 12.5 mg)
(6) Tenoretic (Tenormin 100 mg, Chlorthalidone 25 mg)
(7) Brinerdin (Reserpine 0.1 mg, Clopamide 5 mg, Dihydroergocristine 0.5 mg)
(8) Esidri (Reserpine 0.1 mg, Hydralazine 10 mg, Hydrochlorothiazide 10 mg)
(9) Behyd RA (Reserpine 0.1 mg, Benzylhydrochlorothiazide 0.4 mg)

四、各類降壓藥物常見之副作用

（1）**Diuretics** 利尿劑的副作用

Thiazides	低鉀血、高尿酸、高血糖、高血脂、光敏感、性無能
Loop Diuretics	低鉀血、高尿酸、高血糖、性機能異常
Indapamide	低鉀血、高尿酸、過敏
Spironolactone	高鉀血、月經不規則、女性乳房症、性無能
Triamterene	高鉀血、嘔吐、倦怠、食慾不振、腎毒性
Amiloride	高鉀血、腎機能障礙、倦怠

（2）β **-Blockers** 的副作用

Propanolol (Inderal)	心衰竭、氣喘、末梢血行不良、低血糖、倦怠、性無能、惡夢、高脂血、無法運動、視力模糊
Atenolol (Tenormin)	選擇性較無氣喘、末梢血行不良、低血糖之副作用
Pindolol (Visken)	ISA較無心衰竭、氣喘、末梢血行不良、低血糖之副作用
Labetalol (Trandate)	頭痛、眩暈、疲倦、性無能、皮膚疹、姿勢性低血壓、心跳徐緩、氣喘

（3）**Central & peripheral acting sympatholytics** 的副作用

Clonidine	高血壓反彈、口乾、頭昏、性無能、體液滯留、高血糖
Guanfacine	口乾、嗜睡、頭昏、便秘、性無能、倦怠、血壓反彈
Methyldopa	肝機能障礙、皮膚癢、性無能、嗜睡、頭昏、高血脂
Reserpine	精神抑鬱、鼻塞、胃潰瘍、性無能、巴金森症
Guanethidine	姿勢性低血壓、射精不能、下痢、體液滯留、皮膚疹

（4）α **-Blockers** 的副作用

Prazosin	初劑量昏厥、頭昏、頭暈、心悸、體液滯留、姿勢性低血壓
Phentolamine	心跳過速、心律不整、姿勢性低血壓、顏面潮紅、下痢

（5）**Vasodilators** 的副作用

Hydralazine	狹心症惡化、心悸、顏面潮紅、頭痛、體液滯留、SLE
Minoxidil	狹心症惡化、體液滯留、浮腫、心跳過速、多毛症
Diazoxide IV	高血糖、體液滯留、低血壓、嘔吐、胸痛、盜汗
Nitropursside IV	頭痛、心悸、肌肉抽動、視力模糊、妄想、耳鳴

（6）**Calcium antagonists** 的副作用

Nifedipine	心悸、顏面潮紅、頭痛、腳關節浮腫、體液滯留、皮膚癢
Verapamil	心跳徐緩、心傳導障礙、便秘、頭痛、倦怠、皮膚癢
Diltiazem	心跳徐緩、心傳導障礙、胃腸障礙、倦怠、皮膚癢
Nicardipine	顏面潮紅、頭痛、心悸、皮膚疹、胃腸障礙、倦怠
Isradipine	顏面潮紅、頭痛、心跳加快、局部水腫、倦怠
Felodipine	顏面潮紅、頭痛、心跳加快、局部水腫、倦怠

（7）**Angiotensin converting enzyme(ACE) inhibitors** 的副作用

Captopril	皮膚癢、蛋白尿、味覺異常、高鉀血、咳嗽
Enalapril	頭痛、皮膚癢、倦怠、蛋白尿、高鉀血、咳嗽
Quinapril	頭痛、鼻炎、倦怠、消化不良、高鉀血、咳嗽

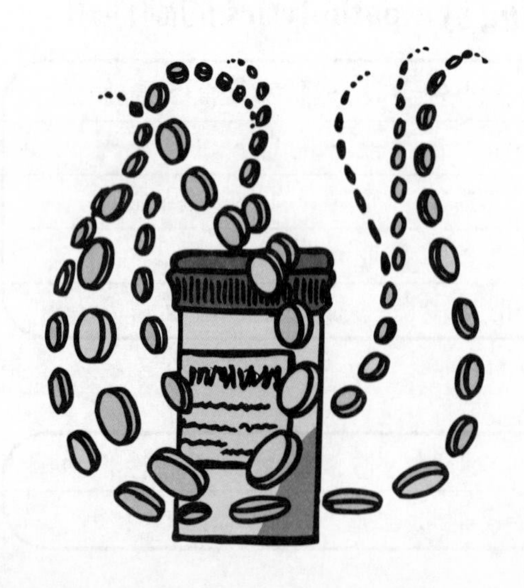

五、降壓藥物與其他藥物間之交互作用

(1) Drug interactions involving anti-hypertensive agents

藥物交互作用 Interacting drugs	不良作用
General anesthetics & anti-hypertensives	低血壓
NSAIDs & anti-hypertensives	降壓效果減弱
NSAIDs & K^+-sparing diuretics, K^+ supplement	增加高鉀血之危險性
NSAIDs & β-blockers	減弱降壓效果
NSAIDs & ACE inhibitors	減弱降壓效果
Clonidine & Tricyclic antidepressants	減弱降壓效果
Guanethidine & Tricyclic antidepressants	減弱降壓效果
Methyldopa & Tricyclic antidepressants	減弱降壓效果
Guanethidine & Phenothiazines	減弱降壓效果
Methyldopa & Phenothiazines	增加降壓效果
Propranolol & Phenothiazines	增強 β-blockade
Guanethidine & Oral contraceptives	減弱降壓效果
Guanethidine & Haloperidol	減弱降壓效果
Methyldopa & Haloperidol	增加 Haloperidol 毒性
Methyldopa & Tolbutamide	增強降血糖作用
Methyldopa & Pargyline(MAO inhibitor)	嚴重之高血壓
Methyldopa & Propranolol	高血壓
Clonidine & Propranolol	突然停藥會增加高血壓反彈之危險
Propranolol & Chlorpromazine	增強彼此之作用
Propranolol & Insulin, Oral hypoglycemics	延長低血糖之症狀
Clonidine & Insulin, Oral hypoglycemics	抑制低血糖之症狀
Propranolol & Lidocaine	增強 Lidocaine 的作用
Propranolol & Verapami	嚴重之心跳徐緩、AV block
Propranolol & Prazosin	增加初劑量昏厥(低血壓)之危險

Propranolol & Cimetidine	增強 Propranolol 的作用
Propranolol & Theophylline	增加 Theophylline 之毒性
Potassium sparing diuretics & β -blocker	增加高血鉀之機會
Potassium sparing diuretics & NSAIDs	增加高血鉀之機會
K^+ -sparing Diuretics & ACE inhibitors	增加高血鉀之機會
Diuretics & Digitalis preparations	增加 Digitalis 之毒性
Diuretics & Lithium	增加 Lithium 之毒性
Diuretics & Corticosteroids	增加低血鉀之危險
Furosemide & Phenytoin	降低利尿效果
Reserpine & Digitalis preparations	增加心律不整之危險
Reserpine & β -blockers	嚴重低血壓心衰竭
Sympathomimetic amine & antihypertensives	減弱降壓效果
Nifedipine & Digitalis preparations	增加 Digitalis 之毒性
Nifedipine & Calcium salts	降壓效果消失
Verapamil & Digitalis preparations	心傳導障礙 AV block

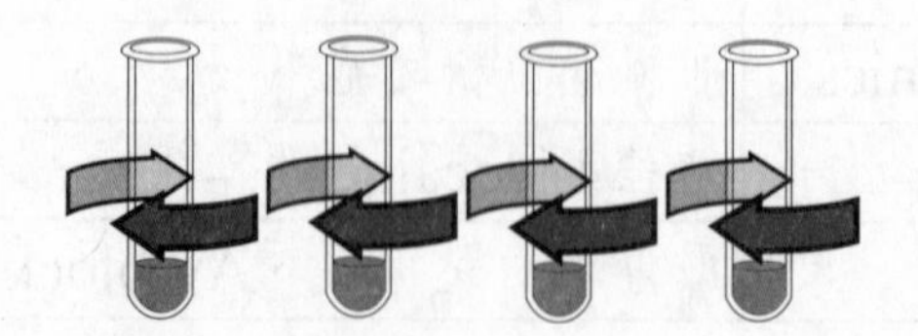

（2）**Selected Drug interactions with antihypertensive therapy**

Class of Agent	Increase Efficacy	Decrease Efficacy	Effect on Other Drugs
Diuretics	Diuretics that act at different sites in the nephron (e.g. furosemide + thiazides)	Resin-binding agents,NSAIDs, Steroids	· Diuretics raise serum lithium levels · Potassium-sparing agents may exacerbate hyperkalemia due to ACE inhibitors
β -blockers	Cimetidine (hepatically metabolized β -blockers), Quinidine (hepatically metabolized β -blockers), Food (hepatically metabolized β -blockers)	NSAIDs, Withdrawal of clonidine, Agents that induce hepatic enzymes, including rifampin and phenobarbital	· Propranolol hydrochloride induces hepatic enzymes to increase clearance of drugs with similar metabolic pathways · β -blockers may mask and prolong insulin-induced hypoglycemia · Heart block may occur with nondihydro-pyridine calcium antagonists · Sympathomimetics cause unopposed α -adrenoceptor-mediated vasoconstriction · β -blockers increase angina-inducing potential of cocaine
ACE inhibitors	Chlorpromazine or clozapine	NSAIDs,Antacids, Food decreases absorption (captopril & moexipril)	· ACE inhibitors may raise serum lithium levels · ACE inhibitors may exacerbate hyperkalemic effect of potassium-sparing diuretics

Calcium antagonists	Grapefruit juice (some dihydropyridines) Cimetidine or ranitidine (hepatically metabolized calcium antagonists)	Agents that induce hepatic enzymes, including rifampin and phenobarbital	· Cyclosporin levels increase with diltiazem HCl, verapamil HCl, mibefradil dihydrochloride, or nicardipine HCl (but not felodipine, isradipine, or nifedipine) · Nondihydropyridines increase levels of other drugs metabolized by the same hepatic enzyme system, including digoxin, quinidine, sulfonylureas & theophylline · Verapamil hydrochloride may lower serum lithium levels
α-blockers	Alcohol	NSAIDs, Sympathomimetics	· Prazosin may decrease clearance of verapamil HCl
Central α_2-agonists and peripheral neuronal blockers	Alcohol	Tricyclic antidepressants probably, Monoamine oxidase inhibitors, Sympathomimetics or phenothiazines antagonize, Guanethidine monosulfate or guanadrel sulfate, Iron salts may reduce methyldopa absorption	· Methyldopa may increase serum lithium levels · Severity of clonidine HCl withdrawal may be increased by β-blockers · Many agents used in anesthesia are potentiated by clonidine hydrochloride

(3) Drug interactions of Antihypertensive agents

- Drugs which elevate blood pressure

  Vasoconstrictors：Oral decongestant, Bronchodilators

  Fluid retention：Corticosteroids, Oral contraceptives, NSAIDs

- Drugs which lower blood pressure

  CNS depressants：Tranquilizers & Antipsychotics

  Vasodilators：Nitrates and Alcohol

- Tricyclic antidepressant + Adrenergic blockers
- ACE inhibitor + Potassium supplement
- β -blockers + Verapamil

(4) Drug-induced Hypertension

Adrenocorticosteroids

Appetite suppressants (Sympathomimetics)

Cyclosporin

Nasal decongestants (Phenylpropanolamine)

Estrogens & Oral contraceptive

MAO inhibitors & tyramine

NSAIDS especially indomethacin

Tricyclic Cyclic Antidepressants

Thyroid hormone excess

◎ Factors in the choice of an antihypertensive drug

(1) 降壓效果 Antihypertensive effect

(2) 安全藥物之副作用 Safety

(3) 病人之接受度 Patient acceptance

(4) 價格 Cost

(5) 劑量與投藥計劃 Dose schedule

(6) 是否須要檢驗追蹤 Need for laboratory follow-up

(7) 藥物之作用機轉 Mechanism of action

（8）其他藥物之相互作用 Potential interaction with other drugs
（9）添加的治療效果 Additional salutary effects
（10）生活品質 Quality of life

◎ Refractory Hypertension

（1）病患不依從 Patient noncompliance
（2）藥物劑量不足 Inadequate drug doses
（3）合併使用作用機轉相似的藥物
Drug combinations that act at the same site
（4）Volume overload (excess sodium intake, inadequate diuretic therapy)
（5）腎功能不全 Renal insufficiency
（6）肥胖 Obesity
（7）過量攝取酒精 Excess alcohol intake
（8）腎血管性高血壓 Renovascular hypertension
（9）藥物交互作用 Drug interactions
（10）藥物引起的高血壓 Drug-induced hypertension

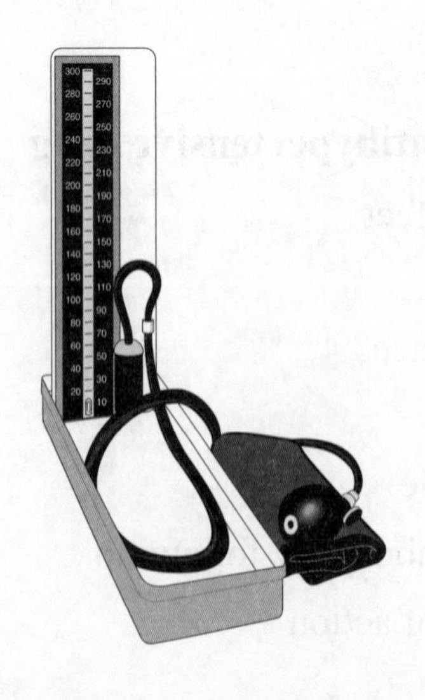

六、階梯式治療法之優缺點

（1）階梯式治療法 **WHO expert committee on hypertension 1978**

a.Thiazide-type diuretics (58 %) 或 β -blocker (52 %)

b.Diuretics + Sympatholytics (72 %) 或 β -blocker + Diuretics (81 %)

c.Diuretics + β -blocker + Vasodilator (Hydralazine, Prazosin) (92 %)

d.Use of one of the more potent agents (e.g. Minoxidil, Guanethidine etc.)

適合使用利尿劑 **Diuretics** 之情況	適合使用 β **-blocker** 之情況
Less expensive 較便宜	年輕高收縮壓 (High sBP) 之患者
高齡患者＞60 歲	經常不安焦慮之患者
較無嚴重之副作用 如：心衰竭、心傳導障礙(AV block)	患狹心症、心律不整、偏頭痛及心肌梗塞之患者
較無絕對的禁忌症如氣喘、COPD、末梢血管疾病、心衰竭等患者均可使用	當利尿劑引起之低鉀血症發生問題時如心律不整之患者
較少副作用之發生，如：失眠、無法運動、末梢血行不良、四肢冰冷等	痛風或高尿酸血症之患者
較無藥物之交互作用 有較多長期使用之經驗	Less need for laboratory surveillance 較不須檢驗追蹤如低血鉀等

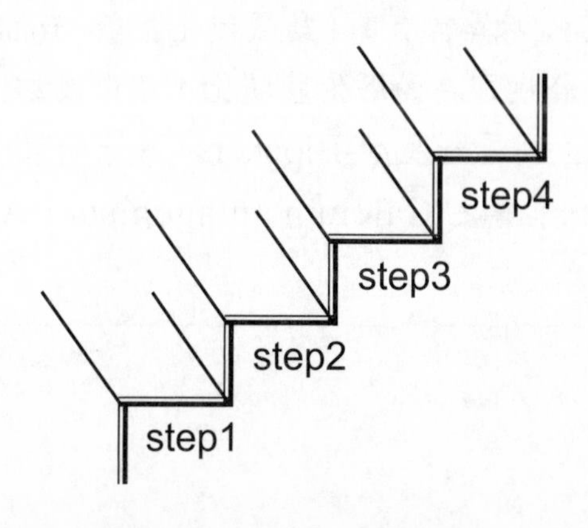

(2) 各類降壓藥對脂質代謝之影響 Effect of frequently used antihypertensive agents on lipid profile

降壓藥	Triglyceride	Cholesterol	LDL	HDL
Thiazide diuretics	↑	↑	↑	→
β-blockers*	↑	→	→ or ↓	↓
Labetalol	→	→	→	→ or ↓
Prazosin	→ or ↓	→ or ↓	→ or ↓	→ or ↑
Hydralazine	→	→ or ↓	→	→
Sympatholytics	→ or ↓	→ or ↓	→ or ↓	→
Verapamil	→ or ↓	→	→	→
Diltiazem	→	→	→	→
Nifedipine	→	→	→	→
ACE Inhibitors	→	→ or ↓	↓	↑

↑：增加　　↓：減少　　→：不影響

*並非所有的 β-Blockers 均會影響脂質代謝

尤其是具有 ISA (+) 者 (如：Pindolol)，似乎對脂質代謝沒有影響

*動脈硬化指數 = LDL/HDL < 3或Total cholesterol / HDL < 4.5

由於動脈硬化症與脂質代謝異常有關(動脈硬化指數=Total cholesterol / HDL)，而高血壓最危險之併發症即為動脈粥狀硬化，故改良的階梯治療法將會影響脂質代謝的藥物(如：利尿劑及β-Blockers)減低劑量使用，並於第一階段時增加對脂質代謝不影響之 Calcium antagonists、ACE inhibitors 及 ISA (+) β-blockers

---

七、改良式階梯治療法（個別式治療法）

◎ **Individualized Hypertension Therapy. 1988**

非藥物治療：

Sodium restriction 限鹽 ,Smoking cessation 戒煙 ,Weight control 減肥 ,Alcohol restriction 限酒 ,Control other cardiovascular risk factors

(step1) Low dose diuretics 或 Low dose β-blockers 或 Calcium antagonist 或 ACE inhibitors

(step2) Increase dose of first drug or Substitute another first drug Add second drug of different class

(step3) Substitute second drug or Add third drug of different class

(step4) Add third or fourth drug, or Further evaluation and referral

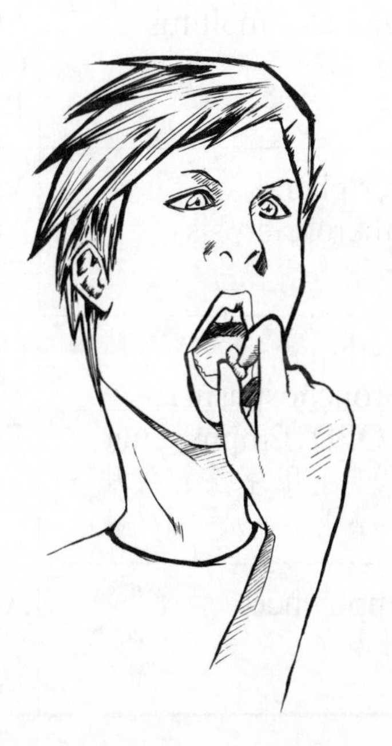

八、複雜式高血壓病患治療藥物之選擇

◎ DRUGS OF CHOICE FOR COMPLICATED HYPERTENSION

狀況	首選藥物	禁用藥物
Congestive heart failure 充血性心衰竭	Diuretics, ACE inhibitors, Prazosin	β-blockers without ISA, Reserpine, Guanethidine
Ischemic heart disease (Angina pectoris, Myocardial Infarction) 缺血性心臟病	β-blockers, Ca^{+2}antagonists	Hydralazine, Minoxidil, Vasodilators, ggl blocking agents
Cerebral vascular disease 腦血管疾病	Ca^{+2}antagonists, Hydralazine, Clonidine	Furosemide, Guanethidine, ggl blocking agents, α-blockers
Renal insufficiency (Creatinine>3mg/ml) 腎衰竭	Vasodilators, Ca^{+2}antagonists, Prazosin, Central acting agents	Thiazide diuretics, β-blockers, ACE inhibitors (High dose)
Diabetes mellitus 糖尿病	ACE inhibitors, Ca^{+2}antagonists, Prazosin	Thiazide Diuretics (long term), Non-selective β-blockers
Peripheral atherosclerosis 末梢血管硬化	Vasodilators, Prazosin ACE inhibitors, Ca^{+2}antagonists	β-blockers, Clonidine
Asthma, Bronchospasm, COPD, Emphysema 氣喘、阻塞性肺疾病、肺氣腫	Ca^{+2}Antagonists, Vasodilators, Prazosin, Methyldopa	β-blockers
Impotence 性無能	ACE inhibitors, Ca^{+2}antagonists, Vasodilators	β-blockers, Sympatholytics

1. JNC VI Individualizing Antihypertensive Drug Therapy

(1) Diabetes mellitus with proteinuria：ACE I
(2) Diabetes mellitus(type 2)：Low-dose diuretics
(3) Heart failure : ACE I, diuretics, Carvedilol, Losartan
(4) Isolated systolic hypertension：Diuretics, CA(long-DHP)
(5) Myocardial infarction：β-blocker(non-ISA), ACE I
(6) Angina：β-blockers, CA
(7) Atrial tachycardia or fibrillation：β-blockers, CA (non-DHP)
(8) Dyslipidemia：α-blockers
(9) Osteoporosis：Thiazides
(10) Prostatism (BPH)：α-blockers
(11) Renal insufficiency：ACE I*
*CA：Calcium antagonist
DHP：Dihydropyridines

2. JNC VI Antihypertensive Drugs：Contraindication

(1) Bronchospastic disease：β-blockers
(2) Depression：β-blockers, Central α-agonist
(3) Diabetes mellitus：β-blockers, high-dose diuretics
(4) Dyslipidemia：β-blockers (non-ISA), Diuretics
(5) Gout：Diuretics
(6) 2 or 3 degree heart block：β-blockers, Verapamil
(7) Heart failure：β-blockers, Verapamil
(8) Peripheral vascular disease：β-blockers
(9) Liver disease：Labetalol, methyldopa
(10) Renal insufficiency：Potassium-sparing agents
(11) Renovascular disease：ACE I, Angiotensin II antagonists
(12) Pregnancy：ACE I, Angiotensin II antagonists

九、高血壓治療的第一選擇藥物

（1）**Thiazide Diuretics**

Recommended for	年老或肥胖的病患、有心衰竭的病患、黑人
避免長期使用	高尿酸血症 Hyperuricemia patients 及成人型糖尿病的病患 Maturity onset diabetes
Caution with	與 Digoxin 併用較易引發低鉀血症，造成心臟毒性
Side effects	Hypokalemia, Hyperuricemia, Hyperglycemia, Impotence, Rashes, Blood dyscrasias, Photosensitive reactions

（2）β**-Blockers**

Recommended for	年輕、Anxiety 焦慮不安、Migraine 偏頭痛及不抽煙的病患、有狹心症 Angina 或曾經心肌梗塞 MI 之病患
Avoid 避免使用	Asthma, COPD, Heart failure, Heart block (AV Block)-Bradycardia, Sick sinus syndrome, Peripheral vascular disease, Brittle insulin dependent diabetes
Side effects	Bronchospasm, Cold hands and feet, Negative inotropy, Bradycardia, Hyperlipidemia, Hyperuricemia, Fatigue, Vivid dreams, Impaired response to hypoglycemia

（3）Calcium antagonists

Recommended for	Asthma and urebral vascular diseases 氣喘及腦血管疾病 Patients with peripheral vascular disease 末梢血管疾病 Patients with concomitant angina 併發狹心症的病患
Avoid 避免使用	有心房心室傳導障礙的病人不可服用 Verapamil
Caution with	Verapamil 避免與 Digoxin 或 β -Blockers 併用
Side effects	Nifedipine：Flushing, Headache, Ankle swelling Verapamil：Gum hyperplasia, Constipation

（4）ACE inhibitors

Recommended for	Patients with heart failure or diabetes mellitus 心衰竭或糖尿病 Patients with peripheral vascular disease 末梢血管疾病的病患
Avoid 避免使用	Bilateral renal artery stenosis in fluid depleted patients
Caution with	Chronic renal disease used with K^+ sparing diuretics and NSAIDs
Side effects	Taste disturbance, Cough, Angioneurotic edema, Rashes, Neutropenia, Proteinuria (large doses)

(5) α_1 **Blockers**

Recommended for	Asthmatic patients 氣喘、Patients with heart failure 心衰竭、Patients with peripheral vascular disease末梢血管疾病、Patients with BPH (benign prostatic hypertrophy) 前列腺肥大
Avoid 避免使用	Patients with ischemic heart diseases 缺血性疾病、Patients with cerebral vascular diseases 腦血管疾病
Side effects	First dose syncope (Orthostatic hypotension), Fluid retention, Tachycardia, Sedation, Dry mouth, Impotence

◎ **Compelling Indications for Individual Drug Classes**

Compelling Indication	**Initial Therapy Options**
Heart failure 心衰竭	Thiazide-type diuretic, β -blocker,ACE inhibitor,ARB,aldosterone antagonist
Post MI 心肌梗塞癒後	β -blocker,ACE inhibitor,aldosterone antagonist
High CVD risk 高心血管疾病危險性	Thiazide-type diuretic, β -blocker,ACE inhibitor,CCB
Diabetes 糖尿病	Thiazide-type diuretic, β -blocker,ACE inhibitor,ARB,CCB
Chronic kidney disease 慢性腎臟疾病	ACE inhibitor,ARB
Recurrent stroke prevention 預防腦中風復發	Thiazide-type diuretic,ACE inhibitor

ARB=angiotensin receptor blocker；CCB=calcium channel blocker；CVD=cardiovascular disease

十、結論

(1) Indications for the Major Classes of Antihypertensive Drugs

Drug	適合使用的狀況Conditions Favoring Use
Diuretics (thiazide)	CHF,elderly,ISH,hypertensives of African origin
Diuretics (loop)	Renal insufficiency,CHF
Diuretics (antialdosterone)	CHF,post MI
β-blockers	Angina pectoris,post MI,CHF (up-titration), pregnancy,tachyarrhythmias
CCBs (dihydropyridine)	Elderly,ISH,angina pectoris,peripheral vascular disease,carotid atherosclerosis,pregnancy
CCBs (verapamil,diltiazem)	Angina pectoris,carotid atherosclerosis, supraventricular tachycardia
ACE inhibitors	CHF,LV dysfunction,post MI,nondiabetic nephropathy,type 1 diabetic nephropathy,proteinuria
ARBs	type 2 nephropathy,diabetic microalbuminuria, proteinuria,LV hypertrophy,ACE inhibitor cough
α-blockers	BPH,hyperlipidemia

ISH：Isolated Systolic Hypertension
BPH：Benign Prostatic Hypertrophy

(2) Individualized Choices of Therapy

Condition	Diuretics	β-Blockers	α-Blockers	Ca^{+2}antagonist	ACE inhibitor
Old age	++	+/-	+	+	+
Angina	+/-	++	+	++	+
Post-MI	+	++	+	+/-	++
Congestive failure	++	+/-	+	-	++
Cerebrovascular disease	+	+	+/-	++	+

Renal insufficiency	++	+/-	+	++	++
Diabetes	+/-	-	++	+	++
Dyslipidemia	-	-	++	+	+
Asthma or COPD	+	-	+	++	+
Black race	++	+/-	+	+	+/-

（3）高血壓的藥物治療原則

a. Extracellular fluid volume before other pharmacological manipulations are carried out

b. Use two drugs at low dose, rather than pushing the dose of a single drug causing adverse effects

c. In sever hypertension, add drugs, rather than substituting one class of agent for another

d. Individualize the target blood pressure for each patient

e. Use the lowest possible doses to maintain pressure below the target blood pressure

f. Avoid drugs that worsen concomitant disease, and use drugs that are indicated in concomitant disease

（4）**Common Drug Combination**

β-blocker + Thiazide diuretic
β-blocker + Dihydropyridines
(Nifedipine, Felodipine, Amlodipine)
β-blocker + α-blocker
Diuretic + ACE inhibitors
Calcium antagonist + ACE inhibitor

高血壓之階梯式治療法 (stepped-care programs) 在這幾年來確實成功地控制了大部分高血壓患者的血壓，然而時至今日，由於新降壓藥之顯著效能以及老降壓藥有害副作用之被認知，一種更新針對患者個別情況而有不同之處置方法，便因而產生。如果，在進行高血壓治療前，能先考慮幾個因素：包括患者的年齡、種族、生活習慣、併發之疾病（如：狹心症、心肌梗塞、心衰竭、糖尿病、COPD、氣喘等）以及治療藥之價格，預先對患者之治療計劃作一妥善的安排，相信必能選擇最有效又沒副作用的藥物，來進行最理想之降血壓治療，並且能維持患者較好的生活品質(quality of life)。

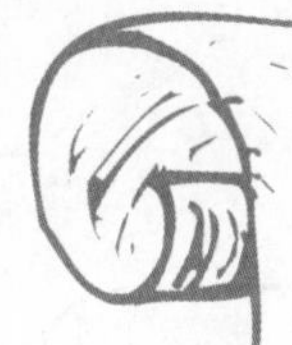

第十章
糖尿病

【摘　要】

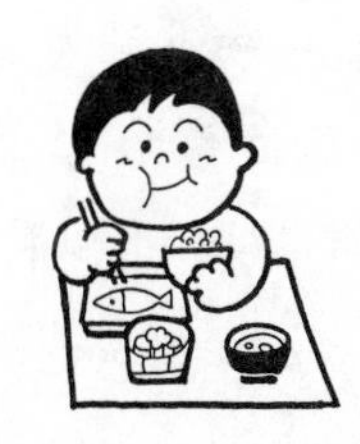

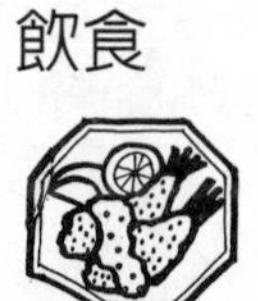

飲食

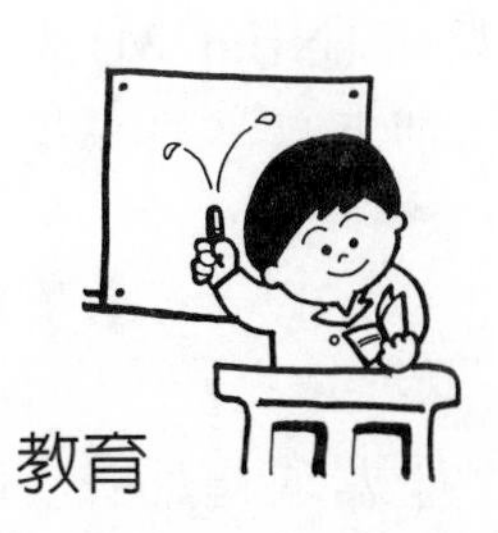

教育

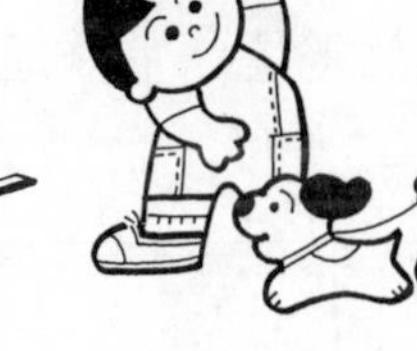

運動

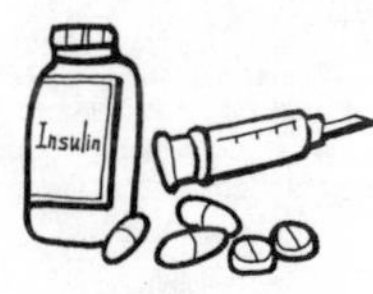

藥物

一、糖尿病的定義、分類及診斷

糖尿病 (Diabetes mellitus) 是一種新陳代謝異常的慢性疾病，病患經常有高血糖 (Hyperglycemia)、高血脂 (Hyperlipidemia) 及高胺基酸血症(Hyperaminoacidemia)，並伴隨微小循環(Microcirculation)障礙及神經病變(Neuropathic disorders)，且較正常人容易發生動脈血管硬化性疾病(Atherosclerosis)，如：狹心症、心肌梗塞、腦中風、腎病變等併發症；其發病的主要原因為胰臟的胰島素分泌不足或作用異常所引起，故糖尿病又可分為胰島素依賴型(IDDM)及非胰島素依賴型(NIDDM)兩種。

(一) 定義

絕對或相對缺乏胰島素而造成糖類代謝不正常的慢性疾病。其常見的併發症 (Complications) 包括動脈粥狀硬化症(Atherosclerosis)，視網膜病變 (Retinopathy)，神經病變 (Neuropathy)、腎病變 (Nephropathy)等，但糖尿病人的葡萄糖不耐受性和血管疾病間的交互關係則尚未清楚。一般常分成兩種類型，第一類型(Type1)的糖尿病與胰島素依賴性有關(IDDM)，以前被稱為年輕發作型的糖尿病，現在認為是一種自體免疫的疾病，此特徵為體內無法分泌胰島素和發病的年齡較早。第二類型(Type2)的糖尿病亦稱為非胰島素依賴型糖尿病 (NIDDM) 或成年發作型糖尿病，其特徵則為發作年齡較慢和胰島素的反應性降低造成葡萄糖不耐受性。

◎ Epidemiology

此病在世界廣泛的發生，在美國大約有四百二十萬個糖尿病人(約占2-4%)，發生率高，45歲以上的人或肥胖者最容易發生。

(二) 分類

1.原發型糖尿病

(1) Insulin-dependent Diabetes Mellitus (IDDM) 胰島素依賴型又稱為幼

年型糖尿病，占糖尿病患 5-10 % 左右，其發病原因主要為胰臟的β-cell受到不明因素的破壞致無法分泌胰島素所引起(可能與自體免疫相關)。

(2) NonInsulin-dependent Diabetes Mellitus (NIDDM) 非胰島素依賴型又稱為成人型糖尿病，占糖尿病患 85 % 以上，其發病原因主要為胰島素分泌不足，或胰島素受容体異常所引起，與家族遺傳及肥胖症可能相關。

2.次發型糖尿病

(1) 胰臟疾病
(Pancreatitis, Carcinoma, Cyctic fibrosis)

(2) 內分泌疾病
荷爾蒙分泌異常
(Cushing's syndrome, Pheochromocytoma, Acromegaly)

(3) 藥物引起之高血糖症
(Glucocorticoids, Clonidine, Lithium, Most thiazide diuretics, Diphenylhydantoin, Phenothiazines, Tricyclic antidepressants, Oral contraceptives)

(4) 遺傳疾病
(Down's syndrome, Turner's syndrome...)

(三) 病因學

此二型都與遺傳有關，特別是第二類型的糖尿病。而慢性胰臟炎(Pancreatitis)，血色素沉著症(Hemochromatosis)，癌症(Carcinoma)等疾病均會破壞胰臟導致糖尿病，另外內分泌疾病，例如：Cushing's syndrome，腦下垂体機能亢進(Hyperpituitarism)，甲狀腺機能亢進症(Hyperthyroidism)，亦與此病有關；其他如懷孕期發生葡萄糖不耐受症，長期的生活緊張壓力及服用糖質類固醇、thiazides類利尿劑和避孕藥亦與糖尿病相關。

（四）診斷方法

(1) 尿糖測試法 Urine glucose test（會受病患腎功能影響）
(2) 空腹血糖值 Fasting Plasma Glucose Level > 126 mg/dl
（正常人空腹血糖值為 60-115 mg/dl=6.4 mmol/L）
(3) Oral Glucose (75-110 mg %) Tolerance Test (OGTT)
(4) 飯後兩小時血糖 Two-hour postprandial blood sugar (2HPPBS)
(5) Hemoglobin A1c：正常範圍 3-6 % (5.8 % = 84 mg %)
Abnormal: 6-12 % (9.8 % = 343 mg %)

（五）糖尿病的判定標準

	正常人	Impaired glucose Tolerance	糖尿病
空腹血糖值	< 115 mg/dl	115-125 mg/dl	> 126 mg/dl
OGTT 2hrs	< 140 mg/dl	140-199 mg/dl	> 200 mg/dl

◎ **American Diabetes Association Diagnostic Criteria for Diabetes Mellitus**

Biochemical Index	**Normal Value**	**Diagnostic Criteria**
Hemoglobin A1c (%)	< 6	NA
Fasting plasma glucose (mg/dl)	< 110	>/= 126
Plasma glucose 2 hrs after a 75-g oral glucose tolerance test (mg/dl)	< 140	>/= 200
NA = not an acceptable instrument for diagnosing diabetes.		

二、糖尿病的症狀、徵候及併發症

1.糖尿病的症狀與徵候

(1) 空腹血糖值上升 > 126 mg/dl (7.8 mmol/L)
(2) 口渴(Polydipsia)、多尿(Polyuria)、貪食(Polyphagia)、容易疲倦(Fatigue)、昏昏欲睡(Drowsiness)、視力模糊(Blurred vision)
(3) 脫水(Dehydration) & 電解質異常(Electrolyte disturbance)
(4) 過度換氣(Hyperventilation)、酸鹼平衡異常
(5) 容易感染呼吸道及泌尿道感染(URI & UTI)

◎ 症狀及徵候 **Signs and Symptoms**

Type I diabetes的發生是突然的，常有多尿、劇渴、吃多卻體重減輕，全身肌肉張力及興奮性減低，甚至有尿床及酮酸中毒症。大約三分之一的病人發病後會很快的減輕症狀，此種情況可能維持幾星期甚至整年，在這段時間病人並不需Insulin，但是一旦症狀無法舒緩時，第I型糖尿病人則終身需胰島素來維持生命，一般他們對胰島素的作用非常敏感。在療程中可能常有低血糖及酮酸中毒症。而成年型（第II型）糖尿病人臨床上的症狀則是漸進的，最初可能只出現體重減輕，倦怠，夜尿症，視力減低或模糊，貧血等現象，慢慢才出現血管併發症及神經病變的症狀，此類型病患亦可能僅有血糖上升、體重減輕而無其他任何症狀，且第II型糖尿病人較不會有酮酸中毒症。糖尿病的診斷主要為飯前及飯後的血糖值，一般糖尿病空腹或餐後2小時的血糖值常高於126 mg/dl；或可能有不正常的葡萄糖耐受性試驗(OGTT)，但血糖耐受性測試的正確性，則常受食物，運動，年齡，疾病情況及藥物的不同而有差異。最近經常檢測糖化血紅素值(Hemoglobin A1c)其正常範圍為3-6% (5.8% = 84 mg%)可代表兩個月內血糖的控制狀況。

2.糖尿病的急慢性併發症

(1) 急性併發症

多尿(Polyuria)、多渴(Polydipsia)、視力模糊(Blurred vision)、倦怠(Fatigue)、多食(Polyphagia)、體重減輕(Weight loss)、脫水(Dehydration)、傷口不易癒合、酮酸中毒(Ketoacidosis)、Hyperglycemic Hyperosmolar nonketotic Coma(HHNK)、容易感染：陰道炎(Vaginitis)、牙周炎(Periodontitis)、泌尿道感染(UTI)。

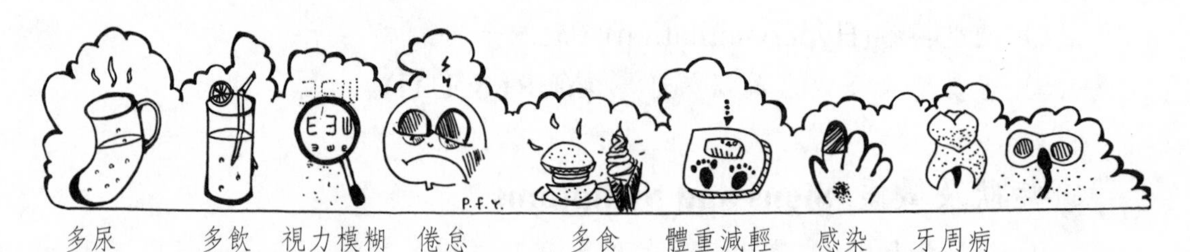

(2) 慢性併發症

a. 微小血管(Microvascular)：視網膜病變(Retinopathy)、
下肢潰爛(Leg ulcer)
腎病變(Nephropathy)：Glomerulosclerosis、Necrotizing papillitis

b. 大血管(Macroangiopathy)：末梢血管疾病(Peripheral vascular disease)
動脈血管硬化：冠狀動脈疾病(CAD)、腦血管疾病(CVA)

c. 皮膚病變(Dermopathies)：黃色瘤(Xanthoma diabeticorum)、
脂肪細胞壞死(Necrobiosis lipidica diabeticorum)、皮膚癢

d. 神經病變(Neuropathies)：性無能(Impotence)、
尿失禁(Neurogenic bladder)、Peripheral symmetrical polyneuropathy、Paresthesia

e. 肌肉骨骼病變(Musculoskeletal)：肌腱攣縮(Tendon contractures)、
滑囊炎(Bursitis)、骨髓炎(Osteomyelitis)、Charcot joints

f. 眼睛：白內障(Cataracts)、視網膜病變(Retinopathy)、青光眼、失明

g. 心肌病變(Cardiomyopathy)、高脂血症(Hyperlipidemia)

據估計糖尿病患失明發生率為正常人的25倍、腎病變為正常人的17倍、心肌梗塞為正常人的2倍、中風發生率為正常人的4-6倍、下肢潰爛須接受截肢手術者亦為正常人的5倍，而且平均壽命均較一般正常人短。

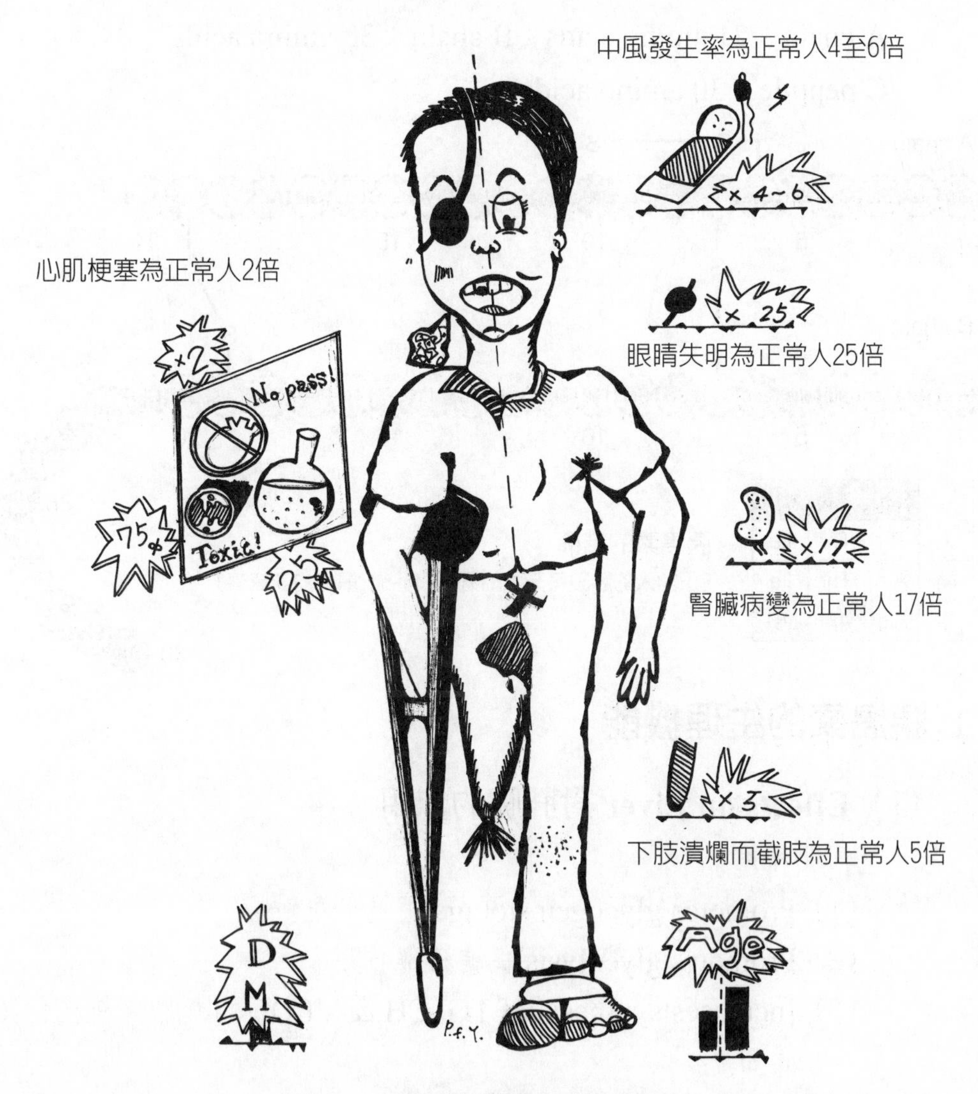

三、胰島素的生理機能

(一) 胰島素的結構

Insulin is a polypeptide consisting of 2 chains, A & B, linked by 3 interchain disulfide bridges

A chain：21 amino acids；B chain：30 amino acids

C peptide：30 amino acids

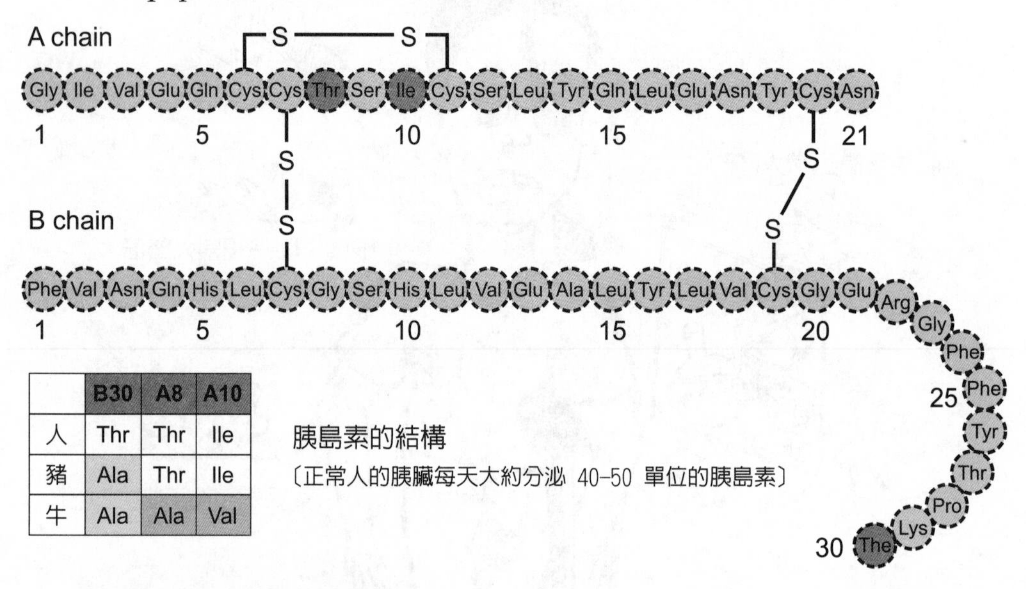

	B30	A8	A10
人	Thr	Thr	Ile
豬	Ala	Thr	Ile
牛	Ala	Ala	Val

胰島素的結構
〔正常人的胰臟每天大約分泌 40-50 單位的胰島素〕

1.胰島素的生理機能

(1) Effects on Liver 對肝臟的作用

同化作用

(1) Promotes glycogen storage 促進肝醣貯存

(2) Promotes glycolysis 促進糖解作用

(3) Increases synthesis of TG, CH & VLDL 增加脂質新生抗異化作用

(4) Inhibits glycogenolysis 抑制肝醣分解

(5) Inhibits gluconeogenesis 抑制肝醣新生

(6) Inhibits ketogenesis 抑制酮體新生

（2）**Effects on Muscle 對肌肉的作用**

Promotes protein synthesis 促進蛋白質合成

（1）Increases amino acid transport

（2）Stimulates ribosomal protein synthesis 刺激核糖體蛋白質合成

Promotes glycogen synthesis 促進肝醣合成

（3）Increases glucose transport

（4）Enhances activity of glycogen synthetase

（5）Inhibits activity of glycogen phosphorylase

（3）**Effects on Fat 對脂肪組織的作用**

Promotes triglyceride storage 促進中性脂肪的貯存

（1）Induces lipoprotein lipase (LPL),
making fatty acids available for absorption into fat cells
增加脂肪酸的吸收

（2）Increases glucose transport into fat cells,
thus increasing availability of α-glycerol phosphate for triglyceride synthesis.

（3）Inhibits intracellular lipolysis 抑制脂質分解

（二）胰島素分泌的調節機轉

（1）刺激胰島素分泌的物質

a.Glucose, Mannose
b.Amino acids
c.Vagal stimulant
d.Sulfonylureas

（2）加強胰島素分泌的物質

(Amplifiers of glucose-induced insulin release)

a.Enteric Hormone：Gastrin, Secretin, Cholecystokinin, GIP.
b.Neural amplifiers：β - Adrenergic agonists
c.Amino acids：Arginine

（3）抑制胰島素分泌的物質

a.Neural：α - Adrenergic agonists

b.Somatostatin

c.Diabetogenic drugs

β -blockers, Calcium antagonists, Clonidine,

Colchicine, Diazoxide, Thiazide Diuretics, Glucocorticoids,

Nicotinic acid, Oral contraceptive, Phenytoin,

Sympathomimetics.

◎ 使血糖上升的荷爾蒙

(Hyperglycemic Hormones = Insulin antagonist hormones)

（1）Glucagon

（2）Epinephrine & Norepinephrine

（3）ACTH & Glucocorticoids

（4）Growth Hormone.(GH)

（5）Thyroid Hormones

（6）Estrogens, Progestins

◎ 低血糖時會分泌的內分泌荷爾蒙

荷爾蒙	分泌	作用	作用機轉
Epinephrine	Rapid	Rapid	Stimulates glucagon secretion Inhibits Insulin secretion Inhibits glucose utilization by muscle Increases hepatic gluconeogenesis
Glucagon	Rapid	Rapid	Stimulates hepatic glycogenolysis Increases hepatic gluconeogenesis
副腎皮質素 Corticoids	Delayed	Immediate	Increases hepatic gluconeogenesis Inhibits glucose utilization by muscle?
Growth Hormone	Delayed	Delayed	Inhibits glucose utilization by muscle Increases hepatic gluconeogenesis(?)

◎ 比較會引發高血糖的藥物

Drug	Significance	Mechanism
β-blockers	++	↓ insulin secretion ↓ tissue sensitivity to insulin
Calcium antagonists	+	↓ insulin secretion
Diazoxide	+++	↓ insulin secretion ↓ glucose utilization
Diuretics	+++	↓ tissue sensitivity to insulin
Corticosteroid	+++	↑ gluconeogenesis ↓ tissue sensitivity to insulin
L-Asparaginase	++	↓ insulin synthesis
Nicotinic acid	++	↓ tissue sensitivity to insulin
Oral contraceptives	++	↓ tissue sensitivity to insulin
Pentamidine	+++	toxic to pancreatic β-cell
Phenytoin	++	↓ insulin secretion
Sympathomimetics	++	↑ glycogenolysis ↑ gluconeogenesis
Rifampin	+	↓ tissue sensitivity to insulin

四、胰島素缺乏的病態生理

◎ 胰島素缺乏之效應

（1）**Decreased glucose uptake** 減少葡萄糖的吸收

Hyperglycemia, glycosuria, Osmotic diuresis, Electrolyte depletion.

（2）**Increased protein catabolism** 增加蛋白質的代謝

Increased plasma amino acids, Nitrogen loss in urine.

（3）**Increased lipolysis** 增加脂質之分解

Increased plasma FFA, Ketogenesis, Ketonuria, Ketonemia, Ketoacidosis.

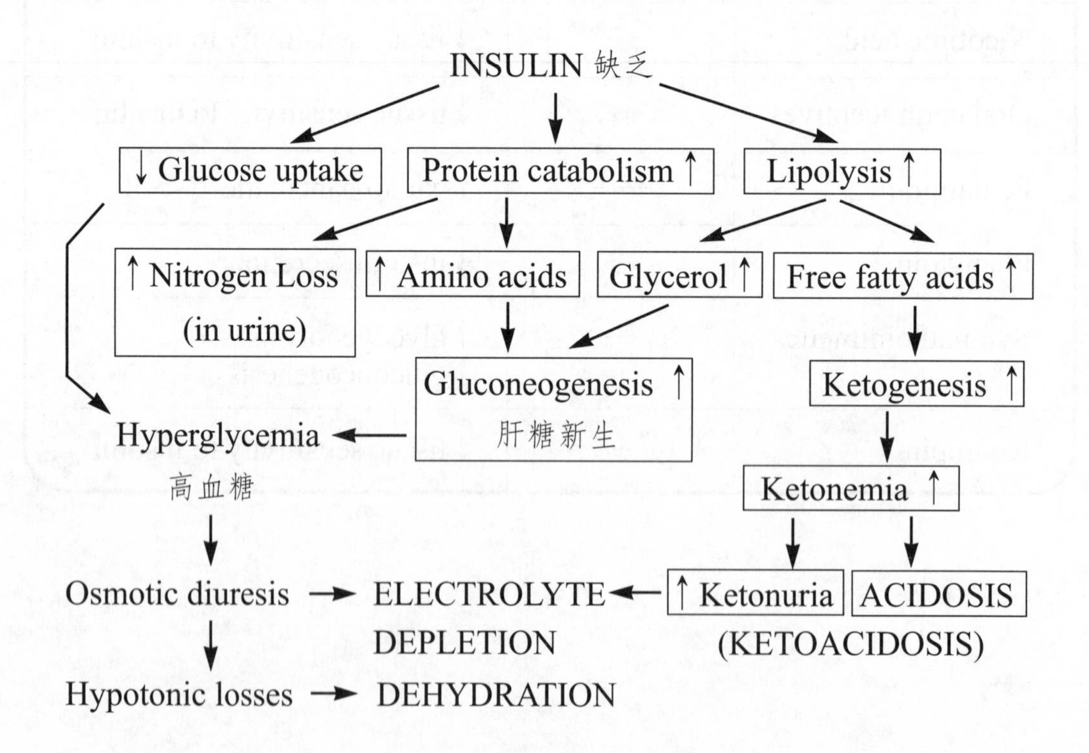

Insulin缺乏會導致周邊葡萄糖利用率降低，肝臟因而產生過多的glucose而造成高血糖。因為Insulin會促使glucose進入脂肪組織及肌肉，刺激細胞內脂肪及蛋白質合成，當肌肉缺乏glucose時，體內會產生肝糖分解(Glycogenolysis)，並從糖質新生作用(gluconeogenesis)中釋放出胺基酸，而脂肪組織缺乏Insulin和glucose時，會導致三酸甘油脂合成不足並釋出脂肪酸，肝臟將大部分游離脂肪酸代謝成酮體，以供應肌肉當能量，故缺乏胰島素，會導致肝臟從肝糖分解和糖質新生作用中產生過多的葡萄糖。其他荷爾蒙如升糖素，在糖尿病人中也會增加，而升糖素之生理作用正好與胰島素相反。當血糖升高超過腎臟葡萄糖再吸收的閥值(約180mg/dl)時，就會造成尿糖，故高尿糖導致的滲透性利尿(多尿、劇渴 polyuria & polydipsia)也會產生脫水，而過多的酮體若分泌於尿中，因酮體是一種強酸，也會導致尿中碳酸根及鉀離子降低，脫水而造成所謂的酮酸中毒症(Ketoacidosis)。正常Insulin僅在吃含碳水化合物後glucose升高時才分泌，故當進食後15-20分血中glucose會上升，而Type I diabetes因無法產生Insulin、Type II diabetes則產生太小或作用太慢，致無法避免血糖的上升，肥胖者因有肥大的脂肪細胞(hypertrophied adipose cells)，因而減少了對Insulin作用的敏感性。又糖尿病人血管併發症與高血糖有關，是因為當glucose上升時，糖蛋白常會沉積於血管中。而白內障及神經病變與高血糖有關，則因血糖上升葡萄糖會經由aldose reductase代謝成sorbitol，當sorbitol堆積就會造成滲透壓上升，造成眼球及神經細胞的膨脹及傷害。

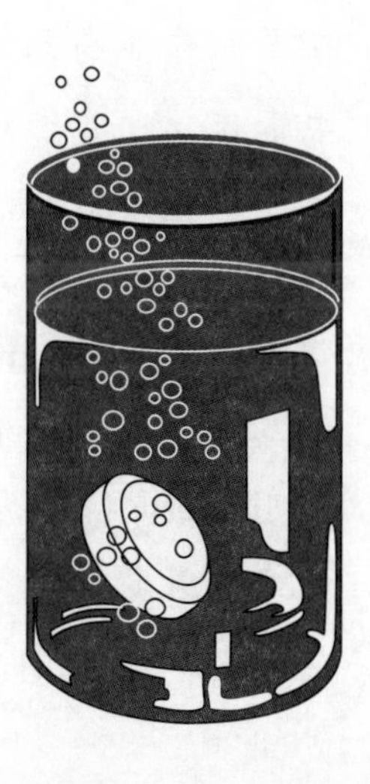

五、糖尿病併發症的病理機轉

(一) 糖尿病之併發症

糖尿病人胰臟的 β細胞，其數目常有減少或去顆粒化的現象，β細胞數目的減少與Insulin缺乏有關，一般 Type I diabetes 常缺乏β細胞；Type II diabetes 則約只剩一半。在一些病人中β細胞會被淋巴球浸潤，此即為第一型糖尿病自體免疫的致病機轉，Anti-islet抗體的出現也支持Type I diabetes係自體免疫疾病的假說。動脈粥狀硬化症是糖尿病人最常發生的併發症，女性發生比率與男性同高，而且在年輕時就會發生，是糖尿病人最主要的死亡原因。至於腎病變如糖尿病可見的結節性腎硬化症(Nodular glomerulosclerosis = Kimmelsteiy Wilson's)，它是一種糖蛋白以球狀硬塊沉積在mesangial regions of capillary tufts的病症，另擴散性腎硬化症(Diffuse glomerulosclerosis) 除了糖蛋白會沉積在 mesangium 外，也可見腎小管基底膜變厚，此類腎病變亦是其主要死亡原因。糖尿病視網膜病變的早期病變是microaneurysms，增殖性視網膜病變是新血管生於視神經盤的周圍，它可見於長期罹患糖尿病患者的眼內，若反復出血則會造成瘢痕而導致視網膜脫落致失明。另外高血壓的糖尿病病人亦可見高血壓性視網膜病變。

1. 酮酸中毒症 (Ketoacidosis)

在高血糖、高酮體及代謝性酸中毒控制情況不良的病人身上會發生酮酸中毒症。通常這種情形僅在不遵從胰島素治療的第一型病人身上才會發生，但在未被診斷出糖尿病的人或一個有嚴重感染疾病的糖尿病患，酮酸中毒症亦是可能的意外。酮酸中毒症的症候包括噁心、嘔吐、腹痛及空氣饑渴症air-hunger（又稱 kussmaul breathing 為一種吃力的呼吸徵候，目的是為了代償pH值的下降，故如同對空氣飢渴)。另外脫水的症狀亦很嚴重，少尿症及低血壓也可能出現。其他可能還有高糖血症、重磷酸鹽濃度下降、低鉀血症、高氮血症(azotemia)及酸中毒等。

- Clinical features of diabetic ketoacidosis

  Polyuria, nocturia, thirst, weight loss, weakness, visual disturbance, nausea, vomiting, abdominal pain, leg cramps, confusion, drowsiness, coma

2.高糖、高滲透壓、非酮體性昏迷 (Hyperglycemic hyperosmolar nonketotic coma，簡稱HHNK)

常發生於第二型糖尿病人，且通常是較老及有部分腎臟損傷的病患。除了多尿及劇渴的症狀外，亦出現其他的神經症狀。而這種病人會表現出體溫升高、低血壓、心搏過速、過度換氣及脫水等徵候群。反射過度，定向失常、困惑、癲癇或昏迷等，反映出中樞神經的細胞間脫水現象。實驗室檢查中值得注意的是上升的血清滲透壓及高血糖，無酮體的高鈉血症。

3.視網膜病變 (Retinopathy)

主要發生在患糖尿病20年後的老病患。若靜脈擴張、微動脈瘤及視網膜裡小出血，則不會影響到視力，但是若在玻璃體(vitreous)內出血則會導致暫時性的失明。視網膜剝落的發生便是因重覆地出血及形成疤痕所導致的。在增殖性的視網膜病變中會產生續發性的出血性青光眼，這是糖尿病第二個主要導致失明的原因。而白內障的發生與糖尿病也有關聯。

4.神經病變 (Neuropathy)

可能由於 sorbitol 代謝不正常堆積或因血管疾病所導致的缺血性病變。而糖尿病的神經病變最常發生於末梢周邊神經，但其他所有神經亦會受到影響。其臨床表現包括了男性的性功能失常、腸胃弛緩症、夜間下痢、大便失禁、姿態性低血壓、排尿困難、皮膚感覺異常甚至消失。

5.糖尿潰爛性皮膚病 (Diabetic ulcers and gangrene)

糖尿病會因神經病變或血管病變或兩者合併而發生潰爛性皮膚病。腳的痛感消失使受傷的傾向大增，而缺血更使其傷害不易痊癒。病人通常有間歇性跛行的病史，夜間腿會疼痛及抽筋，毛髮掉落、肌肉萎縮。通常雙側腿或腳都會受波及。

6.腎病變 (Nephropathy)

在糖尿病發生後5年或更久的時間，會跟著其他併發症發生腎病變，而且比一般人多十七倍。首先看到的是蛋白尿，然後腎病症候群出現，腎功能惡化，或是無腎病症候群的進行性腎衰竭，並導致腎性高血壓。而尿路感染及腎盂腎炎也常在糖尿病人身上發生並導致腎衰竭。

(二) 糖尿病高血糖會引起血管病變的可能病理機轉

(1) Increased glycoprotein synthesis.(Enzymatic)

(2) Increased glycosylated protein synthesis.(Nonenzymatic)

(3) Increased sorbitol & fructose production.
(Polyol pathyway activated)

(4) Increased platelet aggregation and agglutination.
Endothelium basement membrane abnormalities.

(5) Atherosclerosis (Hyperlipidemia & Hypercoagulability).
Foam-cell activation.

◎ 高血糖的細胞毒性

(1) **Glycosylation of proteins**

(2) **Derangement in polyol metabolism**

a.Activation of sorbitol pathway

b.Inhibition of myo-inositol uptake

（3）**Hypercaloremia**

a.Dehydration (intracellular & extracellular)

b.Hyperviscosity

c.Hypercoagulability

（4）**Miscellaneous**

a.Hyperlipidemia

b.Hypertension

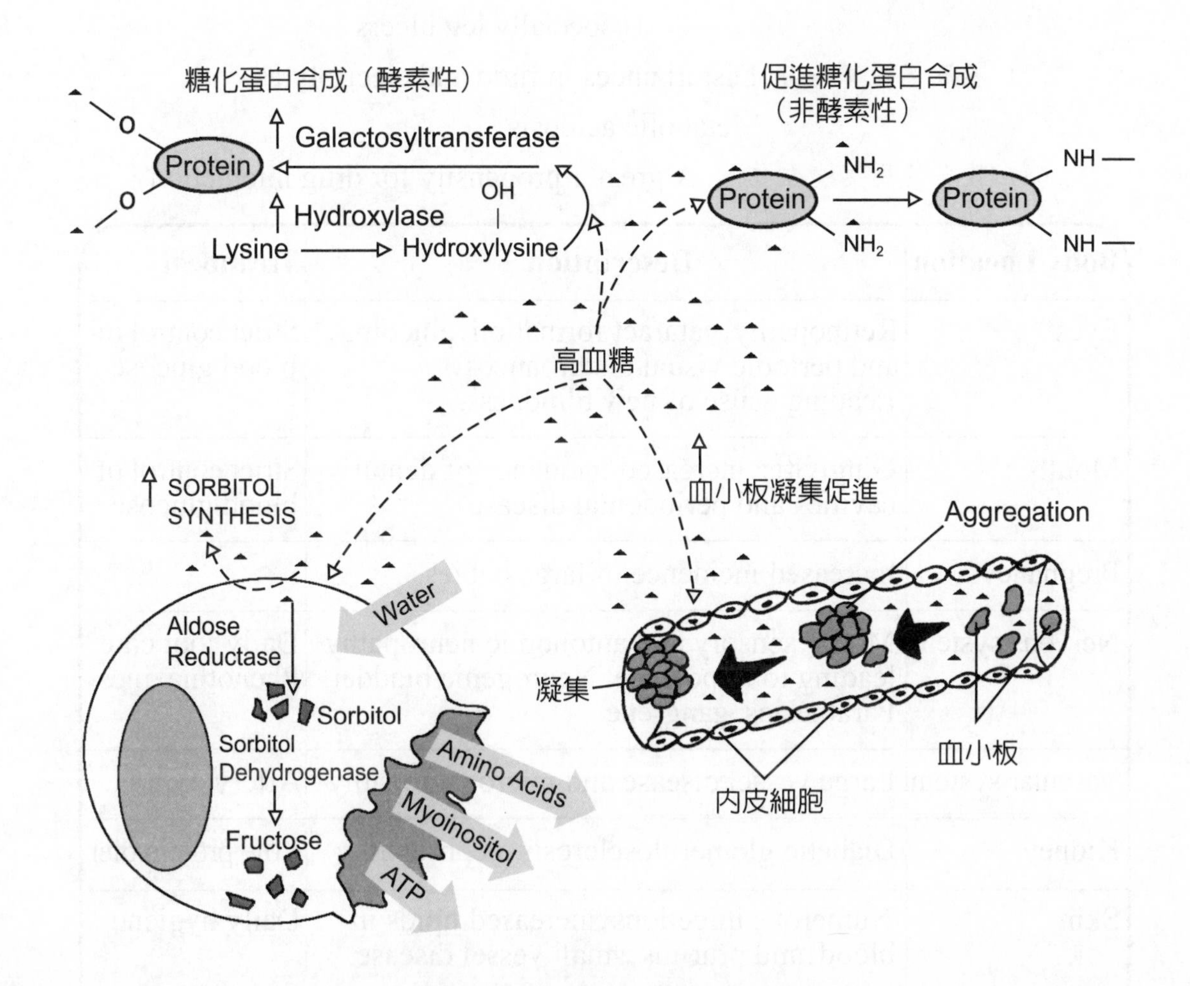

糖尿病併發症的致病機轉

(三) 糖尿病治療時須注意的問題機轉

(1) 高血糖、高血脂 Hyperglycemia and Hyperlipidemia
(2) 神經病變、性功能異常 Autonomic neuropathy, Sexual dysfunction
(3) 腎病變 Nephropathy=Protein Glycosylation Increased
(4) 動脈硬化 Atherosclerotic Heart Disease：
Increased platelet aggregation
(5) 視網膜病變及白內障 Retinopathy and Cataracts
(6) 末梢血管病變、下肢潰爛 Peripherial vascular disease,
especially leg ulcers
(7) 體液電解質異常 Disturbances in fluid and electrolytes
Metabolic acidosis
(8) 較多的藥物交互作用 A greater propensity for drug interaction

Body Location	**Description**	**Treatment**
Eyes	Retinopathy, cataract formation, glucoma, and periodic visual disturbances, Leading cause of new blindness.	Strict control of blood glucose
Mouth	Gingivitis, increased incidence of dental cavities and periodontal disease	Strict control of blood glucose
Pregnancy	Increased incidence of large babies.	
Nervous system	Motor, sensory and autonomic neuropathy leading to impotence. Neurogenic bladder. Parathesias, gangrene.	Daily foot care Phenothiazines
Vascular system	Large vessel disease and microangiopathy	Artery bypass
Kidney	Diabetic glomerulosclerosis, nephropathy	Low protein diet
Skin	Numerous infections, increased lipids in blood, and pruritus, small vessel disease.	Daily hygiene
Infections	Higher incidence of cystitis, tuberculosis, and skin infections	Aggressive anti-infective therapy

◎ 糖尿病併發症之病理機轉

（1）**AGEs and microvascular disease**

Glycosylated proteins

↓

Advanced glycosylation end products (AGEs)

↓ Deactivation of endothelial-derived relaxing factor (EDRF)

↓ Microvascular hypertension → Microvascular leakage and occlusion

↓ Thickened basement membranes → Microvascular leakage and occlusion

（2）**The sorbitol pathway and neuropathy**

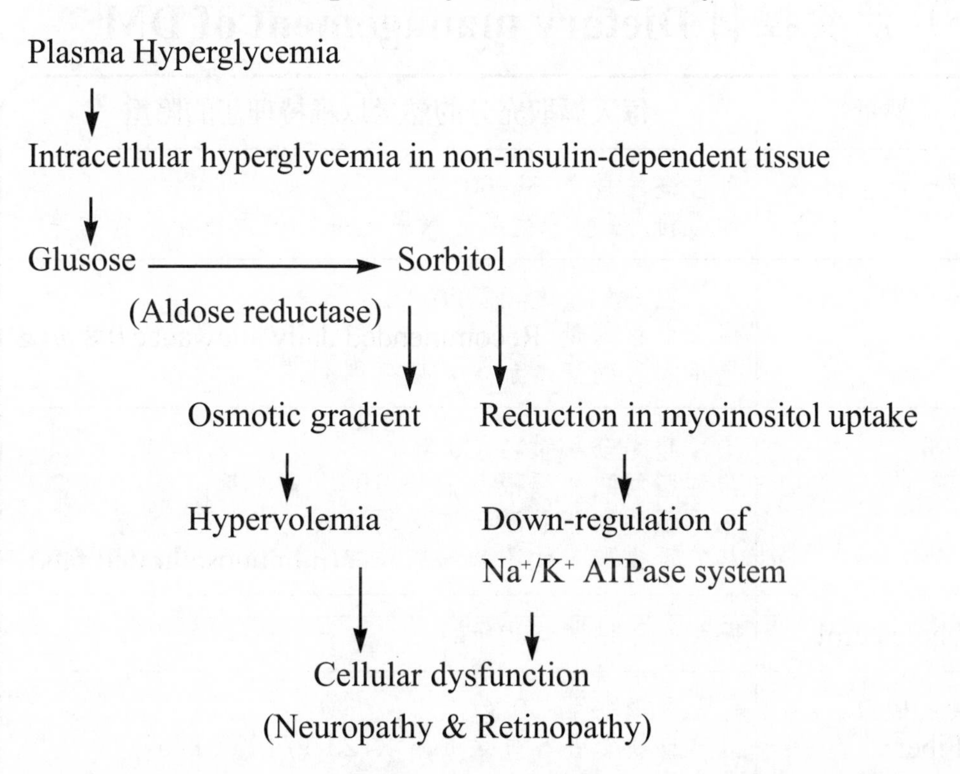

六、糖尿病的治療方法

◎ 糖尿病的治療原則

維持血糖的正常值

- ◆空腹血糖不超過126 mg/dl。
- ◆飯後二小時血糖值不可超過140 mg/dl。
- ◆HbA1c<7.5 %。
- ◆尿中沒有酮體 Ketone body。

維持血脂肪之正常值(膽固醇不超過160 mg/dl)。

減輕或維持理想的體重，避免肥胖。

預防或控制急慢性併發症，如：動脈硬化症、腎病變等。

注意生活品質，保持身心愉快。

(一) 飲食控制 Dietary management of DM

熱量	每天攝取充分的熱量以維持理想的體重
碳水化合物	可占全熱量之 55-60 % 如澱粉/麵包、蔬菜、水果、牛奶、天然含糖食物等
蛋白質	大約占全熱量之 12-20 % 成人之推薦量 Recommended daily allowance 0.8 g/kg 老年人可酌情增加，腎疾病則須減量
脂質	不可超過全熱量之 30 % 飽和脂肪酸必須限制低於 10 % 全熱量 多元不飽和脂肪酸，亦必須低於 6-8 % 全熱量 其它可攝取單元不飽和脂肪酸(monounsaturated fats)
Cholesterol	每天不可超過 300 mg
食物纖維 Fiber	每天可攝取至 40 g 低熱量飲食者，每天可攝取 25 g/1000 kcal
鈉鹽	1000 mg Na^+/1000 kcal，每天不可超過 3 g 高血壓的病患更應降低攝取量

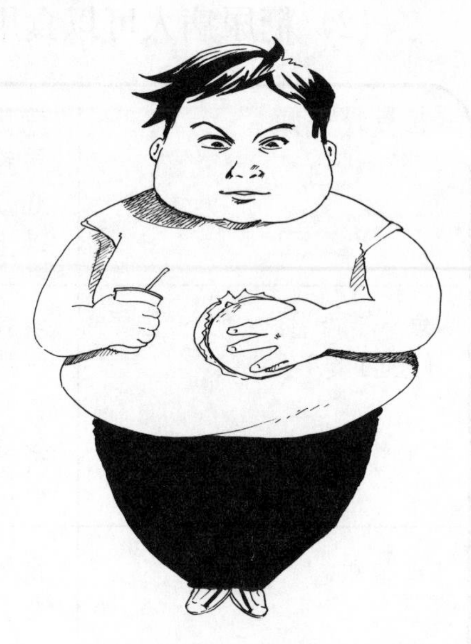

BMI＝體重（公斤）/身高（米）^{2}＝22～24

理想體重：男性（身高cm－80）×0.7＝體重Kg

女性（身高cm－70）×0.6＝體重Kg

（1）糖尿病人避免食用之食物

類別	食物
五穀澱粉類	冬粉、粉條、粉圓、油條等。 稀飯、泡飯。 以上食品吸收快，會使血糖迅速上升，宜少食用
魚、肉、蛋、奶、豆類（蛋白質）	內臟類：腦、肝、腎（腰子）、腸等。 肥肉：豬、牛、蹄膀、臘腸、培根、火腿。 動物皮類：豬肉皮、雞皮、鴨皮等。 蛋黃：魚卵、蟹黃、鵪鶉蛋等。 奶類：煉乳、調味乳、酵母乳等。
油脂類	動物油：豬油、牛油、奶油。 油炸、油煎、油酥食品及炒飯、炒麵、炒米粉。 核果類：花生、腰果、核桃、蠶豆等。
水果、蔬菜類	盒裝、罐裝的水果及加糖果汁。 蜜餞、蜜糖製品，甘蔗。
其他	汽水、沙士、可樂、水果酒等飲料。 酒精飲料。 砂糖、果醬、果凍、番茄醬等。 各式糖果及甜點食品。 各式蛋糕、甜派、餅乾、布丁、冰淇淋、甜甜圈等

(2) 糖尿病人可以食用之食物

五穀澱粉類	乾飯、麵包、饅頭、麵條等。 馬鈴薯、甘薯、芋頭、玉米、菱角等。 紅豆、綠豆、黑豆等乾豆類。 以上食品宜遵照份量食用。
魚、肉、蛋、奶、豆類(蛋白質)	魚類及瘦肉(雞、牛、豬、羊肉等)。 脫脂奶類，豆漿、豆腐等豆製品。 黃豆、毛豆、大豆等豆類。 蛋類：雞蛋、鴨蛋等。 以上食品宜遵照份量食用。
油脂類	植物油：沙拉油、大豆油、花生油、玉米油、葵花油等，須遵照份量食用。
水果、蔬菜類	新鮮的水果及自製果汁，須遵照份量食用。 甲類蔬菜(指葉菜類蔬菜)可任意食用。 乙類蔬菜(指根莖類蔬菜)須遵照份量食用。
其他	不加糖之茶及咖啡等。 五香、胡椒、醋、咖哩、蒜、薑、蔥等調味料。 無糖果醬、果凍及洋菜等。 加糖精人工甘味劑之布丁、甜點等。

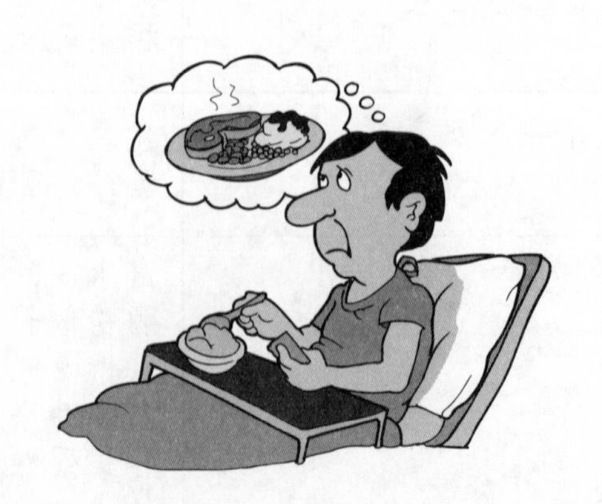

(二)口服降血糖藥 Oral Hypoglycemic agents

1.Sulfonylurea

(1)作用機轉

刺激胰臟的β-cell分泌胰島素並加強胰島素在周邊組織之利用率。

於肝臟中可減少肝糖的新生作用。

於肌肉可增加末梢葡萄糖的利用率。

◎ **Sulfonylurea** 的特性

Drugs	Onset	Half-life	Duration	每天劑量	Metabolism
First generation					
Tolbutamide	1 hr	7 hrs	6-12 hrs	500-3000 mg	肝
Chlorpropamide	1 hr	35 hrs	60 hrs	100-500 mg	肝與腎20 %
Tolazamide	4-6 hr	7 hrs	12-24 hrs	100-1000 mg	肝與腎
Second generation					
Glyburide (Euglucon)	2-4 hr	5 hrs	10-16 hrs	2.5-15 mg	肝與腎
Glipizide (Gildiab)	1-2 hr	6 hrs	6-12 hrs	2.5-40 mg	肝與腎
Gliclazide (Diamicron)	2-4 hr	10 hrs	10-16 hrs	80-240 mg	肝與腎
Biguanides Metformin	30 min	1-4.5 hrs	5-6 hrs	1000-3000 mg	腎

Glimepiride (Amaryl)
A first-line medication (SFU) for type II DM in combination with diet and exercise
Rapid onset and long duration
Dose：5-20 mg/day

◎ **Sulfonylurea** 的副作用

	主要不良反應 **Adverse effects**
血液	白血球缺乏 Agranulocytosis, Bone marrow aplasia, Hemolytic anemia, Angitis.
皮膚	皮膚搔癢 Rashes, Pruritus, Erythema nodosum, Erythema multiform, Stevens Johnson syndrome, Purpura, Exfoliative dermatitis, Photosensitivity reactions.
腸胃道	Nausea, Vomiting, Heartburn.
肝臟	肝功能異常 Abnormal liver function tests, Jaudice, Cholestasis, Granulomatous hepatitis.
Vasomotor	心跳加快、潮紅、頭痛 Flushing, Tachycardia, Headache.
腎臟	Chlorpropamide can lead to dilutional hyponatremia. But Glipizide & Glyburide have weak diuretic effect.
致畸胎性	Reported in some animal species but not in others. Sulfonylureas can cross the human placenta；A case of neonatal hypoglycemia has been reported.
低血糖	Profound and prolonged hypoglycemia can occur particularly with agents such as chlorpropamide and acetohexamide with active metabolites, in patients with compromised renal function. Compounds such as tolbutamide, which are entirely inactivated in the liver, are not generally a problom in this setting but must be used with caution in patients with hepatic dysfunction.

(2) 主要副作用

腸胃不適、肝功能異常、黃疸。

皮膚癢、紅疹、光過敏性、顆粒白血球缺乏、低血糖、心跳加快、血液凝集功能異常、溶血性貧血。

對動物有致畸胎作用、人類的安全性未知。

(3) 藥物動力學

Sulfonylurea之吸收量雖不受食物影響，但食物會影響其達到最高血中濃度的時間，使其降血糖的效果變差；故一般最好建議病患於飯前30分服用，以控制好餐後的血糖。

第一代藥物之Chlorpropamide & Tolazamide均有活性代謝物，故較易有蓄積作用，且Chlorpropamide的作用時效可長達72小時，老年病患或腎功能不好的病患，最好避免服用。

第二代藥物(Glyburide、Glipizide)使用劑量較小，且沒有活性代謝物，對血液凝集亦沒有不良的影響，是目前較常用的口服降血糖藥

(4) 禁忌症

a.胰島素依賴型糖尿病 Insulin dependent DM

b.懷孕婦女 Pregnancy women

c.對磺胺藥過敏者 Allergy to sulfonamides

d.嚴重肝臟或腎臟疾病 Severe liver or kidney diseases

e.因外傷或嚴重疾病(如燒傷、手術、感染等)而血糖上升者

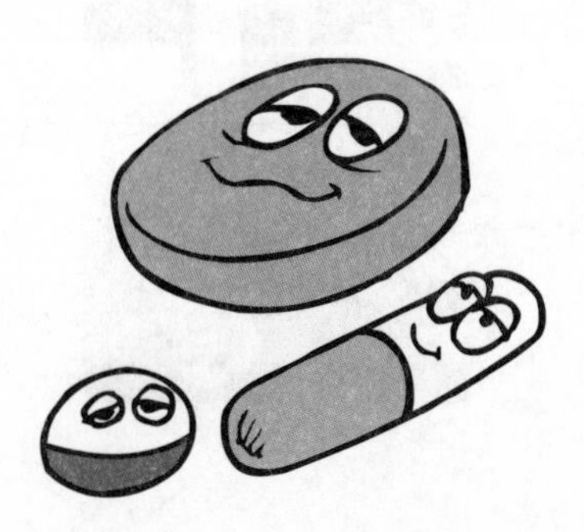

◎ **Sulfonylurea** 的藥物交互作用

加強降血糖作用的藥物	**Mechanism** 作用機轉	**Comment**
Common or predictable interactions		
β-blockers	Decreased hypoglycemic awareness	
Alcohol	Decreased hepatic gluconeogensis	
Salicylates	Increased insulin secretion	Only in highdoses
Fibric acids	Increased insulin sensitivity	
Uncommon or case report only		
Chloramphenicol	Inhibition of hepatic metabolism	
Cimetidine/Rantidine	Inhibition of hepatic metabolism	Rare
Quinine/Quinidine	Increased insulin secretion	
ACE inhibitor	Increased peripheral glucose utilization	
Chloroquine	Inhibits insulin degradation	
Disopyramide	Uncertain	

◎ 會升高血糖之藥物

β-blockers, Calcium antagonists, Clonidine, Diazoxide, Glucocorticoids, Thiazide Diuretics, Nicotinic acid, Oral contraceptive, Phenytoin, Sympathomimetics.

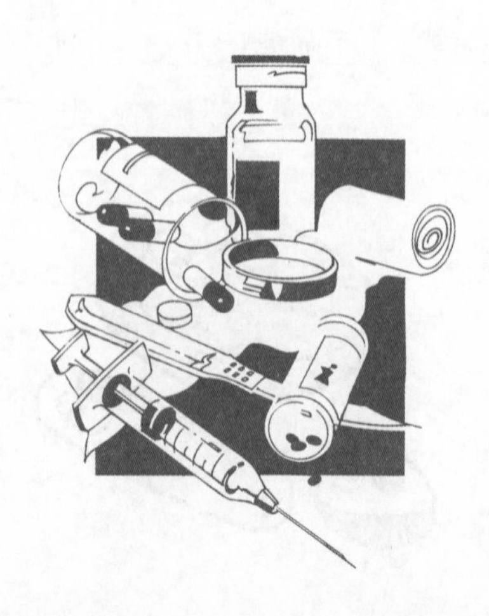

抑制降血糖作用的藥物	**Mechanism 作用機轉**	**Comment**
Common or predictable interactions		
β-blockers	Decreased insulin secretion	Hypoglycemia occasionally
Thiazide diuretics Loop diuretics	Decreased insulin secretion Increased insulin resistance	Dose related Less common
Glucocorticoids Oral contraceptive	Increased hepatic gluconeogenesis Increased cortisol secretion Increased insulin resistance	Dose related Use lowest dose possible
Uncommon or case report only		
Calcium antagonists	Decreased insulin secretion	Dose related
Octreotide	Decreased insulin secretion	
Phenytoin	Decreased insulin secretion	Overdosage
Theophylline	Increased catecholamine release	Overdosage
Pentamidine	Destruction of pancreatic islet cells	
Amiodarone	Uncertain	
Phenothiazines	Uncertain	

2. Biguanide 口服降血糖藥

Phenformin (Phenethyl biguanide)

Meformin (Dimethyl biguanide)

Phenformin 在肝臟代謝，半衰期長(5-15 hrs)故容易有乳酸中毒(Lactic acidosis)的副作用，目前在美國已禁用，而Meformin全在腎臟排除，半衰期甚短(1-3 hrs)較不易發生乳酸中毒的現象，故目前尚廣泛地使用於歐州及加拿大。

(1) 作用機轉

主要可提高胰島素受體的敏感性，強化胰島素的降血糖作用。

但對正常人的血糖不影響，其可能的機轉為：

a. 增加肌肉及組織對葡萄糖的攝取(Increase glucose uptake)

b. 減少肝臟中肝糖的新生作用(Decrease gluconeogenesis)

c. 降低腸道對葡萄糖的吸收(Decrease intestinal glucose absorption)

(2) 臨床適應症

可直接增加VLDL (Very Low Density Lipoprotein)的代謝，降低Triglyceride的血中濃度，並減輕病患的體重，故對肥胖型的NIDDM效果最好。

劑量：750-1500 mg/day與食物同時或飯後服用

(3) 副作用

a. 乳酸中毒

b. 腸胃障礙：噁心、嘔吐、下痢、食慾不振、腹痛

c. 長期服用可能使葉酸及維生素B_{12}之吸收減少

(4) 禁忌症

a. 糖尿病昏迷、酮酸中毒、酒精中毒

b. 嚴重腎功能異常或心臟疾病（如：心衰竭等）

c. 懷孕婦女

3. α-Glucosidase inhibitors

Acarabose(Glucobay)：Inhibit disaccharides split into monosaccharides in gut

- 機轉：可抑制胃腸道中的α-glucosidase，因而抑制食物的分解作用，延長食物中之葡萄糖的吸收，Glucobay不會被胃腸道吸收，因此不會造成全身性的不良反應，這類藥品特別適用於老年人及腎病患者25 mg tid適用於飯後高血糖者，可降10 %
- 副作用：G-I方面（如：脹氣、放屁、腹瀉等）

4. Insulin分泌刺激劑：Novo-Norm

NovoNordisk在1998年間上市的Repaglinide是第一個meglitinides類的藥品Meglitinides的作用方式和sulphonylureas相似，但meglitinides對β cell的作用與葡萄糖濃度有關，sulphonylureas則非短效型，3 hr，不吃時不刺激，低血糖副作用較輕微

- 給藥方式：0.5-4 mg before each meal
One meal, One dose/No meal, No dose
- 代謝：主要由肝臟代謝，90 %以上是經由膽汁排出

5. Insulin增敏劑：Glitazones

◎ Avandia (Rosiglitazone) & Actos (Pioglitazone)

Thiazolidinediones的療效主要源自其和位於脂肪細胞之PPAR©的結合作用，改善周邊組織的胰島素敏感度，進而增進骨骼肌對葡萄糖的吸收與利用。肝臟的葡萄糖釋出量也會降低。

2-8 mg/day生體可用率為99 %，蛋白結合率為99.8 %，幾乎由肝臟完全代謝為不活性物，約64 %經由腎臟排除，23 %由糞便排除，排除半衰期為3-4小時。

- 副作用：體重增加可能導因於體液滯留，頭痛、上呼吸道感染、貧血等有報告出現，0.2 %患者出現ALT升高<治療組同安慰組>
- 交互作用：與口服避孕藥、Nifedipine、Glyburide、Metformin、Acarbose、Digoxin、Warfarin、Ethanol、Ranitidine皆不影響

・懷孕分級：C 級

・Insulin增敏劑的優點：可以降低血糖而不會增加insulin的濃度。減少insulin抗拒性的產生。可單獨使用，不會產生低血糖。不會導致乳酸中毒。腎功能不良或老年人不需調整劑量。副作用少，和藥品的交互作用也少。不會和食物產生交互作用，可併服也可空腹使用。

・那些人不建議使用Avandia？

年齡低於18歲、妊娠糖尿病人或懷孕的NIDDM病人、有活動性肝臟疾病者、心衰竭的患者則需小心使用，應監測CHF之症狀。

◎ 各類口服降血糖藥物之比較

	Mechanism of Action
Metformin (immediate or extended release)	Decreased insulin resistance, decreased hepatic glucose output, increased peripheral glucose utilization
Sulfonylureas, meglitinides, nateglinide	Increased insulin secretion
α-Glucosidase inhibitors	Delayed digestion of complex carbohydrates
Glitazones	Decreased insulin resistance, decreased hepatic glucose output, increased peripheral glucose utilization

◎ 口服降血糖藥物之分類及作用

Drug Class/Drug	Mechanism of Action
α-glucosidase inhibitors	Delays the absorption of glucose by inhibiting intestinal brush border enzymes that break down carbohydrates.
Acarbose	
Miglitol	
Biguanide	Decreases hepatic glucose output and, to a lesser extent, increases the peripheral sensitivity of insulin and the intestinal absorption of glucose.
Metformin	
Meglitinides	Stimulates the release of insulin from pancreatic beta cells.
Nateglinide	
Repaglinide	
Sulfonylureas	Increases insulin secretion by pancreatic beta cells. May also increase insulin sensitivity.
Acetohexamide	
Chlorpropamide Tolazamide	
Tolbutamide	
Glimepiride	
Glipizide	
Glyburide	
Thiazolidinediones Pioglitazone	Increases sensitivity of peripheral tissue to the effects of insulin and, to a lesser extent, decreases hepatic glucose output.
Rosiglitazone	

◎ 特殊病人之衡量因素

Patient Factors	Avoid	Use
Renal impairment	Acarbose, metformin, first-generation sulfonylureas	Glipizide, insulin, tolazamide, thiazolidinediones
Liver dysfunction	Thiazolidinediones, metformin	Short-acting products
Obesity	Insulin, thiazolidinediones, meglitidines, sulfonylureas	Acarbose, miglitol, metformin
Hypoglycemia due to irregular meals		Short-acting agents

與下列藥物併用時會減低降血糖效果	與下列藥物併用時可能增強降血糖作用
Corticosteroids	Alcohol (acute use)
Dextro-thyroxine	Anabolic steroids
Thyroid hormone	β-blockers
Dobutamine	Guanethidine
Epinephrine	MAO inhibitors
Oral contraceptives	Phenylbutazone
Estrogens	NSAIDs
Smoking	Salicylates
Thiazide diuretics	Sulfinpyrazone
Nicotinic acid	Tetracycline
Isoniazid	Chloramphenicol
Rifampin	Clofibrate
Phenothiazines	Cimetidine
Phenobarbital	Ranitidine
Sympathomimetics	Sulfonamides
Alcohol (chronic use)	Probenecid
	Coumarin anticoagulants
	Miconazole (oral)

◎ 糖尿病患有併發症之藥物考量

Complication and drug	Problem	Action to be taken
腎病變		
Sulfonylureas	Accumulate in renal failure	Use insulin or gliclazide
Metformin	Increased risk of lactic acidosis	Avoid
心血管病變		
β-blockers	Accentuate hypoglycemia May cause VLDL elevation	Consider alternative
Thiazide diuretics	Aggravate glycemic control Exacerbate hyperlipidemia	
視網膜病變		
Mydriatics	in patient with rubeosis or previous eye surgery, may precipitate glaucoma	
Anticoagulants	May predispose to vitreous hemorrhage	Avoid if possible
神經病變		
性無能		
ggl-blocking agent β-blockers Clonidine Methyldopa	Aggravate erectile failure	Consider alternative e. g. ACE inhibitor, Calcium antagonists
姿勢性低血壓		
Vasodilators	Aggravate postural hypotension	Avoid especially in the elderly

(三) 注射胰島素

Insulin amino acids			
來源	A-chain		B-chain
	Position 8	Position 10	Position 30
牛Beef	Alanine	Valine	Alanine
豬Pork	Threonine	Isoleucine	Alanine
人Human	Threonine	Isoleucine	Threonine

(1) **Duration of action of Insulin preparations**

作用時效	加蛋白質	緩衝液	尖峰時間	**Duration**
速效 Crystalline zinc	None	None	2 hrs	5-7 hrs
SemiLente	None	Acetate	2 hrs	8-16 hrs
中效 NPH*	Protamine	Phosphate	6-12 hrs	18-24 hrs
Lente	None	Acetate	6-12 hrs	18-24 hrs
長效 Protamine-zinc	Protamine	Phosphate	8-14 hrs	24-36 hrs
Ultra Lente	None	Acetate	12-16 hrs	24-36 hrs

快速作用型：Insulin LysPro and Insulin asparte

(2) 注射胰島素之副作用

a.Hypoglycemia 低血糖

b.Dermatologic：Lipoatrophy, Lipid hypertrophy 脂肪萎縮或增生

c.Local allergy & Systemic allergy 過敏症狀

d.Insulin resistance 胰島素抗拒性

e.Sodium retention & Weight gain 體重增加

◎ 低血糖的症狀

冷汗、頭暈、頭痛、心悸、震顫、饑餓感、精神不安、視力模糊、手、腳、嘴唇刺痛感(Tingling)、呼吸短促、皮膚濕冷、胡言亂語。嚴重時有意識障礙、記憶喪失、痙攣甚至昏迷。

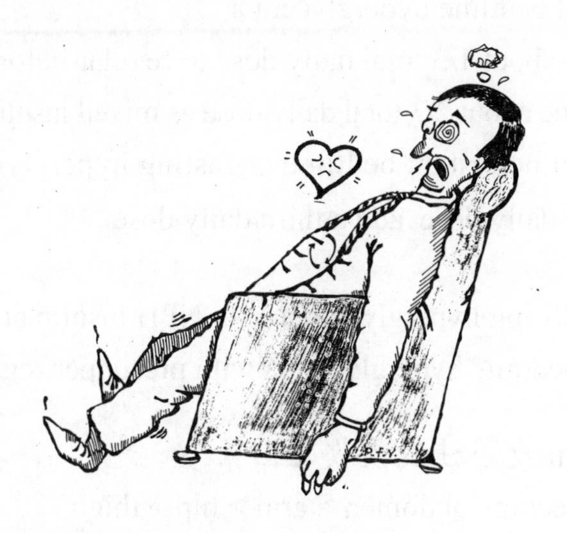

(3) 胰島素的藥物交互作用

a.Insulin - Aspirin：Potentiate the hypoglycemic activity.

b.Insulin - Clofibrate：Clofibrate may lower blood glucose levels.

c.Insulin - Oxytetracycline：Hypoglycemic reaction.

d.Insulin - Propranolol：Delay recovery from hypoglycemia.

e.Insulin - Thyroid：Increase insulin requirement.

f.Insulin - Smoking：Increase insulin requirement.

(4) 初次使用胰島素之準則

a.一天一次

Initial dose：0.2-0.3 U/kg body weight before breakfast Preferably as mixed insulins (e.g. 2/3 NPH、1/3 Regular) increase total dose until persistent hyperglycemia is overcome increase Regular insulin to treat prelunch hyperglycemia increase NPH insulin to treat presupper hyperglycemia add 2nd daily dose to treat persistent fasting or bedtime hyperglycemia.

b.一天二次

To treat fasting hyperglycemia

Switch about 1/3 total daily dose to NPH at bedtime

Continue about 2/3 total daily dose as mixed insulin before breakfast

To treat bedtime hyperglycemia

Switch about 1/3 total daily dose to regular before supper

Continue about 2/3 total daily dose as mixed insulin before breakfast

To treat persistent bedtime or fasting hyperglycemia despite the second daily dose, add a third daily dose

c.一天三次

Treat fasting hyperglycemia with NPH insulin at bedtime

Treat bedtime hyperglycemia with presupper regular insulin

◎ 影響insulin皮下注射吸收之因素

Site of injection: abdomen > arm > hip > thigh

Exercise of injected area, Local massage, Ambient temperature (Heat may increase absorption rate)

Smoking and lipohypertrophy may decrease absorption

（5）胰島素抗拒性 **Insulin resistant states**

Insulin resistance, a condition requiring more than 200 units of insulin per day for more than 2 days in the absence of ketoacidosis or acute infection, occurs in only about 0.0001 % of diabetic patients. These patients almost invariably have high titers of insulin-neutralizing antibodies or are very obese.

These patients should first be switched to human insulin and, if necessary, placed on glucocorticoids (prednisone in a dose of 5 to 60 or 80 mg/day).

a.Obesity

b.DM with insulin antibodies

c.Werner's syndrome

◎ 第二型糖尿病的治療原則

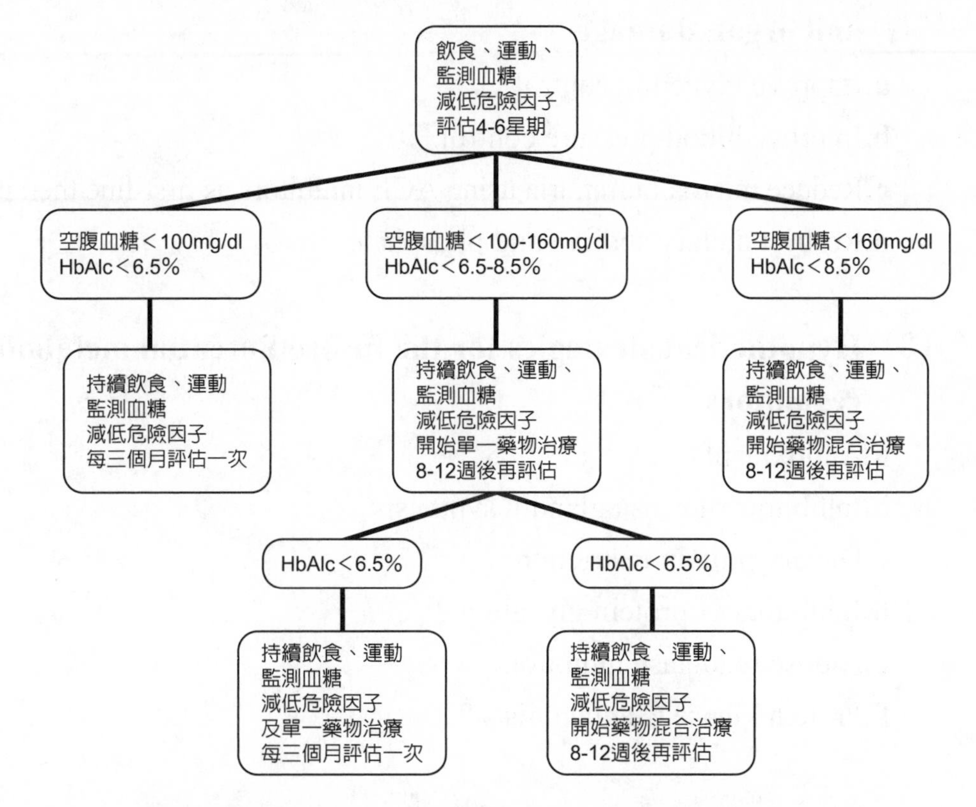

（6）藥物混合治療 Combination Therapy Options

	Sulfonylurea	**Meglitinide**	**Metformin**	**Glitazone**	**α-Glucosidase Inhibitor**	**Insulin**
Sulfonylurea	－	－	＋	＋	＋	＋
Meglitinide	－	－	＋	＋	＋	＋
Metformin	＋	＋	－	＋	＋	＋
Glitazone	＋	＋	＋	－	＋	＋
α-Glucosidase inhibitor	＋	＋	＋	＋	－	＋
Insulin	＋	＋	＋	＋	＋	－

(7) Prevent strategies for reducing vascular complications and organ damage

a.Improve glycemic control.

b.Improve blood pressure control.

c.Reduce microalbuminuria using ACE inhibitors as first-line therapy.

d.Restrict dietary sodium and phosphate.

(8) Hypothetical strategies for the future Potential metabolic regulators

a.Antioxidants

b.Inhibitors of prostaglandin synthesis

c.Dietary protein restriction

d.Inhibitors of protein glycation ?

e.Aldose reductase inhibitors

f.Protein kinase C antagonists ?

(四) 糖尿病患的運動治療 Exercise in the Diabetic patients

推薦方式：有氧運動

優點：增強胰島素的作用，可以減低胰島素的劑量。
改善葡萄糖的耐受性(Glucose tolerance)。
改善心血管的功能(Cardiovascular function)。
減少低密度脂蛋白(LDL)，增加高密度脂蛋白(HDL)。
改善生活品質(Sense of well-being)。

預防重於治療

每天沐浴促
進血液循環

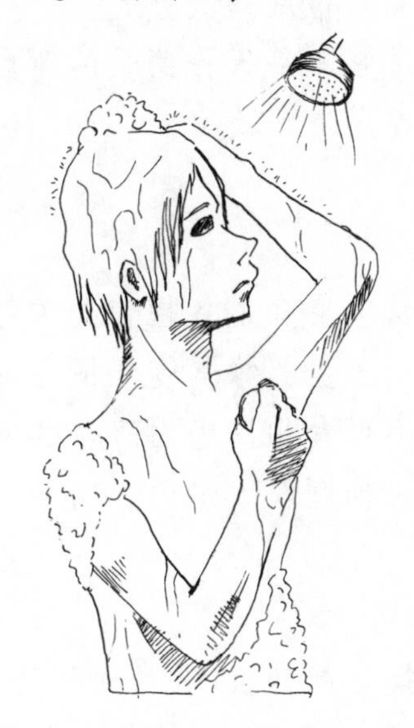

調節飲食
避免便秘

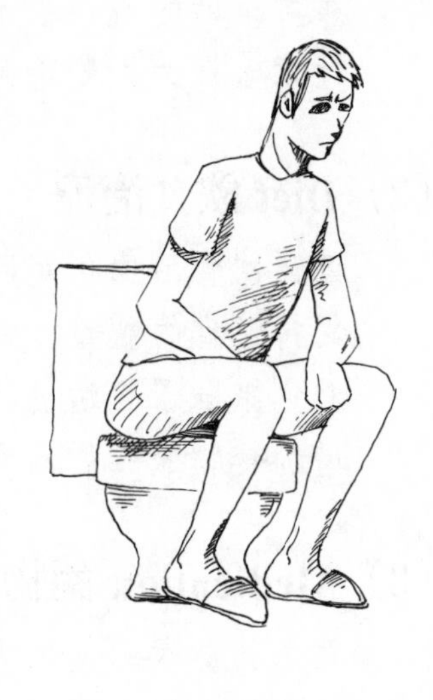

日行萬步
百病不生

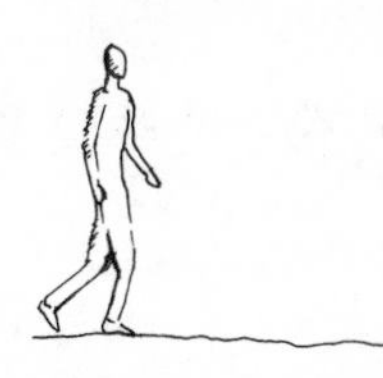

精神勿過度
緊張

適度運動

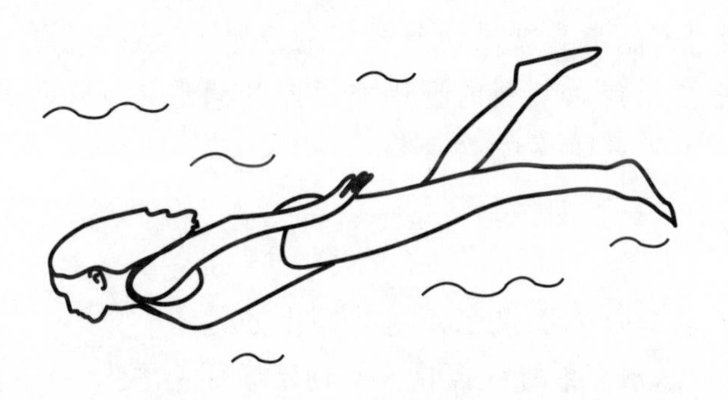

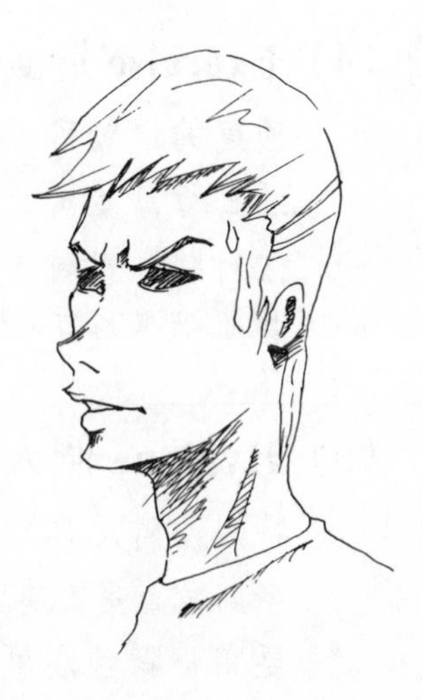

(五) 糖尿病患的衛教

Medical Education for the Diabetics patients

(1) **Disease：對糖尿病要有深入的瞭解**

定期檢查，參加有效的教育訓練，閱讀權威的文獻。
維持生活的規律性，適當的休息與睡眠，每天作適量的運動。
注意血糖的控制情形，每天至少檢查尿液一次。

(2) **Diet 飲食治療：**

遵循飲食治療，定時進食，不可過量，要知道各種食物的熱量數。
保持適當的體重，每星期至少量一次，並記錄其變化情形。
避免餓肚子，過度節食或吃大餐，不可食用高膽固醇食物。
增加食物纖維的攝取量，避免飲酒、抽煙及太鹹的食物。

(3) **Medication 藥物治療：**

熟悉胰島素的使用方法，系統的輪換注射部位(胰島素不可冷凍)。
注意低血糖反應，如：饑餓感、頭痛、出汗、心悸等，若症狀出現可吃點糖果。
服用口服降血糖藥時，不可長時間曬太陽，會引發光敏感反應。

(4) **Exercise 運動治療：**

適度的運動可增強胰島素的作用，減低注射胰島素的劑量。
「日行萬步，百病不生」，散步是糖尿病患最好的運動。
注射胰島素時，應避免在飯前做劇烈的運動或運動時間過長。
若運動量較平常增加時，可酌情多吃點食物。

(5) **Hygiene 個人衛生：**

特別注意足部的護理，最好每天以溫水浸泡雙腳十分鐘。
定期檢查足部有無雞眼、水泡、裂縫、擦傷，早期治療可免惡化。
要穿合腳且沒壓迫的低跟鞋子(通常下午腳會比上午稍大)。
保持每天入浴的習慣，養成良好的個人衛生，可避免感染。

◎ 糖尿病患理想的控制狀況

指數	良好	尚可	待改進
空腹血糖值(mg/dl)	80-120	< 140	> 160
飯後兩小時血糖值(mg/dl)	80-160	< 180	> 180
尿糖(%)	0	< 0.5 %(+)	> 0.5 %(+)
Hemoglobin A1(%)	< 7.5 %	7.5-8.5 %	> 9.5 %
Cholesterol (mg/dl)	< 160	200-240	> 240
Triglyceride (mg/dl)	< 150	150-200	> 200
HDL-cholesterol (mg/dl)	> 50	40-50	< 40

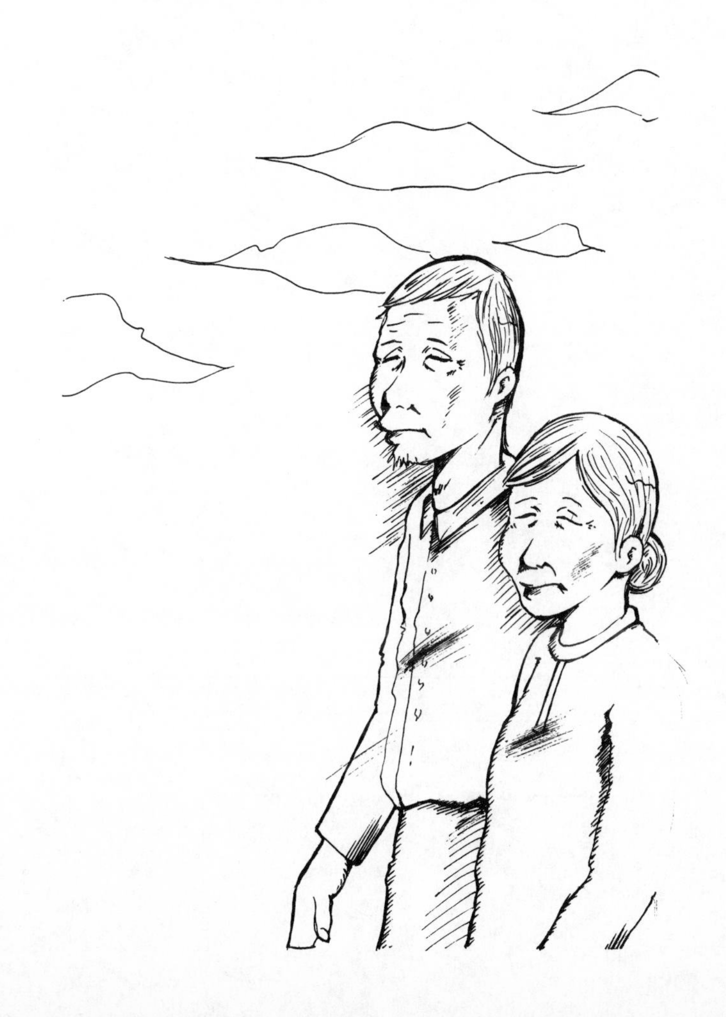

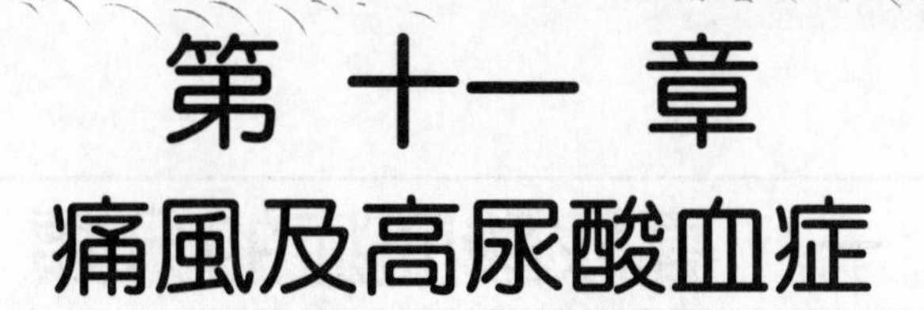

第十一章

痛風及高尿酸血症

【摘　要】

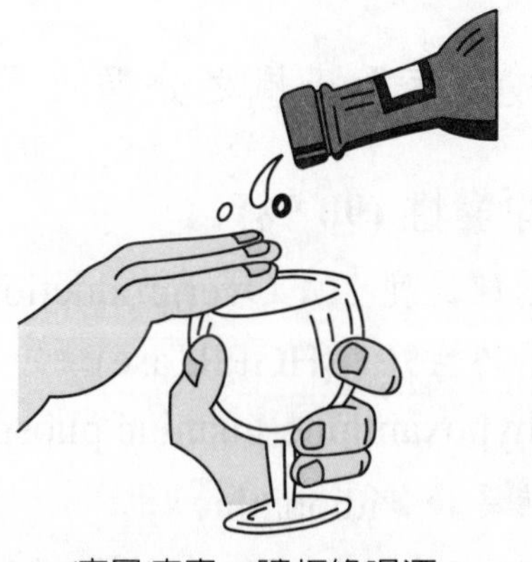

痛風病患，請拒絕喝酒！

一、高尿酸血症的分類

痛風 (Gout) 俗稱為帝王病，歷代許多達官顯貴常患有此種病症，是一種營養過剩、新陳代謝異常的疾病，通常男性病患為女性的十倍，其臨床上常見的症狀為：

（1）血中尿酸濃度上升 (Increase in serum urate conc.)
（2）關節的滑囊液中可以發現許多Monosodium urate monohydrate結晶
（3）病患之末端關節可發現痛風石 (Tophi) 的沈積、這些痛風石若不經外科手術去除，常會導致關節的損傷或因而殘廢
（4）因尿酸排除不良沉積於尿道 故有時會併發尿道結石(Urolithiasis)
（5）亦會併發腎臟疾病，包括：腎絲球體、腎小管、間質組織及血管等病變。因此，『痛風』所代表的不單是血清中尿酸鹽濃度過高或末端關節發現痛風石(Tophi)的沈積，也可能是以上各種症狀的組合。

高尿酸血症：血中尿酸 (Uric acid) 濃度高於 7.1 mg/dl 可能並沒有症狀出現男性正常尿酸值為 3.5-7.5 mg/dl，女性正常尿酸值為 2.6-6.0 mg/dl。高尿酸血症可分為原發性及續發性，而續發性乃是由其他疾病所造成，每一類又可依因為尿酸的過度生成或是排泄減少再加以分類。當中，以尿酸排泄減少為最主要造成高尿酸血症的機轉。

◎高尿酸血症及痛風之分類

（1）**原發性 (90 %)**

a.尿酸過度生成 Overproduction of Uric acid
遺傳性酵素(HGPRTase)缺乏
(hypoxanthine-guanine phosphoribosyl transferase)
特異體質idiopathic

b.尿酸排泄減少 Underexcretion of Uric acis

（2）**續發性 (10 %)**

a.尿酸過度生成 Overproduction of Uric acid

Myeloproliferative disorders
Lymphoproliferative disorders
Chronic hemolytic anemia
牛皮癬 Psoriasis

b.尿酸排泄減少 Underexcretion of Uric acid
腎衰竭 Renal failure
飢餓 Starvation
酮酸中毒 Ketoacidosis
鉛中毒 Lead poisoning
Drug therapy (Cytotoxics, Diuretics, Salicylates)

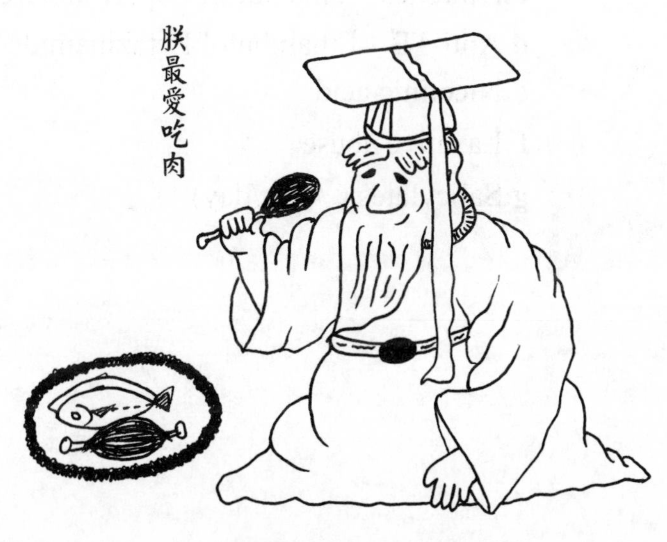

痛風俗稱「帝王病」

二、痛風及高尿酸血症的病因學

根據澳洲皇后島 (Queensland) 的一百名痛風病人所作的調查，其發生高尿酸血症的原因如下：

(1) 會造成高尿酸血症的疾病

a.酒精成癮 Alcoholism
b.糖尿病酮酸中毒 Diabetic ketoacidosis
c.高血脂 Hyperlipidemia
d.副甲狀腺機能亢進 Hyperparathyroidism
e.肥胖 Obesity
f.急性腎衰竭 Acute renal failure
g.慢性腎衰竭 Chronic renal failure
h.牛皮癬 Psoriasis

(2) 會增加尿酸合成的藥物

a.Alcohol
b.Chemotherapeutic agents：Cytotoxic drugs
c.Diuretics：Thiazides,Loop,Triamterene
d.Anti-TB：Ethambutol,Pyrazinamide
e.Nicotinic acid
f.Laxative abuse
g.Salicylates (< 2 g/day)

	急性痛風	類風濕性關節炎	骨關節炎	僵直性脊椎炎
痛與僵直發生的時間	通常在早晨會有嚴重難以忍受的疼痛	在早晨較痛 活動後疼痛會減輕	早晨有短暫性僵硬，白天活動後加重，夜晚最痛	下背部疼痛及僵硬，在早晨最痛，白天減輕，偶而夜晚會發病
最常發病的關節	大姆趾的基部第一蹠趾關節	受害部位是雙側對稱性及多關節如手與手指，腕及膝關節	受害部位為單側，非對稱性單關節如臀膝及脊椎	
檢驗判定	血中尿酸濃度上升	紅血球沉降速率ESR上升 風濕樣因子	沒異常	紅血球沉降速率上升 HLA-B27
X光判定	早期時很少變化	早期時腫脹，輕度骨骼變異、磨損僵直、半脫位	軟骨退化 軟骨下變硬 骨贅	脊椎關節融合
一般發病年齡	40–50歲	30–50歲	> 50	20–30歲
一般發病性別	95 %為男性	女性為男性三倍	女性多於男性	男性為女性十倍
一般治療藥物	Allopurinol Probenecid Sulfinpyrazone Colchicine Indomethacin Phenylbutazone some NSAIDs	NSAIDs Salicylates Indole Acetic acids Propionic acids Fenamic acids Oxicam Cortisone steroid Immuno-suppressive Slow remedies Gold Chloroquine Penicillamine	NSAIDs Salicylates Indole Acetic acids Propionic acids Fenamic acids Oxicam Nabumetone analgesics Muscle relaxant	

三、高尿酸血症的危險

高尿酸血症最大的的危險就是會造成痛風性關節炎及腎臟疾病。

（1）痛風性關節炎 (Gouty arthritis)

痛風性關節炎的發病率會隨著血中尿酸濃度提升及年齡而增加。Fessel於1979年提出，當血清中尿酸鹽濃度高於0.6 mmol/L，則痛風性關節炎及腎臟功能缺陷的危險性就會增加。若高尿酸血症持續15-20年或更久，則通常會造成痛風性關節炎。

（2）尿酸鹽腎病 (Urate nephropathy)

尿酸鹽腎病則於單鈉尿酸鹽結晶在腎間質組織沈澱所造成的發炎反應，它通常會伴隨著痛風性關節炎出現。

（3）尿酸鹽結石 (Urate calculi)

經常發生在高尿酸血症的病人身上，就算無痛風性關節炎病史的患者，也有可能發生。

（4）急性尿酸性腎病變 (Acute uric nephropathy)

由於尿酸結晶在集尿管及輸尿管所引起的嚴重腎衰竭，是一種罕見、但常出現在有血液惡性腫瘤而接受化學治療病人的身上。

雖然高尿酸血症與高血壓及冠狀動脈疾病之高發生率息息相關，但不能視為心血管疾病的直接危險因子。因現在尚無證據顯示，降低血清中尿酸鹽濃度能避免心臟疾病的發生。

四、高尿酸血症的臨床症狀

在整個痛風的發展病史可約略分為四個階段：

（1）無症狀之高尿酸血症(asymptomatic hyperuricemia)。

（2）急性痛風(acute gout)。

（3）間歇性痛風(兩次發作可能相隔數月到數年)。

（4）慢性結石性痛風(chronic tophaceous gout)。

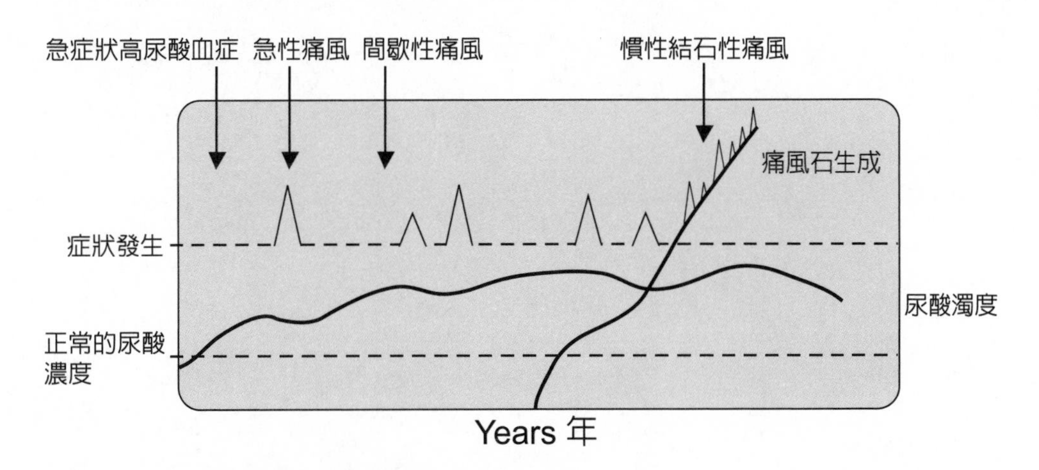

（1）急性痛風性關節炎

診斷急性痛風是一件容易的事，通常其特徵可描述如下：高尿酸血症之肥胖中年男人，有飲酒習慣，其大姆趾發炎、劇烈疼痛，且經常在半夜中發作。有超過 50 % 的病人，其首次發作的部位都在第一蹠趾關節處。但是在臨床上要判斷痛風有時有些困難。因為有35%的患者，其首次發作的地方也包括其他關節，一般是跗骨間、趾、膝、踝、手腕、肘等關節。而且有時在首次發作時，可能有多處關節都產生疼痛。

（2）慢性結石性痛風

在罹患高尿酸血症多年後，就有可能出現痛風石。痛風石通常發生在軟組織、鷹嘴囊 (olecranon bursa)、皮下組織及關節周圍，最後使關節的伸展能力受到破壞。但是只要早期診斷以及有效治療痛風，則痛風石的發生率將大為降低。

◎ 痛風發作的關節

首次發作頻率：第一蹠趾關節 ＞ 膝 ＞ 踝 ＞ 跗 ＞ 手腕、肘 ＞ 掌骨

一般發作頻率：跗骨間 ＞ 趾 ＞ 膝 ＞ 踝 ＞ 手腕 ＞ 肘關節

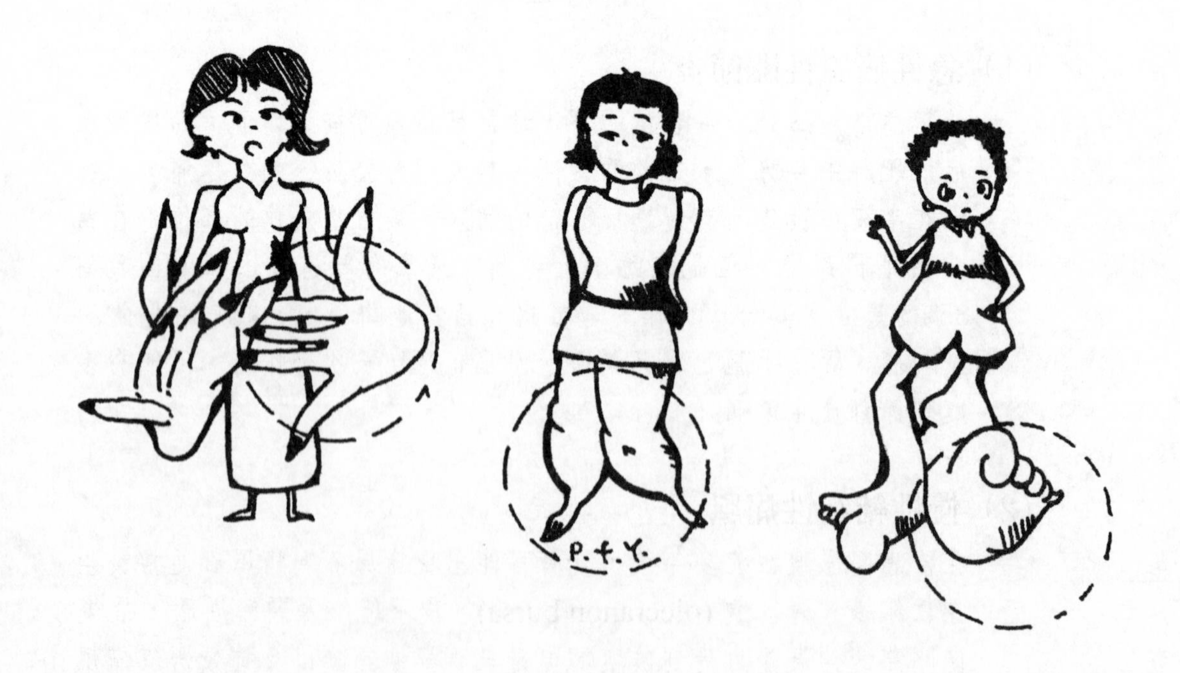

五、高尿酸血症的診斷

正確的診斷必須從滑液或沈積的碎石中確定是單鈉尿酸鹽結晶(Monosodium urate crystals)，當臨床症狀是非典型的，則從關節中抽取物質來檢測是相當重要的，但在技術上確是相當困難的，尤其是一些較小的關節。但若關節是極易進行抽取的，例如膝蓋，則要從其滑液中確認尿酸鹽結晶，是相當安全可靠的。樣品必須置於無菌容器，不能有防腐劑，而且於數天後，檢查仍能成功的完成。若是無法由顯微鏡觀察中加以判斷，American Rheumatism Association (美國風濕症學會)所提供對急性痛風性關節炎的診斷標準可供參考。

◎ 美國風濕症學會：急性痛風性關節炎的診斷標準

關節的滑囊液中可以發現許多典型的尿酸鹽結晶
或病患之痛風石(tophi)証實含尿酸鹽結晶
或含有以下十二項中的六項症狀

(1) 1 attack of acute arthritis
(2) maximal inflammation developed within 1 day
(3) attack of monoarticular arthritis
(4) joint redness observed
(5) first metatarsophalangeal joint painful or swollen
(6) unilateral attack involving first metatarsophalangeal joint
(7) unilateral attack involving tarsal joint
(8) suspected tophus
(9) hyperuricemia
(10) asymmetric swelling within a joint on X-ray
(11) subcortical crysts without erosions on X-ray
(12) negative culture of joint fluid for bacteria during attack of inflammation

許多急性痛風甚至是重複發作的患者，在X光片中，並未發現其骨頭及軟組織有任何的損傷。但在慢性痛風性關節炎患者，則可看到其骨頭以受侵蝕，且其軟組織有痛風石的出現。

被侵蝕而成的形狀可能是圓形或是橢圓形，就如同被打洞機打洞過一般，其周圍有明顯硬化，有時並有明顯之突出。最常發生的位置是第一蹠趾關節頂端的中間，而發生在內滑膜及外滑膜的侵蝕，常被用以與其它不同的滑膜性關節炎(例如風濕性疾病) 區分的特徵。

◎ 痛風之區別診斷

由於高尿酸血症通常會引起類似型態的關節炎，軟組織風濕性疼痛症狀及其他形式的關節炎，而這些都可以 "痛風" 稱之。而最大的困擾在於高尿酸血症未必有以上所述的症狀出現，而且以降尿酸藥治療也未必有效。足部的急性單一關節炎要與焦磷酸鈣(calcium pyrophosphate)沈澱(偽痛風Pseudogout)、其他急性發炎性關節炎(特別是血清陰性群，如牛皮癬關節炎)、創傷及感染等疾病分辨。除了以仔細的物理診斷檢察如以觸壓疼痛的位置來判斷外，以Colchicine敏感試驗有時亦有助於痛風的診斷，但是焦磷酸鈣沈積疾病也呈陽性反應。至於多發炎性痛風則不易與其他多關節炎疹作分辨，只能利用 X-ray 的差異來作有效的分辨。

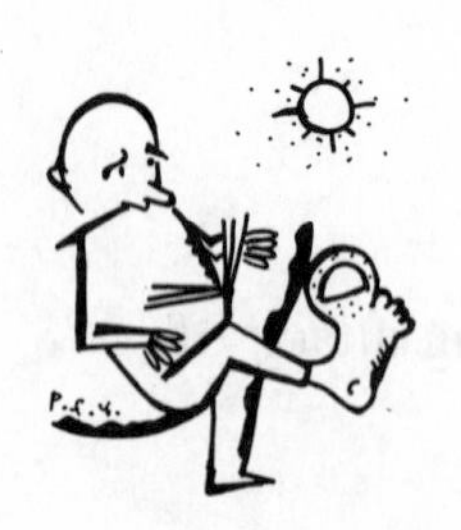
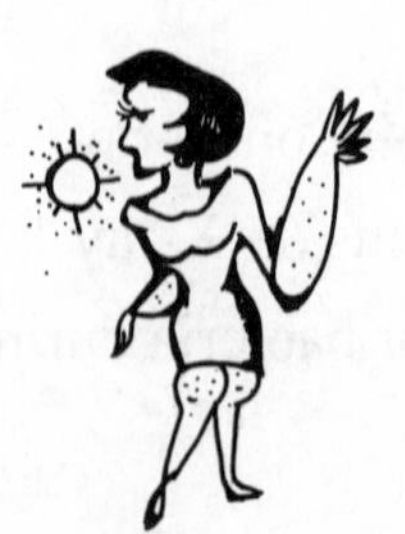
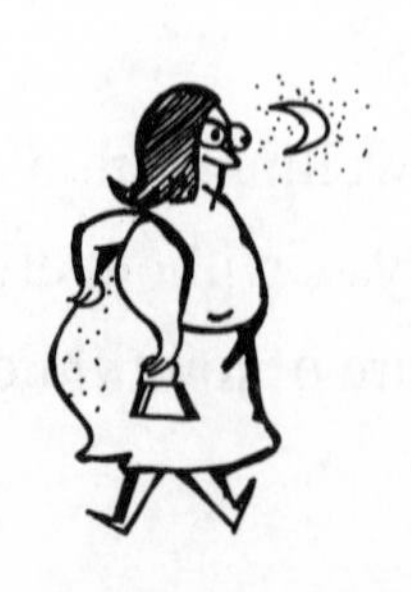
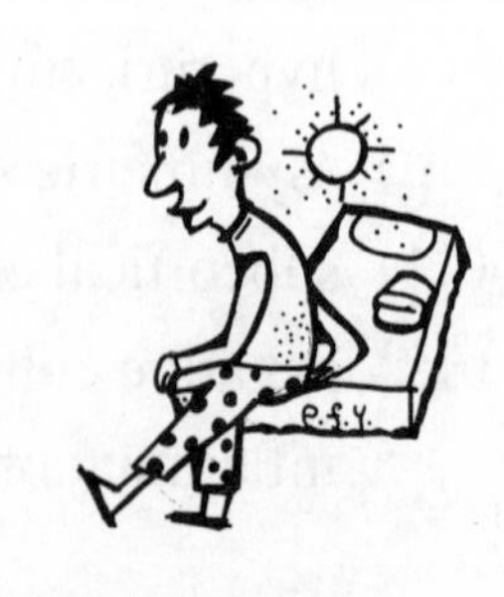

急性痛風　類風溼關節炎　骨關節炎　僵直性脊椎炎

	急性痛風	類風濕性關節炎	骨關節炎	僵直性脊椎炎
痛與僵直發生的時間	通常在早晨會有嚴重難以忍受的疼痛	在早晨較痛 活動後疼痛會減輕	早晨有短暫性僵硬 白天活動後加重 夜晚最痛	下背部疼痛及僵硬 在早晨最痛 白天減輕 偶而夜晚會發病
最常發病的關節	大姆趾的基部	受害部位是雙側對稱性及多關節 如手與手指、腕腕及膝關節	受害部位為單側非對稱性及單關節 如臀、膝及脊椎	
檢驗判定	血中尿酸濃度上升	紅血球沉降速率上升、風濕樣因子	沒異常	紅血球沉降速率上升 HLA-B27
X光判定	早期時很少變化	早期時腫脹 輕度骨骼變異、磨損、僵直、半脫位	軟骨退化 軟骨下變硬 骨贅	脊椎關節融合
一般發病年齡	40-50歲	30-50歲	> 50歲	20-30歲
一般發病性別	95%為男性	女性為男性三倍	女性多於男性	男性為女性十倍

六、痛風的治療

(一) 急性發作期

急性痛風性關節炎可用非固醇類抗炎藥物(NSAID)或是colchicine來治療。

1. NSAIDs

在NSAIDs當中，以 Phenylbutazone 及 Indomethacine 對於急性痛風性關節炎最為有效。但 Phenylbutazone 因腎毒性較大現常被其它類的 NSAIDs 所取代，諸如 Naproxen、Fenoprofen、Piroxicam 及 Sulindac 等，最主要的因素是，這些藥物能夠使用較大的劑量。如Indomethacine 在需要時可以每四小時 50 mg 的劑量投與，直到疼痛緩解之後，再逐漸減少藥量及用藥次數。在嚴重發作時，劑量亦可上升到每四小時100 mg。由此可見，痛風性關節炎的患者比起其它關節炎，如類風濕性關節炎的患者，較能忍受大劑量的 NSAIDs。

Drug	Pain	Gout	RA	DJD	AS	Bursitis	Fever
Aspirin	★	★*	★	★	★	★	★
Diflunisal	★		★	★			
Fenoprofen	★		★	★			
Ibuprofen	★		★	★			★
Naposin	★	★	★	★	★	★	
Indomethacin		★	★	★	★	★	
Meclofenamate			★	★			
Mefenamic acid	★						
Piroxicam		★	★	★			
Sulindac		★	★	★	★	★	
Tolmetin			★	★			
Phenylbutazone		★	★	★	★	★	

RA = Rheumatoid arthritis. DJD = Degenerative joint disease(Osteoarthritis)
AS = Ankylosing spondylitis

◎ **COX-1 & COX-2**

性質	**COX-1**	**COX-2**
Regulation	Constitutive	Inducible
Change range	2-4	10-80
Tissue expression	血小板、平滑肌、內皮細胞、胃及腎臟	Monocytes Macrophages Fibroblasts
Enzyme role	Housekeeping 正常生理功能	Inflammatory 發炎及生長
NSAIDs 理想	No effect 不影響	Inhibit 抑制

2. Colchicine 秋水仙素

Colchicine 是除了 NSAIDs 外的另一選擇。雖然它在對疼痛達到令人滿意的程度之前，會產生下痢及胃腸道不適的缺點，但在某些特定的急性痛風發生時，確是一時之選。Colchicine初劑量為口服1.2 mg，接著每隔2小時0.6 mg，直到疼痛緩解或是產生下痢及嘔吐的副作用為止。一般極量為每天 4-8 mg，但可隨個人情況加以改變。當疼痛緩解，劑量可減到每天3次，每次 0.6 mg，直到疼痛完全解除。

值得注意的是，在急性發作發生時，不要突然開始或停止服用降低尿酸鹽的藥物，因為這樣會使急性發作期延長，並且會導致慢性發炎性關節炎。

(1) 使用秋水仙素的時機

(Indications for colchicine as first choice therapy in acute gout)

a.Patient with a history of peptic ulceration or GI bleeding

有消化性潰瘍或出血之病患

b.Patient on anticoagulants 服用抗凝血劑的病患

c.Patients intolerance to NSAIDs 無法服用 NSAIDs的病患

d.Patient with previous good response to colchicine

對秋水仙素有良好療效的病患

(2) 作用機轉與副作用

a.作用機轉：

未明，可能與降低白血球的移動及吞噬能力並減少乳酸的產生有關，會降低尿酸的沉積並減緩發炎反應

b.不良反應：

腸胃不適、食慾不振、下痢、脱髮、末梢神經炎、肌肉無力、抑制骨髓、中毒時造成再生性不良貧血、顆粒白血球及血小板缺乏

c.劑量：

預防 0.5-0.6 mg qd-tid

治療急性痛風時，每隔2小時0.6 mg，直到疼痛緩解或是產生下痢及嘔吐的副作用為止。一般極量為每天 4-8 mg

d.藥物交互作用：

長期服用，會降低維生素B_{12}的吸收

e.病患服藥注意事項：

服用蘇打片(sodium bicarbonate 3 g/day)鹼化尿液，可加強療效，服藥期間不可飲酒，並避免服用酸化尿液的藥物，如：Aspirin、Vitamin C等

(二) 慢性痛風性關節炎

任何治療高尿酸血症的藥物多少都有其副作用，因此以不使用藥物來改善高尿酸血症是最好的方法，故肥胖者減輕體重，避免食用高膘呤(purine)食物，以及拒絕飲酒都是必須要先做到的。若決定要以藥物來治療高尿酸血症時，則必須考慮到也許會加長病期，有無其它的危險，以及經濟等問題。若是病人在第一次痛風發作後已多年未患，則在再度發作前，不要冒然進行治療。

◎ 使用藥物治療高尿酸血症的時機 (Indications for hypouricemic therapy)

(1) Several disabling attacks of gouty arthritis in a 3 month period
(2) Renal calculi 腎結石
(3) Serum urate greater than 0.6 mmol/L 高尿酸血症
(4) Tophi or radiological joint destruction 痛風石、關節損傷
(5) Hematologic malignancy in myeloproliferative disease

◎ 高膘呤食品

動物內臟、魚肉、小魚乾、牡蠣、肉汁、雞精、酵母粉、發芽豆類、黃豆、蘆筍、香菇、紫菜

1.食物中膘呤之含量表

低膘呤食物組 (0-25 mg /100 g)	中膘呤食物組 (25-150 mg /100 g)	高膘呤食物組 (150-1000 mg/100 g)
米飯、麵條、通心粉 米粉、冬粉、糯米製品麵粉、甘薯、玉米 蛋類、牛奶、冰淇淋 新鮮蔬果 糖、蜂蜜、甜點、蛋糕 果汁、汽水、可樂	青江菜、花菜、波菜、筍干 蒜、扁豆、皇帝豆、豆漿 豆花、豆腐、豆乾、綠豆 紅豆、蠶豆、花生、味噌 腰果、蓮子、栗子、海帶 海藻、銀耳、洋菇、鮑魚菇 金針菇、四季豆	蘆筍、香菇、紫菜、豆苗 豆芽、黃豆、酵母乳 健素糖
海參、海哲皮、豬血 香料、八角、肉桂	豬、牛、羊之瘦肉，雞肉 火腿、燻肉、臘肉、豬肚 豬心、豬腦、骨髓、旗魚 草魚、鯉魚、鱔魚、黑鯧 鰻魚、秋刀魚、蝦、螃蟹 鮑魚、魚翅	雞肝、鵝肝、豬肝、扁魚乾 牛肝、濃肉汁、肉湯、香腸 白鯧、鰱魚、虱目魚、烏魚 吳郭魚、白帶魚、沙丁魚 四破魚小管、草蝦、牡蠣 蛤蜊、干貝、小魚乾、雞精 牛肉精、豬腸

在急性痛風未完全發作前，不要馬上進行治療高尿酸血症，大多數醫師在用藥前，都會先觀察數週再作決定。因為剛開始（或停止）降低尿酸的治療如使用allopurinol常會增加急性痛風性關節炎的發作。當疼痛可忍受時，低劑量的colchicine是首選的預防藥，因其副作用較少，且可以長期使用。若需要時，病人可服用colchicine每天0.6 mg或是適當劑量的NSAIDs作為預防性治療，且可持續3-12個月。

◎ 一般用來降低血中尿酸的藥物可分兩類：

a.Xanthine oxidase抑制劑：Allopurinol

b.促尿酸排泄劑uricosurics：Probenecid及Sulfinpyrazone

理論上，這兩類藥物使用的選擇乃根據尿酸鹽是否生成過多抑或是

排泄減少而定。如先食用低 purine 類食物 5 天後，測量其 24 小時內尿中之尿酸鹽的量，正常值約為 1.0-3.6 mmol/day (300-600 mg/day)。若小於1.8 mmol/day 則表示排泄不足；若大於 3.6 mmol/day 則是尿酸鹽生成過多所致。若問題出在尿酸排泄不足，則選用促尿酸排泄劑；而 Allopurinol 則可用於尿酸鹽排泄不足或是生成過量均有效。

2.Allopurinol (Xanthine oxidase inhibitor)

Allopurinol 的作用方式是抑制 Xanthine oxidase，而使其不能將 purine 基轉變成尿酸，其起始劑量應該要小，以避免急性痛風的發生，特別是老年人及腎臟有損傷者。一般開始劑量為每日 50-100 mg，每隔數週增加 50-100 mg / day 的劑量。盡量以最小劑量來維持正常血清尿酸鹽濃度。常用每日單一劑量為 200-400 mg，但有些病人則需要 600-900 mg / day，但當病人有明顯腎臟損傷時，則其劑量必須減半使用。

使用 Allopurinol 約有 5-20 % 會產生副作用，皮膚紅疹是最常見的副作用，特別是腎臟損傷的病人。其它副作用包括胃腸不適及過敏。至於嚴重的毒性倒是罕見。最後要注意的是，當抗癌藥 Azathioprine 及 6-Mercaptopurine 與 Allopurinol 併用時，由於代謝減少，二者的劑量均應減少75%。

(1) 作用機轉

抑制 Xanthine oxidase，而使其不能將 purine 基轉變成尿酸，降低尿酸的合成

(2) 劑量

每天 100-300 mg；極量：900 mg/day

(3) 藥物交互作用

a.Ampicillin、Amoxicillin 增加皮膚過敏反應的發生率

b.Coumadin anticoagulant 延長抗凝血作用

c.Antineoplastic agents 增加抑制骨髓的作用，加強血液毒性

d.Azathioprine及6-Mercaptopurine代謝量減少，應降低劑量為1/3~1/4

e.Thiazide diuretics 增加腎毒性

f.Urinary acidifers (Vitamin C...) 造成尿酸沉積，增加腎結石的發生率

（4）病患服藥注意事項

a.飯後服用可減低腸胃障礙

b.併用大量開水 2-3 L/day 並鹼化尿液，可預防腎結石

c.必須連續服用二至六週後，才能達較大的療效

d.服藥期間不可飲酒並避免服用酸化尿液藥物如：Vitamin C、Aspirin等

e.定期檢察血液常規值及血中尿酸值，並注意肝臟及腎功能的變化 Complete blood count (CBC), Hepatic & Renal function

3. 促尿酸排泄劑 (uricosurics)：Probenecid & Benzbromarone

促尿酸排泄劑可抑制腎小管對尿酸再吸收而達到增加排泄尿酸的目的。但在開始治療的前幾個星期，腎結石的危險會大為增加，故服用此類藥品必須多喝水增加排尿量，以避免腎結石的產生。

Probenecid 開始劑量為每天250 mg bid，但可根據血清中尿酸鹽的變化，而逐週增加 500 mg/day。最常用的每日劑量為 1.5-3 g，分 2-3 次使用。其常見的副作用為 10 % 的胃腸不適之症狀及 5 % 的過敏反應。

Sulfinpyrazone 的開始劑量為每天 100 mg，可逐週增加 100 mg / day，至每天二次，每次 200 mg。每日總劑量可達 800 mg，但約有 15 % 的患者會有胃腸不適的症狀。

促尿酸排泄劑對降低血清中尿酸鹽濃度並沒有 allopurinol 同樣的有效，且不能與 salicylates 併用，因為 salicylates 會拮抗它們的作用。故除了以下所列情況為禁用的患者外，當病患本身對尿酸鹽排泄不良，而且不能使用 allopurinol時，才是選用促尿酸排泄劑最好的時機。

◎ 促尿酸排泄劑的禁忌症

(Contraindications to the use of uricosuric agents)

a.Hyperuricemia in gout due to overproduction of uric acid 尿酸過量

b.Renal impairment 腎機能不全 GFR <30 ml/min Ccr < 50 ml/min.

c.Low renal volumes (Urinary output < 2 L/day)排尿量減少

d.Renal calcui 腎結石

◎ Probenecid 250mg/TAB

(1) 作用機轉

在腎臟的近側彎管抑制尿酸的再吸收，增加尿酸的排泄

(2) 劑量

開始 250 mg 每天二次，一週後可增加為每天 1 g

極量：3 g/day

(3) 藥物交互作用

a.NSAIDs 會增加鎮痛作用及毒性

b.Allopurinol 可加強療效

c.Antineoplastics 會增加腎毒性，要降低劑量

d.Salicylates 拮抗作用，造成尿酸上升、治療失效

e.Penicillins、Cephalosporins 抑制排泄，延長殺菌效果

f.Sulfonylurea 加強降血糖作用

(4) 病患服藥注意事項

a.飯後或與制酸劑一併服用，可減低腸胃障礙

b.併用大量開水並鹼化尿液(服用Soda 3-7.5 g/day)，可預防腎結石

c.必須連續服用數月後，才能達較大的療效

d.服藥期間不可飲酒並避免服用酸化尿液藥物如：Aspirin、Vitamin C等

e.定期檢查血中尿酸值並注意腎功能的變化

f.孕婦、小孩及腎功能異常的病患請勿服用

◎ Benzbromarone 100 mg/TAB

(1) 作用機轉

Benzbromarone是一個 benzofuran 衍生物，利用促進尿酸排泄 uricosuric的功能，臨床上可用於治療高尿酸血症及痛風，它可以經由抑制腎小管尿酸的再吸收，而降低血中尿酸濃度，增加尿酸鹽的排泄，而不影響尿酸的合成。

(2) 劑量

口服 50 to 200 mg 一天一次

(3) 不良反應

主要為腸胃不適(如：下痢等)，有時會有皮膚過敏反應，對腎功能不良及肝功能不良之病患應小心使用，會加重急性痛風的症狀，使尿酸腎病變惡化。

(4) 病患服藥注意事項

不該使用於急性痛風的治療，因會引起痛風的惡化，必須於急性症狀緩解後才可使用。常與 NSAIDS 或 colchicine 用以緩解急性症狀，一般服用時應攝取足量的水分並維持尿液的弱鹼性以減少腎結石的發生。腎小球過濾率低於 20 mL/minute 之病患不建議使用。

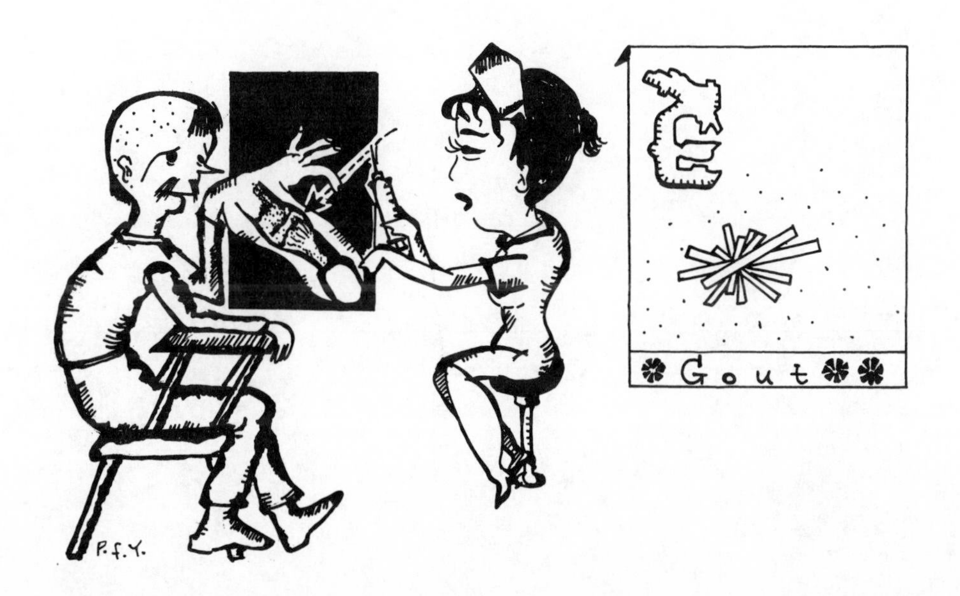

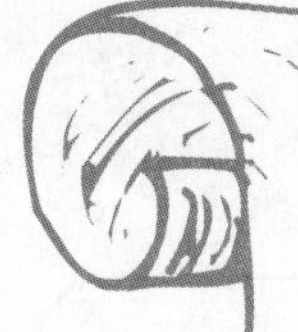

第十二章
消化性潰瘍的治療

【摘　要】

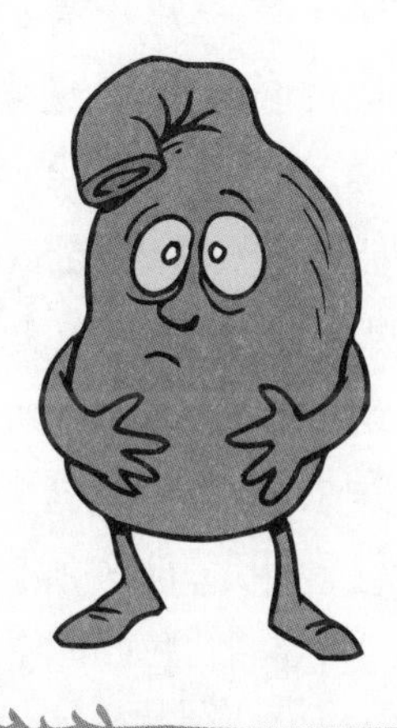

一、胃及十二指腸的解剖生理

胃可分為賁門(Cardia)、胃底(Fundus)、胃體(Body)、幽門胃竇(Pyloric antrum)及幽門部(Pylorus)，其主要功能是接受攝取的食物 並將它們形成小分子。十二指腸(Duodenum)的功能則為接收胃的內容物，並藉由混合胰臟及膽囊的分泌物如胰臟的消化酵素及膽汁酸，使這些內容物變成單純的營養素，以適合小腸的消化及吸收。

細胞種類	分佈	功能	
主細胞 Chief cell	胃體部 Body	分泌酵素	Pepsin & lipase
壁細胞 Parietal cell	胃體部 Body	分泌鹽酸	HCl 和內在因子
Mucous neck cell	Body & Pyloric antrum	分泌黏液	Mucus 保護胃壁
Mucous G cell	Body & Pyloric antrum	分泌胃泌素	Gastrin
腸嗜鉻細胞 Enterchromafin cell	胃體部 Body	分泌組織胺	Histamine

胃的主要功能是接收攝取的食物，並形成小分子，以適合小腸消化和其後的吸收。在這過程中的第一步是胃的擴張(稱為感受性擴張receptive relaxation)以容納所攝取的液體及固體食物(食糜)，並不需胃在的增加然後經由混合乳化、酸化將食糜推進小腸，這是藉由胃的蠕動達到的。胃的邊端和尾端是分開的，且在蠕動上扮演不同的角色。胃邊端接收並儲存固體食物，其主要是使乳化的食物自胃的本體傳遞到十二指腸，這種性質稱為感受性擴張(不需增加胃壓而擴張和接收食物的能力)。容納 (accommodation)(不需增加胃壓而擴張體積的能力)及收縮，胃邊端產生的收縮波是緩慢而連續的，其作用為強迫固體食物由胃邊端輸送到胃尾端。胃尾端主要功能在於留住食糜並研磨之，另外可預防十二指腸的內容物逆流回胃部。其活動的主要特徵在於蠕動波快速向下移動到幽門，收縮是在閉塞性腔中進行，所以固體粒子會反覆弄圓以便更進一步的乳化，只有粒子直經小於1毫米時，粒子才可能進入十二指腸，胃的這個功能和迷走神經有很大的關聯。

二、胃酸分泌的機轉

胃主要有分泌功能，會分泌胃酸、胃蛋白酵素(Pepsin)及內在因子。早期的潰瘍理論是"沒有酸就不會潰瘍"(No Acid, No Ulcer)，但胃酸的功能現在並不是十分清楚，在消化上並不扮演特別重要的角色，反而主要是在胃環境中當作毒素和病菌的屏障，並影響胃中的酸鹼值。胃酸的分泌有兩種型態：基礎型和刺激型；基礎型胃酸分泌的發生是持續性的，和外界刺激無關，其特徵是具日週期性，分泌最高點是從晚上十點到午夜，最低則約在早上四點到八點，這一型酸分泌和消化性潰瘍的一種病症有關：當酸分泌很高又無食物與之中和，在晚上會因疼痛而醒來。而刺激型胃酸分泌則和食物的色香味及攝取有關，這種酸分泌會受迷走神經之神經傳遞物質乙醯膽鹼(Acetylcholine)，及由胃竇(Antrum)之G細胞分泌胃泌素(Gastrin)，和由胃壁之腸嗜鉻細胞(Enterchromafin)分泌的組織胺(Histamine)的刺激而增加胃酸分泌。但胃酸分泌會受前列腺素(Prostagland E_1)，Somatostatin以及一些腸激素所阻斷。大部份會刺激胃酸分泌的食物也會中和胃酸，使pH值維持在4到5之間，然而當空腹時（約飯後2-3小時)，pH會再度下降，消化性潰瘍病人也會開始疼痛，直到飲食或服用制酸劑時才能緩解疼痛。

◎ Three Phases of acid secretion

Phase	Mediator
Cephalic 頭相 30 %	視覺、嗅覺及食物的味覺，由迷走神經 Vagus nerve 控制 a. Direct innervation of parietal cell(直接影響壁細胞) b. Gastrin release(刺激胃泌素分泌)
Gastric 胃相 50 %	1. Food in stomach causes distention (Vagus nerve) 2. Amino acids (與pH有關) 食物直接刺激胃壁分泌胃泌素gastrin
Intestinal 腸相 5 %	經消化後的食物進入jejunum，會刺激腸泌素等腸胃荷爾蒙(GI hormones)的分泌，以抑制胃酸分泌

◎ 刺激胃酸分泌的化學傳遞物質

Stimulant	作用 Action	抑制劑
Acetylcholine 乙醯膽鹼	直接作用於壁細胞Direct receptor on parietal cell	Anticholinergics
Gastrin胃泌素	Direct receptor	Anti-gastrin
Histamine 組織胺	Direct receptor on parietal cell Final common mediator	H_2 receptor antagonists

（1）刺激胃酸分泌的化學物質

Gastrin,Histamine,Vagus nerve (迷走神經),Acetylcholine, PZ-CCK (Low),Entero-oxyntin,Entero-bombesin, Steroid hormones,Insulin

（2）抑制胃酸分泌的化學物質

Prostaglandins E_1,E_2,F_1,F_2,A_1,A_2 腸激素 (Secretin), Enterogastrone (GIP),VIP, Somatostatin,Enteroglucagon,Vagogastrone, Sympathetic nerve,Calcitonin

胃、十二指腸和食道的上皮組織會藉由黏膜防禦系統，防止因鹽酸所產生的自身消化，這個防禦系統的主要特徵是黏液(Mucus)和碳酸氫根(Bicarbonate)的分泌。碳酸氫根由胃和十二指腸的上皮細胞所分泌，能中和胃酸，並藉由上皮細胞所分泌的一層黏膜可將腔中的酸與細胞分離，這些細胞也很容易受前列腺素(Prostaglandin E_1)影響，即前列腺素 E_1的淨作用可以減少酸分泌並增和黏膜的防禦功能，這是體內前列腺素調適保護效應的一個例子。

三、消化性潰瘍的病因症狀及診斷

◎ Peptic ulcer disease

A group of disorders characterized by circumscribed lesions of the mucosa of the upper gastrointestinal tract,especially the stomach and duodenum,the lesions occur in regions exposed to gastric acid

胃和十二指腸主要的疾病是胃炎、胃潰瘍、十二指腸炎及十二指腸潰瘍，這些和胃酸的分泌都有點相關。

消化性潰瘍(peptic ulcer)：胃和十二指腸黏膜疾病的一種，是最常發生於上消化道的病變，有三種不同的病情，即胃炎、胃潰瘍和十二指腸潰瘍。潰瘍疾病常發生於當胃酸分泌和黏膜的防禦失去平衡時，因此若胃酸分泌增加（如：Zollinger-Ellison syndrome）、黏膜防禦降低（如：服用NSAIDs）或兩者併存時（如：*Helicobacter pylori* 幽門螺旋桿菌感染），消化性潰瘍即可能發生。

胃炎是一種胃上皮表面發炎的現象，大部分常因幽門螺旋桿菌感染所導致。可能發生於胃尾端（胃竇 antrum）或胃邊端（胃底 fundus）；如發生於胃竇，常和酸分泌增加有關，當酸過度分泌時會導致十二指腸內組織的變性(metaplasia)，若變性組織受到幽門螺旋桿菌感染，就會發生十二指腸潰瘍。幽門螺旋桿菌(*H. pylori*)是革蘭氏陰性螺旋體的桿菌，能完全適應胃黏膜的酸性環境，而*H. pylori*可能經由口腔途徑且在社經貧乏地區較容易受到感染，此桿菌最常在胃底寄生，當感染時會引起胃萎縮及酸分泌不足，接著會引起胃泌素分泌過多(hypergastrinemia)、二次病變及胃癌致病因子。現在大部分十二指腸潰瘍的病例均證明與幽門螺旋桿菌相關，大部分胃炎及70 %胃潰瘍的病例也和幽門螺旋桿菌感染有關。 其他會造成潰瘍的因素則是服用NSAIDs所致，NSAIDs會抑制前列腺素合成，引起黏膜防禦功能降低。

◎ 幽門螺旋桿菌的致病理論（幽門螺旋桿菌的禍害）
(*Helicobacter pylori* = *Campylobacter pylori*)

（1）幽門螺旋桿菌是一種格蘭氏陰性的弧狀桿菌，此桿菌能釋放分解尿素的酵素(Urease) 而產生氨(NH_3)及CO_2，使環境鹼性化，造成氫離子的逆流。

(2) 幽門螺旋桿菌僅生存於胃腸黏膜及胃腸上皮細胞表面的組織間隙，且在其間大量增殖，因產生氨使環境鹼性化，造成氫離子的逆流，而損害胃黏膜，引起發炎反應。

(3) 幽門螺旋桿菌的附著以及發炎反應會干擾胃腸上皮細胞的機能，造成黏膜障壁退化，而導致潰瘍。

消化性潰瘍的新理論

幽門曲狀桿菌的禍害

(*Helicobacter pylori*= *Camtpylobacter pylori*)

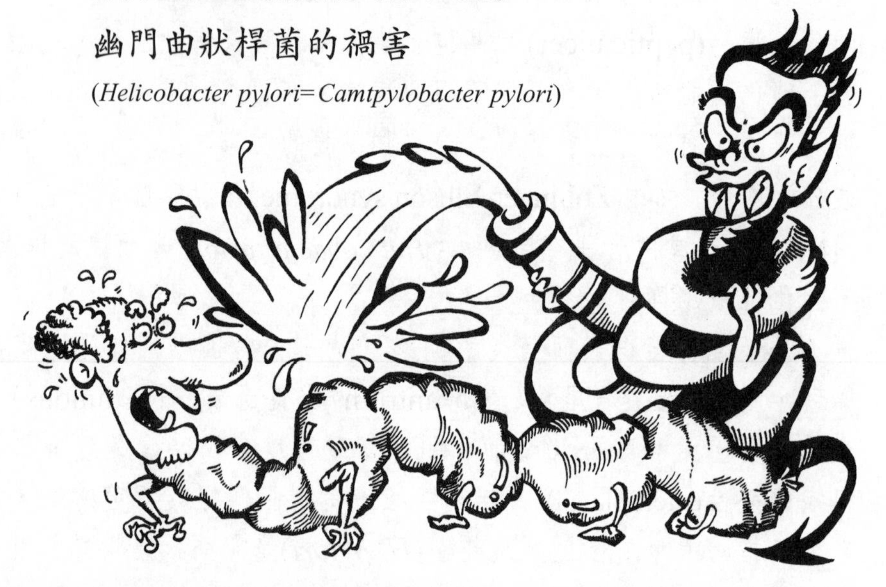

1.消化性潰瘍的危險因子

遺傳 Genetic factors

精神緊張Psychological factors

抽煙 Cigarette smoking

High Alcohol intake 酗酒 & Caffeine 咖啡因

相關疾病Associated diseases (Gastrinoma,Chronic renal failure, Cushing's diseases)

幽門螺旋桿菌感染 *Helicobacter pylori* (*Campylobacter pylori*)

會引起消化性潰瘍的藥物

Aspirin,NSAIDs,Indomethacin,Phenylbutazone,

Azathioprine,Cytotoxic agents,Methotrexate,
Corticosteroids,Ethacrynic acid,Reserpine,Iron salts,Potassium salt

2.消化性潰瘍的症狀

上腹部痛(胸部劍突至肚臍)，嚴重時會牽連至背部與前胸，Heartburn, gnawing,aching,or cramp-like pain。飯後可消除疼痛時，常是十二指腸潰瘍，十二指腸嚴重潰瘍時常會半夜痛醒；若為胃潰瘍則不會因飲食後而消除疼痛。典型的消化性潰瘍的症狀是燙傷似(burning)的上腹部疼痛，發生於空腹或半夜，病人通常想藉由吃東西來減輕疼痛因而體重增加，而體重減輕則是最不好的徵候，也常是胃出口阻塞或腫瘤發展的訊號。而其他的症狀則與潰瘍的併發症有關，如吐血或黑糞可能顯示出血，食少立刻飽滿、反胃、嘔吐等可能顯示幽門阻塞，持續的背痛則可能顯示有胰臟炎。

大便成黑色
下痢或便秘
腹部膨滿
半夜痛醒
黑色糞便
上腹部痛

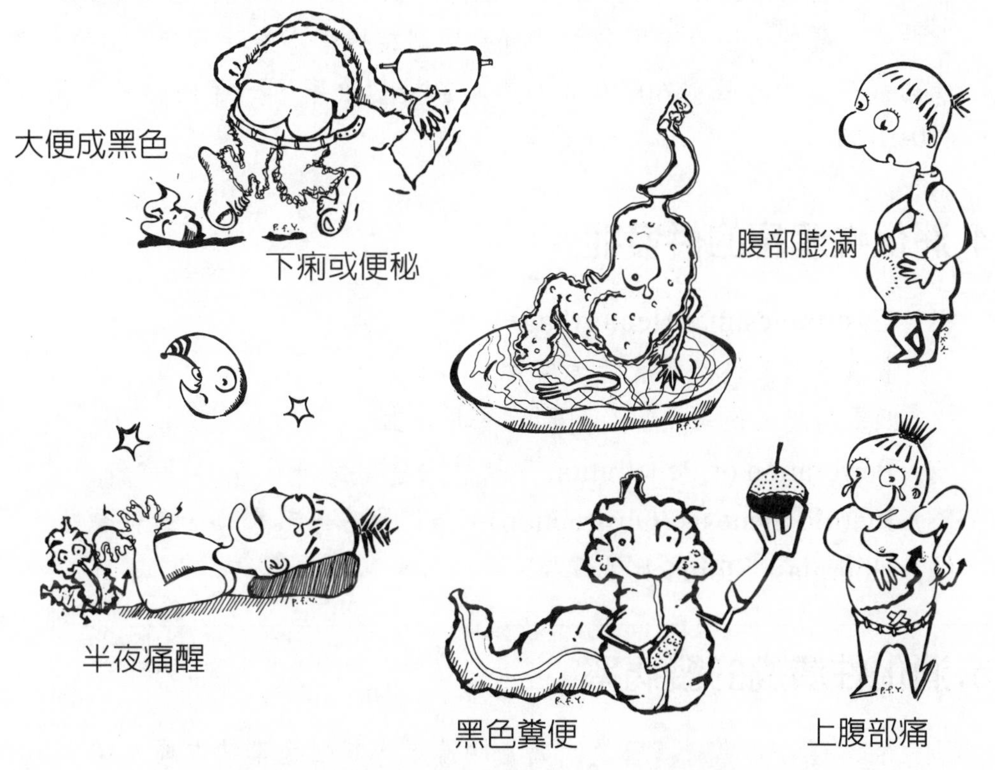

飯後可消除疼痛時，常是十二指腸潰瘍，
十二指腸嚴重潰瘍時，常會半夜痛醒。

3.消化性潰瘍的診斷

血液檢查 Blood tests：Hypochromic anemia 低色素貧血

大便檢查 Stool tests：occult blood 潛血反應

胃酸分泌檢查 Gastric secretion tests

Duodenal ulcer：酸過度分泌 (Hypersecretion of HCl)

Gastric ulcer：酸分泌量較少Subnormal HCl secretion

Upper gastrointestinal series：Barium X-ray

Upper gastrointestinal endoscopy 內視鏡

◎ **Biopsy** 細胞學檢查

消化性潰瘍疾病的診斷最好是作內視鏡檢查，而幽門螺旋桿菌感染則可由切片檢查診斷，或以化學顏色指標測試(CLO test)監測由幽門螺旋桿菌所產生的urease，亦可由血清抗體檢查。幽門螺旋桿菌的診斷現在是非常重要的，因為事實顯示當有幽門螺旋桿菌感染時，若不治療一年內的疾病復發率高達60-70 %，然而若接受治療，一年內再現率則降為0-10 %

4.消化性潰瘍的併發症

(1) Gastrointestinal Hemorrhage
當潰瘍深及胃壁血管時，即會引起出血，
如果病患大便呈褐黑色，則為少量出血。

(2) Perforation or Penetration 穿孔性大量出血

(3) Pyloric Stenosis (Obstruction)：幽門阻塞、無胃口、食後嘔吐。

(4) Hourglass Stomach 沙漏胃

5.消化性潰瘍的發病率

消化性潰瘍可分為胃潰瘍及十二指腸潰瘍，其罹病率約占成人10 %，而十二指腸潰瘍的病患比胃潰瘍多約四倍（以血型O病患最多）。

(1) 十二指腸潰瘍

男性＞女性 3倍，年齡以20-50歲最多，老人營養失調或酒精中毒者發病率最高，孕婦幾乎沒有，一年中以冬季寒冷氣候變化時發病率最高，一般有35-50％之復發率。

(2) 胃潰瘍

男性與女性均等(女性略高)，老年病患較多，發病原因與胃炎相關，可能是防禦因子低下。

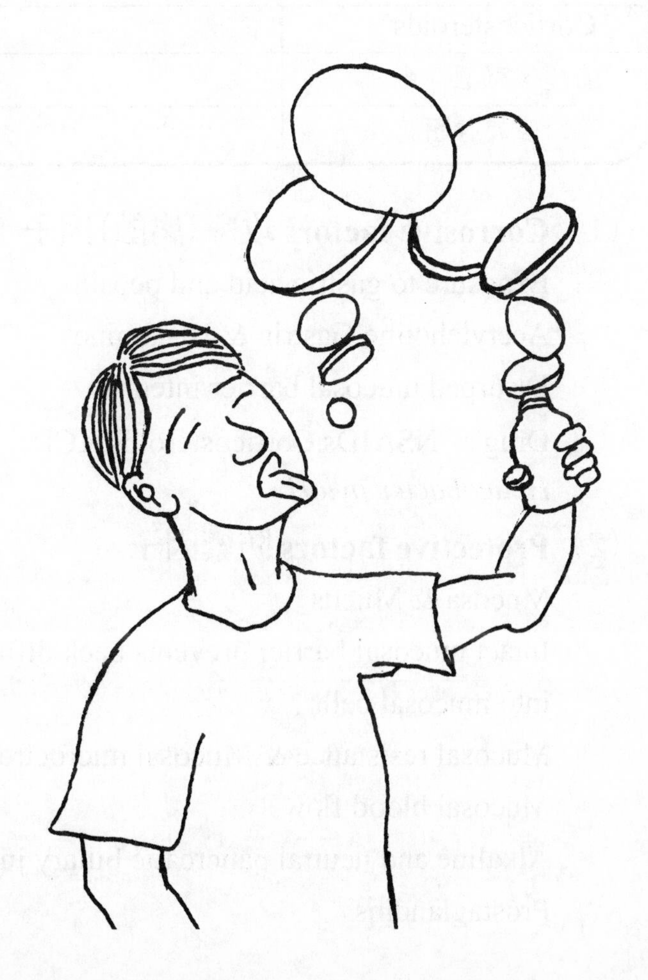

四、消化性潰瘍的病態生理

1.消化性潰瘍的致病機轉

攻擊因子	防禦因子
胃酸過度分泌	Mucus 胃黏液
Pepsin	Mucosal barriers 胃黏膜障壁
Gastrin	Mucosal resistence
Histamin	Mucosal microcirculation
副交感神經興奮	Mucosal blood flow 黏膜血流量
Aspirin	Bicarbonate 碳酸氫根
NSAIDs	Prostaglandins 前列腺素
Corticosteroids	
抽煙、酗酒、咖啡	
幽門螺旋桿菌感染	

(1) **Corrosive factors** 攻擊(腐蝕)因子

Exposure to gastric acid and pepsin

Acetylcholine,Gastrin & Histamine

Disurped mucosal barrier integrity

Drugs：NSAIDs,Corticosteroids,KCl

Helicobacter pylori

(2) **Protective factors** 防禦因子

Mucosa & Mucus

Intact mucosal barrier prevents back diffusion of gastric acids into mucosal cells

Mucosal resistance & Mucosal microcirculation

Mucosal blood flow

Alkaline and neutral pancreatic biliary juices

Prostaglandins

十二指腸潰瘍(Duodenal Ulcer)：攻擊因子亢進
胃潰瘍(Gastric Ulcer)：防禦因子低下

◎ 十二指腸潰瘍、胃潰瘍及壓力性潰瘍的區別

	Duodenal ulcer (DU)	Gastric ulcer (GU)	Stress ulcer
Incidence 發病率	DU/GU：4：1 發病率：10-12 % 年齡 25-50 歲 男性：女性＝4：1	年齡常高於 50歲 男性：女性＝35：1	與嚴重壓力、外傷、燒傷、敗血症、頭部外傷相關
Pathogenesis	胃酸過度分泌 相關疾病： 副甲狀腺機能亢進 慢性肺疾病 慢性胰臟炎 酒精性肝硬化 血型O最多 煙、酒過量 幽門螺旋桿菌感染 精神壓力及心神不安 藥物 Ulcerogenic Drugs	Disruption of mucosal barrier & Chronic bile reflux 胃黏膜障壁受損 膽汁酸回流 胃酸分泌正常或較低 有胃炎病史 煙、酒過量 與血型無關 勞工階級最多 藥物 Ulcerogenic Drugs	頭部外傷： 胃酸過度分泌 其他： 胃黏膜組織缺血 急性胃炎 鹽酸逆流 等 Ischemia of gastric mucosa ,disruption of mucosal barrier ,back diffusion of HCl,acute gastritis
Pathology 病理	90 % in duodenal bulb	90 % in antrum and lesser curvature	Usually multiple ,diffuse erosions 擴散性糜爛
Complication intractability (頑強難治療者)	較少 約 10 %；一般皆可接受藥物治療	較常見	
Hemorrhage 出血	Common in posterior wall of duodenal bulb	較少見 Less common	最常見； 高死亡率 High mortality

Perforation 穿孔	More common when located in anterior wall of duodenum.	More common in anterior wall of stomach.	常見 Common
Obstruction 幽門阻塞	常見 Common	罕見 Rare	
Malignancy 癌	幾乎沒有 Almost never	發生率約 7 %	
Clinical Features 臨床症狀	Pain-food-relief pattern of pain. 食物可消除疼痛 Night pain 深夜疼痛容易在氣候變化較大或寒冷的季節發生 病人的營養狀態尚佳 Usually well-nourished	Pain-food-relief or Food-pain pattern. 食物不一定可消除疼痛有時更痛 很少深夜疼痛 厭食 Anorexia 體重減輕	最初可能無症狀但發病時會有嚴重出血或穿孔的併發症 May be asymptomatic until serious complication such as hemorrhage or perforation
Treatment 治療	Cimetidine 等會抑制酸分泌 Inhibit HCl secretion	Cytoprotection 細胞保護劑	IV H_2-blocker or Cytoprotection

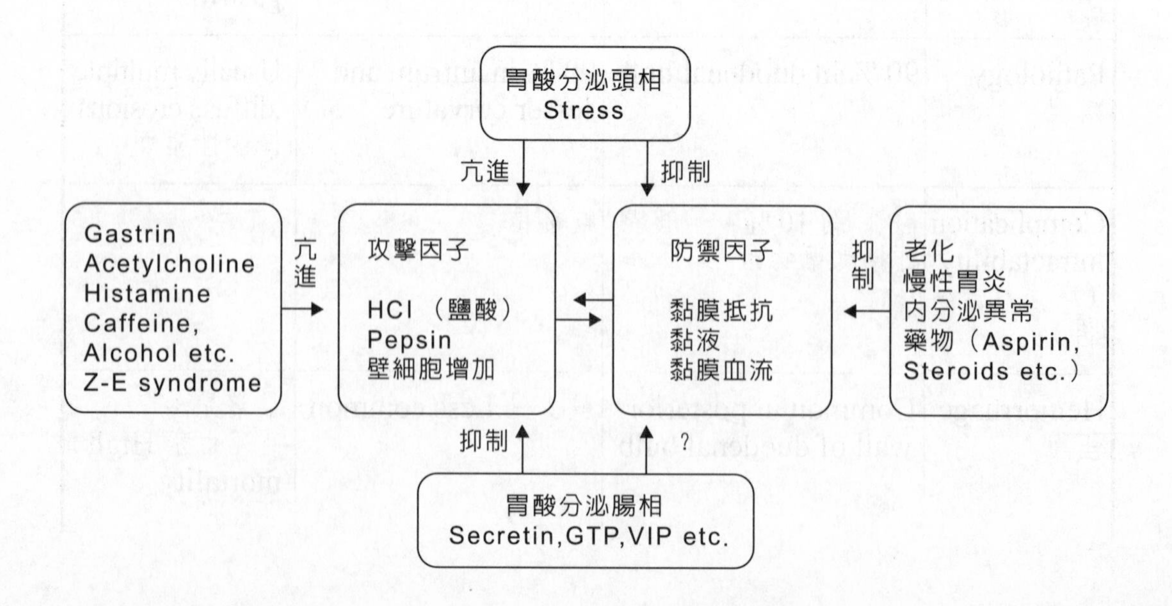

消化性潰瘍之成因

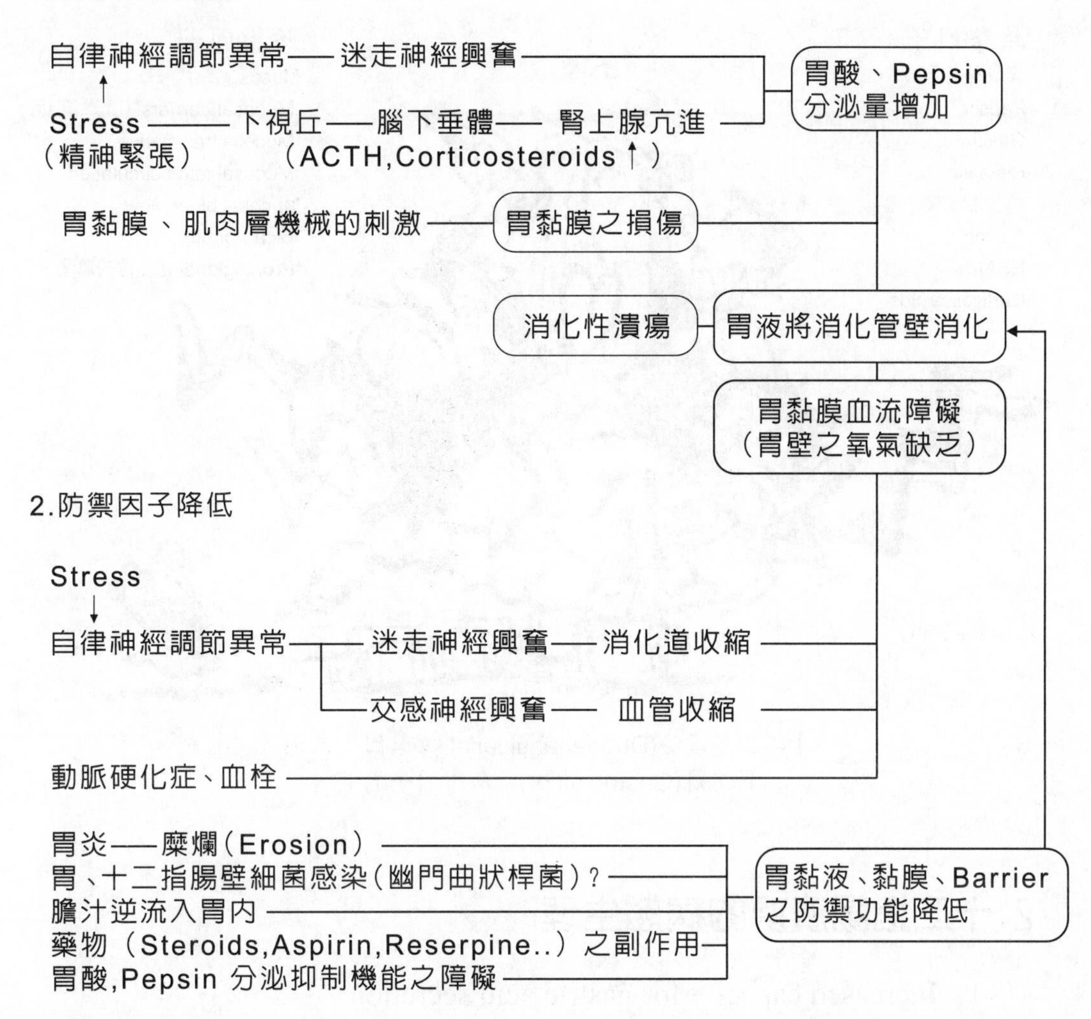
1.攻擊因子亢進
自律神經調節異常
迷走神經興奮
Stress
(精神緊張)
下視丘
腦下垂體
腎上腺亢進
(ACTH,Corticosteroids↑)
胃酸、Pepsin
分泌量增加
胃黏膜、肌肉層機械的刺激
胃黏膜之損傷
消化性潰瘍
胃液將消化管壁消化
胃黏膜血流障礙
(胃壁之氧氣缺乏)
2.防禦因子降低
Stress
自律神經調節異常
迷走神經興奮
消化道收縮
交感神經興奮
血管收縮
動脈硬化症、血栓
胃炎
糜爛(Erosion)
胃、十二指腸壁細菌感染(幽門曲狀桿菌)?
膽汁逆流入胃內
藥物(Steroids,Aspirin,Reserpine..)之副作用
胃酸,Pepsin 分泌抑制機能之障礙
胃黏液、黏膜、Barrier
之防禦功能降低

消化性潰瘍的致病機轉

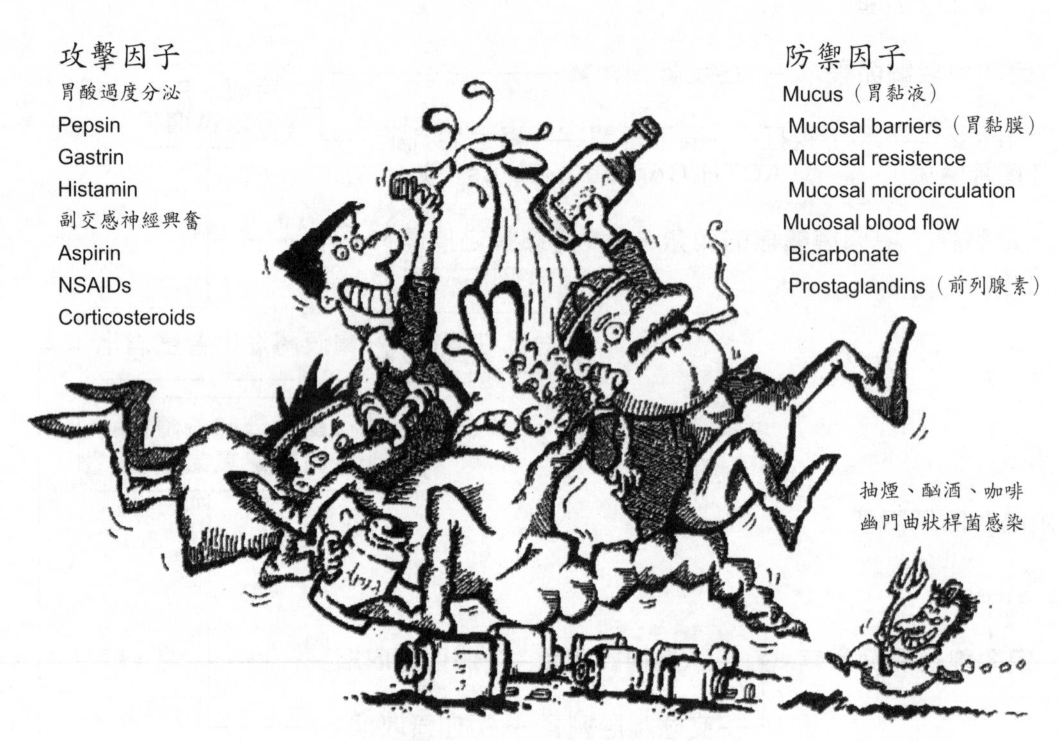

十二指腸潰瘍(Duodenal ulcer)：攻擊因子亢進
胃潰瘍(Gastric ulcer)：防禦因子低下

2.十二指腸潰瘍的病態生理

（1）Increased capacity for gastric acid secretion

（2）Increased parietal cell responsiveness to gastrin

（3）Above-normal postprandial gastrin secretion

（4）Defective inhibition of gastrin release at low pH,possible leading to failure to suppress postprandial acid secretion

（5）Above-normal rate of gastric emptying, resulting in delivery of a greater acid load to the duodenum

3.胃潰瘍的病態生理

(1) Deficient gastric mucosal resistance,or direct mucosal injury
(2) Elevated serum gastrin levels (in acid hyposecretion)
(3) Decreased pyloric pressure at rest and in response to acid or fat in the duodenum
(4) Delayed gastric emptying
(5) Increased reflux or bile and other duodenal contents
(6) Subnormal mucosal levels of prostaglandins

◎ 消化性潰瘍的治療目標

Relieve pain and other ulcer symptoms and promote ulcer healing
Prevent complications of peptic ulcer disease
Minimize recurrence
Maintain adequate nutrition
Teach the patient about the disease to improve therapeutic compliance

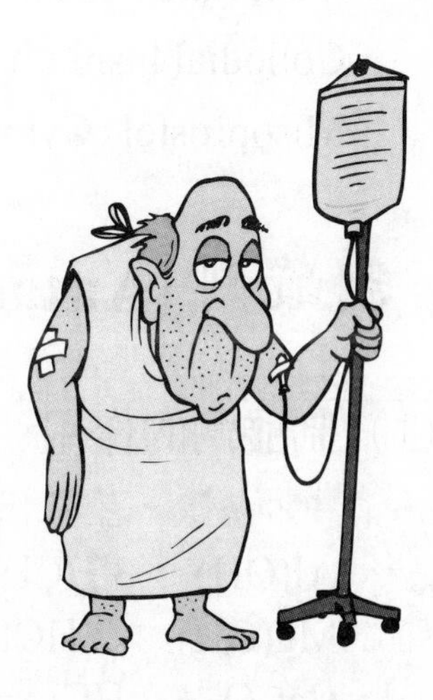

五、消化性潰瘍的治療藥物

（1）**Antisecretory agents** 抑制胃酸分泌

a.Histamine2 receptor antagonists

Cimetidine (Tagamet) 400 mg bid

Ranitidine (Zantac) 150 mg bid

Famotidine (Pepcid,Gaster) 20 mg bid

Nizatidine (Axid) 150 mg bid

Roxatidine (Roxane) 75 mg bid

b.Proton pump inhibitors

Omeprazole (Losec) 20-40 mg qd

Lansoprazole (Takepron) 30 mg qd

Esomeprazole magenesium (Nexium) 40 mg qd

c.Gastrin antagonists

Proglumide (Mild) 400 mg tid-qid

d.Muscarinic antagonists

Pirenzepine (Gastrozepin) 50 mg bid ac 30 min

（2）**Mucosal protective agents** 黏膜保護劑

Sucralfate (Ulsanic) 1g ac & hs

Collodial bismuth subcitrate 300 mg ac & hs

Misoprostol (Cytotec) 200 mcg qid

（一）制酸劑 **(Antacids)**

（1）制酸劑的作用

中和胃酸，並降低Pepsin的活性，減低對腸胃的刺激

$Al(OH)_3 + 3\ HCl \rightarrow AlCl_3 + 3\ H_2O$

$Mg(OH)_2 + 2\ HCl \rightarrow MgCl_2 + 2\ H_2O$

$CaCO_3 + 2\ HCl \rightarrow CaCl_2 + H_2O + CO_2$

$NaHCO_3 + HCl \rightarrow NaCl + H_2O + CO_2$

（2）制酸劑的副作用

Aluminum salt	便秘，長期使用會造成低磷血症
Magnesium salt	腹瀉，有腎疾病的病患不可使用
Calcium salt	便秘，胃酸反彈分泌(Acid rebound)
Sodium bicarbonate	含高鈉量，可能使血壓上升，胃酸反彈 (Acid rebound)

（3）制酸劑的服用方法

病患一般在飯後一小時、空腹及睡前，胃酸的分泌量最多，所以單獨服用制酸劑最好的時間是：三餐飯後一小時、飯後三小時(空腹)與睡前，即一天必須服用七次。

◎ 臨床上制酸劑重要之交互作用

Drug	Antacids	Effect/Comment
Tetracyclines	Various	Decreased absorption
Ferrous sulfate	Various	↓ Plasma iron
Isoniazid(INH)	Aluminum	↓ Peak, ↓ AUC
Anticoagulants	Mg salt	↓ Absorption
Digoxin	Various	↓ Peak ↓ AUC (modest)
Theophylline	Mg-Al OH	Altered absorption
Levodopa	Mg-Al OH	↓ Absorption
Penicillamine	Mg-Al OH	↓ Absorption
Prednisone	Mg-Al OH	↓ Absorption
Propranolol	Mg-Al OH	↓ Absorption
Procainamide	$AlPO_4$	↓ Absorption
Quinidine	Various	↓ Renal excretion
Phenytoin	Various	↓ Absorption
Valproic acid	Mg-Al OH	↓ Absorption

◎ 制酸劑之副作用

Effect	Mechanism	Presentation	Comment
GI motility ↑	Mg induced catharsis	Diarrhea	Dose-related Limits compliance
GI motility ↓	Al,Ca (?)	Constipation	Dose-related Limits compliance
Aluminum ↑	Al excretion ↓	Lethargy,anorexia	occurs with prolonged dosing in presence of CRF
Magnesium ↑	Mg excretion ↓	Hypermagnesemia	watch for accumulation in the presence of CRF
Phosphate ↓	Al binds dietary PO_4	Anorexia, Weakness,Malaise , Osteomalacia Osteoporosis	Dose-related
Sodium ↑	Na content ↑	Volume retention, BP ↑	Only seen with $NaHCO_3$
Calcium ↑	Ca content ↑ Ca absorption ↑	Nausea,vomiting, Personality changes	Milk-alkali syndrome
Fluoride ↓	Absorption ↓	Osteoporosis	Dose and duration dependent
Urine pH ↑	Metabolic alkalosis	Not sympomatic	Potential for altering drug excretion
Acid rebound	Ca ↑ in gastrin	Symptoms of ↑ acid	Only reported with calcium salts

（4）不可與制酸劑一併服用的藥物

a.Bisacodyl (Dulcolax)

b.Encortin (Enteric-coated aspirin)

c.Cimetidine (H_2-antagonists)

d.Sucralfate (Ulsanic)

e.Iron preparations (Fespan)

f.Sodium polystyrene sulfonate (Kayexalate)

g.Ketoconazole (Nizoral) & Tetracyclines

h.Ciprofloxacin,Norfloxacin

i.INAH (Isoniazid)

j.Digoxin

（二）細胞保護劑 Cytoprotective Agents

1.Sucralfate (Ulsanic)

An aluminum hydroxide salt of sulfated sucrose, is a nonabsorbable substance that when exposed to acid, becomes a viscous adhesive. Binding to the ulcer surface and providing barrier, and it appears to last up to 6 hours after oral administration.

劑量 Dosage：1 g 每天4次，飯前1小時及睡前服用

主要副作用：

便秘Constipation (2 %)、異味Metallic taste (1 %)、口乾Dry mouth、噁心Nausea、影響某些藥物的吸收(如：Digoxin, Ciprofloxacin, Ketoconazole)

2.Colloid Bismuth (De-Nol, Tripotassium dicitrate bismuthate)

Binds to ulcer surface and providing barrier

Bactericidal to *Helicobacter pylori* (*Campylobacter pylori*)

（1）**抗菌作用(Antibacterial)：抗幽門螺旋桿菌**

（2）**細胞保護作用(Cytoprotective)**

a.刺激前列腺素的合成

刺激上皮細胞的再生，改善黏液的分泌，增加碳酸鹽(bicarbonate)的產生

b.增加黏膜的血流量

（3）**局部保護作用(Local protective)**

在黏液中與蛋白質結合，覆蓋於潰瘍表面

劑量：120 mg 每天4次，飯前1小時及睡前服用

主要副作用：Darkening of the feces 黑色大便、tongue and teeth舌頭或牙齒變黑、Unpleasant odor異味，若中毒時會出現神經症狀

3. Misoprostol (Cytotec)

A synthetic analogue of prostaglandin E_1

It may stimulate GI mucus production & increase musocal blood flow and also inhibits basal,stimulated and nocturnal acid secretion.

劑量 Dosage：200 mcg 每天4次，飯前及睡前服用

可保護因服用抗發炎藥(NSAIDs)所引起的腸胃障礙痢

主要副作用：Diarrhea下痢 (12 %)、Abdominal discomfort 腸胃不適、Headache 頭痛、Dizziness 頭暈、Nausea 噁心

※ Avoid pregnancy in females 會使子宮肌肉收縮，孕婦不可服用。

4. 甘草抽出物：Carbenoxlone

Enhance mucosal defense by increasing mucus production and increasing the gastric epithelial cells.

主要副作用：Fluid retention 體液滯留、Hypokalemia 低鉀血、Hypertension 高血壓

（三）H_2阻斷劑 (Hitamine-2 Antagonists)

Drug	Ring structure	Half-life	Bioability	劑量 Dosage
Cimetidine (Tagamet)	Imidazole	2 hrs	60-70 %	PO.400 mg bid or 800 mg hs
Ranitidine (Zantac)	Furan	2.5-3 hrs	50-60 %	PO.150 mg bid or 300 mg hs
Famotidine (Gaster)	Thiazole	2.5-3.5 hrs	40-45 %	PO. 20 mg bid or 40 mg hs
Nizatidine (Axid)	Thiazole	1.6 hrs	> 90	PO. 150 mg bid or 300 mg hs

治療期間 Duration of treatment ：4-6星期

◎ **Cimetidine (Hitamine-2 Antagonists)**主要副作用

（1）**中樞神經 Centeral nervous system changes**

Confusion,Lethargy,Disorientation,Seizure,Slurred speech

（2）**內分泌 Endocrine effects**

Gynecomastia,Galactorrhea,Hyperprolactinemia

（3）**生化反應 Biochemical effects**

Mild increases in serum transaminase and creatinine levels

（4）**免疫異常 Immunologic dysfunction**

a.Cimetidine may cause headache,dizziness,confusion, thrombocytopenia,agranulocytosis,aplastic anemia,and has a weak anti-androgenic effect.

b.腎功能異常的病患使用時必須調整劑量

Cimetidine,Ranitidine and other H_2 antagonists must be used cautiously in patients with hepatic impairment and adjust dosage in patient with renal impairment.

（5）Inhibition of hepatic metabolism of warfarin,diazepam, propranolol,theophylline,and other drugs metabolized by hepatic mixed-function oxidase system

◎ 腎衰竭病患劑量的調整 **(Dosage adjustment in renal failure)**

Drug	Ccr > 40 ml/min	Ccr =10-40 ml/min	Ccr < 10 ml/min
Cimetidine (PO)	400 mg q8h	400 mg q12h	400 mg q24h
Cimetidine (IV)	300 mg q8h	300 mg q12h	300 mg q24h
Famotidine (PO,IV)	20 mg q12h	20 mg q24h	20 mg q24-48h
Ranitidine (PO)	150 mg q12h	150 mg q24h	150 mg q48h
Ranitidine (IV)	50 mg q12h	50 mg q24h	50 mg q48h
Nizatidine (PO)	150 mg q12h	150 mg q24h	150 mg q48h

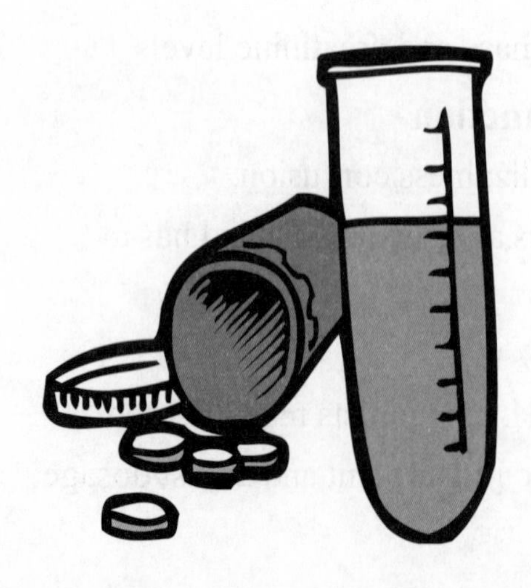

◎ Clinically important drug interactions with cimetidine

Drug	Mechanism	Clinical significance
Tricyclic Antidepressants	Clearence ↓	↑ Side effect
Benzodiazepines	Clearence ↓	No dynamic effects shown
Carbamazepine	Clearence ↓	↑ Toxicity
Phenytoin	Clearence ↓	↑ Toxicity
Ketoconazole	Absorption ↓	↓ Effect
Metronidazole	Clearence ↓	Unknown
Lidocaine	Clearence ↓	↑ Toxicity
Procainamide	Clearence ↓	↑ Toxicity
Quinidine	Clearence ↓ (Hepatic & renal)	Prolonged QT interval
Labetalol	Unclear	↓ Blood pressure
Propranolol	Clearence ↓	No dynamic effects reported
Nifedipine	↑ AUC 60 %	No dynamic effects reported
Verapamil	Clearence ↓ 21 % ↓ metabolism	No dynamic effects reported
Theophylline	Clearence ↓	↑ Toxicity
Warfarin	Clearence ↓	↑ Prothrombin time

（四）抗膽鹼藥物 Anticholinergics

（1）Atropine & Synthetics
Belladonna,Scopolamine,Propantheline,Glycopyrrolate
（2）Selective M_1 antagonist：Pirenzepine (Gastrozepine)
（3）Centeral acting agents：Sulpyride (Dogmatyl)
（4）Tricyclic antidepressants

◎ **Anticholinergic agents**主要副作用
口乾 Dry mouth、視力模糊 Blurred vision、便秘Constipation、
尿滯留Urinary retention、心跳變快 Tachycardia、
延長食物排空時間 Delayed gastric emptying
注意事項：飯前三十分中服用，可以解除胃痛症狀，但會延長食物排空時間，故胃潰瘍病患請勿服用。

（五）其他藥物 Miscellaneous

（1）**Proton pump inhibitor：Omeprazole (Losec) & Lansoprazole (Takepron)**
a.Omeprazole (Losec) 20-40 mg/cap
a substituted benzimidazole derivatives which inhibits basal and stimulated acid secretion by binding to parietal cell H^+/K^+ATPase. (The gastric proton pump has a sulfhydryl group near the potassium-binding site on the luminal side of the canaliculae membrane. Omeprazole sulfenamide forms a stable disulfide bond with the specific sulfhydryl,thereby inactivating the ATPase and shuting off acid secretion)
劑量：口服每天20-40 mg，60-90 % 十二指腸潰瘍病患於二週後可獲改善，而90-100 % 於四週後可獲改善
主要副作用：頭痛、下痢、發燒、目眩及皮膚癢

b.Lansoprazole (Takepron) 30 mg/tab
c.Rabeprazole sodium (Aciphex)20 mg qd
d.Pantoprazole sodium (Protonix)40 mg qd
e.Esomeprazole magenesium (Nexium) 40 mg qd

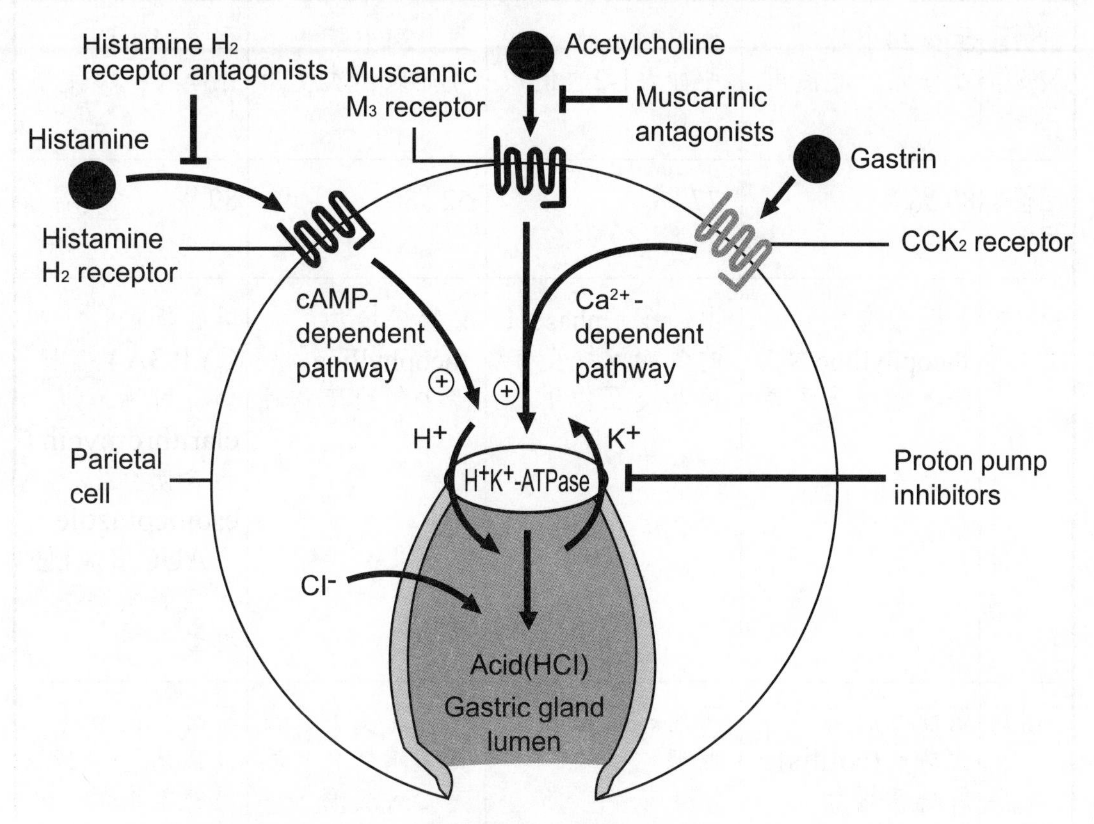

（2）**Anti-Gastrin：Proglumide (Mild)**

（3）**Somatostatin (Sandostatin)**

a synthetic octapeptide analogue of naturally occurring somatostatin with a prolonged duration of action. Inhibitory effects on gastric acid secretion,and prevents Pepsin,Gastrin,Motilin & Secretin release.

劑量：0.05 mg once or twice daily sc

（4）**Pitressin (Vasopressin)**

For treatment of acute upper GI hemmorrhage

劑量：0.2-0.3 U/min IV，maximum 0.9 U/min

	Lansoprazole	Pantoprazole	Rabeprazole	Esomeprazole
劑型	腸衣膠囊 30 mg/cap	腸膜衣錠 40 mg/tab	腸膜衣錠 20 mg/tab	腸膜衣錠 20 mg/tab
抑制胃酸的作用時間	至少24小時 可每天一次使用	至少24小時 可每天1-2次使用	至少24小時 可每天一次使用	至少24小時 可每天一次使用
生體可用率	80 %	77 %	52 %	89 %
藥物交互作用	會輕微增加theophylline的清除，無臨床意義	由於多了phase II的代謝，故沒有藥物交互作用	會輕微增加theophylline的清除，無臨床意義	與肝酵素CYP 3A4 抑制劑併用時，如clarithromycin，會使esomeprazole之AUC增加1倍，但無須調整劑量
副作用	頭痛、腹瀉、 大腸炎(colitis)、 肝酵素增加	頭痛、腹瀉、 腹脹	耐受性佳，最常見：頭痛有引起噁心、腹瀉、暈眩及皮疹	頭痛、腹瀉（最常見）、 肝酵素增加
劑量調整	腎功能不全者不需調整，肝功能不良者必須減半劑量為15 mg qd	腎功能不全者不需調整，肝功能不良建議調低劑量，年老病者不超過每天40 mg	腎功能不全者不需調整，於代償性肝硬化者不需調整	腎功能不全者不需調整，嚴重肝功能不良需調低劑量（建議）
懷孕分級	B	B	B	B
使用須知	整粒吞服 不可嚼碎	整粒吞服 不可嚼碎	整粒吞服 不可嚼碎	整粒吞服 不可嚼碎

六、抗幽門螺旋菌感染的藥物

併用抗生素Amoxicillin,Tetracycline,Clarithromycin或 Metronidazole，對抑制十二指腸潰瘍的復發更具療效，通常需連續服藥兩週。

14 Regimens currently being used for *H. pylori* & Ulcers

Drug 1	Drug 2	Drug 3	Drug 4	Duration	Efficacy
Bismuth 2 tab. QID	Metronidazole 250 mg TID/QID	Tetracycline * 500 mg QID	Omeprazole 20 mg BID	1-2 weeks	94-98 %
Bismuth 2 tab. QID	Metronidazole 250 mg TID/QID	Tetracycline * 500 mg QID		1 week 2 weeks	86-90 % 88-96 %
Bismuth 2 tab. QID	Metronidazole 250 mg TID/QID	Amoxicillin 500 mg TID/QID		1 week 2 weeks	75-81 % 80-94 %
Bismuth 2 tab. QID	Clarithromycin 500 mg TID	Tetracycline * 500 mg QID		1-2 weeks	> 90 %
Bismuth 2 tab. QID	Clarithromycin 500 mg TID	Amoxicillin 500 mg QID		1-2 weeks	> 90 %
Bismuth 2 tab. QID	Clarithromycin 500 mg BID	Omeprazole 20 mg BID		8 days	80 %
Metronidazole 500 mg BID	Omeprazole 20 mg BID	Clarithromycin 250 mg BID		1-2 weeks	85-91 %
Amoxicillin 1 gm BID	Omeprazole 20 mg BID	Clarithromycin 500 mg BID		1-2 weeks	80-95 %
Amoxicillin 1 gm BID	Omeprazole 20 mg BID	Metronidazole 500 mg BID		1-2 weeks	77-86 %

Amoxicillin 500 mg TID	Omeprazole 40 mg daily			2 weeks	54-79 %
Amoxicillin 500 mg QID	Clarithromycin 500 mg TID			2 weeks	> 90 %
Amoxicillin 700 mg TID	Metronidazole 500 mg TID			2 weeks	> 85 %
Clarithromycin 500 mg TID	Omeprazole 40 mg daily			2 weeks	83 %
Clarithromycin 500 mg TID	Ranitidine bismuth citrate 400 mg BID			2 weeks	82-94 %

Bismuth subsalicylate

* Separate the bismuth tab. and tetracycline by a couple of hour to prevent an incompatibility problem.

七、消化性潰瘍的其它治療方法

(1) 改變飲食及生活習慣

a.休息，潰瘍病患必須減少工作及運動量，以避免情緒之緊張。

b.限制飲食、少量多餐，並避免高糖份高脂肪食物（宜高蛋白質飲食)。

c.忌食碳酸飲料、咖啡、酒及油炸物、酸辣食品、甜點、糯米類、辛香調味品

d.生活習慣：抽煙、喝酒、咖啡對消化性潰瘍病患均有害
(抽煙會延緩潰瘍傷口的癒合)

e.避免服用 NSAIDs & Glucocorticoid 等會導致潰瘍的藥物

(2) 外科手術及手術方式

a.竇切除術(Antrectomy)

b.迷走神經切除術(Truncal Vagotomy)

c.高選擇性迷走神經切除術(High Selective Vagotomy)

d.胃部分切除術(Partial Gastrectomy)

e.胃切除術(Total Gastrectomy)

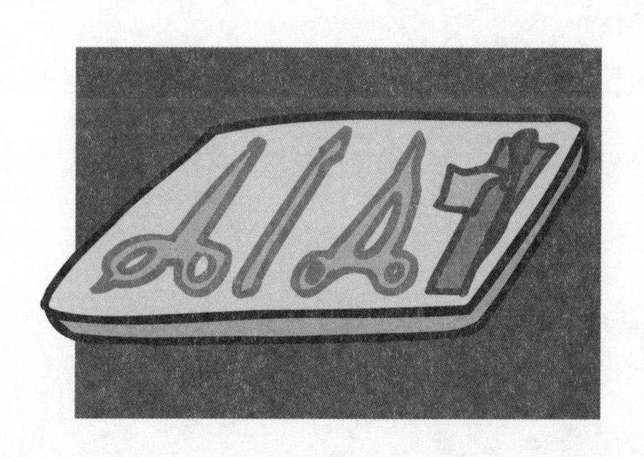

[illegible]

[illegible]

[illegible]

[illegible]

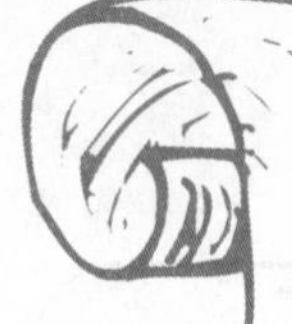

第十三章 常見的肝臟疾病

【摘　要】

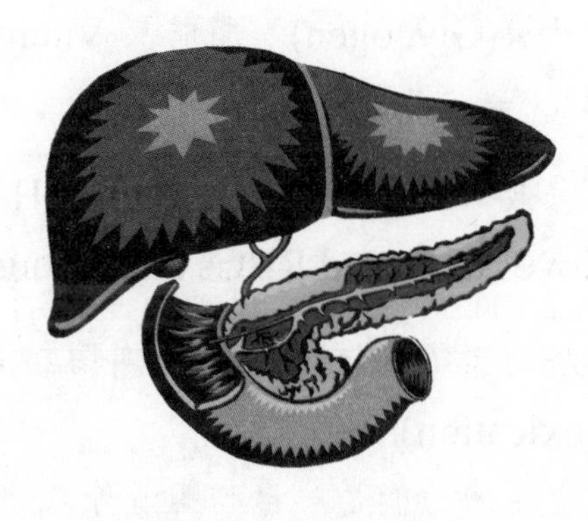

一、肝臟之功能 (Physiological function of Liver)

(1) 分泌膽汁(Bile)及碳酸鹽(Bicarbonate)幫助食物消化肝細胞能分泌膽汁，先經肝細管(Bile canaliculi)進入肝管(He patic duct)，再經總膽管(Common bile duct)直接進入十二指腸，或經膽囊管貯存於膽囊(Gallbladder)。膽汁在膽囊貯存時，會被濃縮及酸化，當食物入口時會因反射作用，使總膽管與十二指腸會合處之歐蒂氏括約肌(Sphincter of Oddi)舒張，膽汁即可進入十二指腸，幫助食物消化。

(2) 新陳代謝(Metabolism)：營養素之合成及代謝
Synthesis of non-essential amino acid
Synthesis of Plasma protein, Coagulation proteins & Fibrinogen.
Synthesis of Lipoprotein, Phospholipids and Cholesterol.
Converts glucose to glycogen, and glycogen to glucose.
Converts carbohydrate & protein into fats and noncarbohydrate to glucose.
Oxidizes fatty acid, Deaminates amino acids, Formation of urea.

(3) 維生素(Vitamin D) 之活化作用及類固醇荷爾蒙的代謝作用。

(4) 儲存肝糖(Glycogen)、脂肪及 Vitamin A, D, E, K & B_{12}、礦物質(如：鐵、銅)。

(5) 貯藏血液、過濾血液、合成肝素(Heparin)
Removes damaged RBCs and foreign substances by phagocytosis

(6) 代謝膽紅素 (Bilirubin)、代謝藥物 (Drug Metabolism) & 解毒作用(Detoxication)
肝臟主要的功能是解毒和排泄外來的物質，肝可與血紅素的代謝產物膽紅素結合，並將膽紅素極性化，再大部分由膽汁排泄，小部分亦可由尿中排泄。如果肝臟代謝膽紅素的功能喪失則會導致黃疸，皮膚和鞏膜就變成黃色，這是肝臟疾病最常見的症狀。實際上，所有脂溶性外來物質都是由肝臟代謝，這個代謝功能一般先經由氧化酵素的hydroxylation及聚合conjugation兩種階段來完成。此過程負責大部分藥物的代謝，並且也是很多藥物產生交互作用的中心。

(7) 免疫反應 Immune Response (Reticulo-endothelial system)

◎ Functions of the Liver

a.Synthetic function：

Source of plasma albumin, globulins & coagulation proteins.

b.Excretory function：

The main component of bile is bilirubin, cholesterol, urobilinogen and bile salts.

c.Metabolic function：

Fat metabolism, Carbohydrate metabolism, & Protein metabolism.

d.Protective and clearance function：

Detoxification

肝臟特別的是擁有2組血管供應，由胃腸道和脾臟兩組靜脈構成了肝門脈靜脈循環，血液由此進入肝臟，正常可提供約70%左右的血液需求，肝臟也接收了來自肝動脈的動脈血，大約五分之一的心輸出量會流經肝臟。

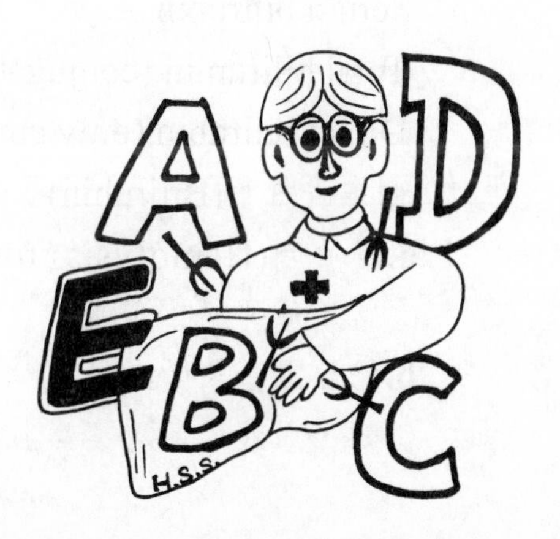

二、肝機能之臨床檢驗 Laboratory tests

（1）Serum Transaminases：Normal < 40 IU/l

a.SGOT (AST、Asparate aminotransferase)：存在於肝臟、心臟、腎臟及肌肉，當肝細胞損傷時會大量釋出半衰期較短(23 hrs)，(心肌受損時在前8小時亦會大量釋出)SGOT在急性肝炎時會明顯地上升，而肝硬化、肝癌及脂肪肝時則不明顯。

(Plasma level is most sensitive indicator of hepatocellular disease. Get highest plasma AST levels in viral hepatitis、but increased to lesser extent in alcoholic and drug hepatitis, cholestatic diseases and hepatic neoplasms.)

b.SGPT (ALT, Alanine aminotransferase)：主要存在於肝臟 (only in cytosol)

Relatively specific for liver cell damage but less sensitive than SGOT.

Hepatitis：SGOT/SGPT = 1.2

Hepatic necrosis：SGOT/SGPT = 0.56

（2）Alkaline phosphatase (ALP) normal < 80 iu/l

a.ALP 主要由肝臟及骨骼產生

b.當輕度膽管阻塞時(如結石)會明顯地上升

c.Osteomalacia或副甲狀腺機能亢進時亦會上升

（3）Serum bilirubin

Total bilirumin (conjugated+unconjugated)：Normal 0.3-1.3 mg/dl

Direct bilirubin (only conjugated)：Normal 0.1-0.4 mg/dl

血中膽紅素(Bilirubin)上升會引發黃疸(jaundice)

a.溶血時(Hemolysis) total bilirubin上升，但direct bilirubin則正常，尿的顏色正常且沒有膽紅素

b.膽管阻塞及肝細胞壞死或肝炎時， total & direct bilirubin 均會上升，尿液的顏色變黑且有膽紅素

（4）Serum proteins Normal 6.0-8.0 g/dl

Albumin 主要在肝臟合成

肝臟有疾病時白蛋白(Albumin)會下降，球蛋白(Globulins)會上升。

如慢性肝炎(活動性或持續性)時，A/G ratio會下降。

但肝癌時，A/G ratio 則不一定有變化

（5）Prothrombin time Blood Coagulation test

Coagulation Factor Ⅱ, Ⅴ, Ⅶ, Ⅸ, Ⅹ and Fibrinogen 均在肝臟合成

因此肝臟疾病會延長出血時間(prothrombin time)

出血時間的延長亦可以作為肝臟疾病嚴重程度的指標

而膽管阻塞（Biliary obstruction）則會造成 Vitamin K 缺乏

（6）α-Fetoprotein 肝癌時會上升

Increased in hepatocellular carcinoma

肝臟對於損傷反應有限制值，常見的包括：急性肝炎、慢性肝炎、纖維變性及腫瘤的形成，除此之外，肝臟有時亦有一些儲存異常的疾病，因為肝臟有顯著的再生能力，故肝病與其他生命器官衰竭的疾病有很大的不同。

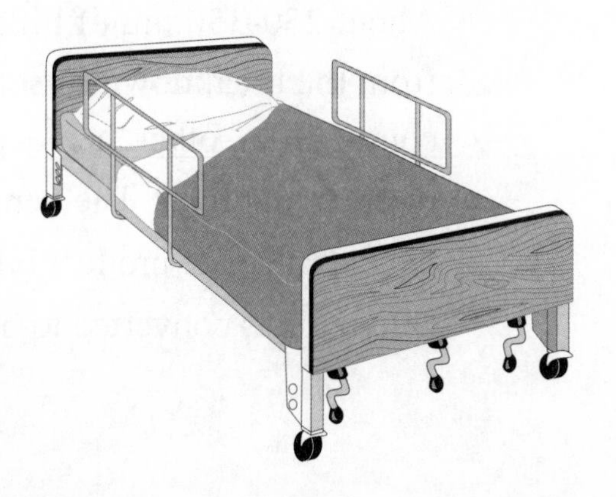

三、肝臟常見的疾病

(一) 黃疸 Jaundice

血清中膽汁色素(Bilirubin)蓄積，沉著於皮膚、黏膜及眼球結膜，而呈現黃色。(Jaundice is due to yellow pigmentation of tissue by bilirubin)

1.黃疸之分類

(1) 溶血性黃疸 (Hemolytic jaundice)
Increased destruction of RBCs and bilirubin, cannot be excreted by the liver as rapidly as it formed.

(2) 肝細胞性黃疸 (Hepatogenous jaundice)
The liver function is abnormal, it unable to excrete bilirubin which is formed in normal amounts.

(3) 閉塞性黃疸 (Obstructive or cholestatic jaundice)
Normal formation rate of bilirubin but intra or extra-hepatic obstruction to excretion.

2.膽紅素之代謝 (Bilirubin metabolism)

(1) 生成 Formation
About 250-350 mg of bilirubin forms daily；70-80 % is derived from the breakdown of senescent RBCs, The remaining 20-30 % comes from other heme proteins located primarily in the bone marrow and liver. The heme moiety of Hb is degraded to iron and the intermediate product biliverdin by enzyme heme oxygenase.and Biliverdin is converted to bilirubin via biliverdin reductase.

(2) 血漿運送 Plasma transport

Bilirubin, which is insoluble in water because of internal hydrogen bonding, is transported in the plasma bound to albumin. And this circulating unconjugated bilirubin cannot cross cell membranes except those in the liver, so it does not appear in urine.

(3) 肝臟再吸收 Hepatic uptake

(4) 接合 Conjugation

Free bilirubin is concentrated in the liver, then conjugated with glucuronic acid to form bilirubin diglucuronide or conjugated bilirubin. This reaction, catalyzed by the microsomal enzyme glucuronyl transferase, renders the pigment water-soluble.

(5) 膽道排泄 Biliary excretion

Conjugated bilirubin is secreted into the canaliculus with other bile constituents. In the gut, bacterial flora deconjugate and reduce the pigment to various compounds called stercobilinogens. Most of these are excreted in the feces and lend the stool its brown color, substantial amounts are absorbed and re-excreted in the bile, and small amounts reach the urine as urobilinogen. The kidney can also excrete conjugated bilirubin, but not unconjugated bilirubin

上述五個過程，任一階段若發生異常，均會發生黃疸、膽紅素生成過多，肝臟再吸收不良或接合 conjugation 不好，均會產生〝unconjugated hyperbilirubinemia〞。膽道排泄膽紅素不良就會造成〝conjugated hyperbilirubinemia〞。但是在臨床上，肝臟代謝不良均會造成混合性膽紅素過高〝mixed hyperbilirubinemia〞

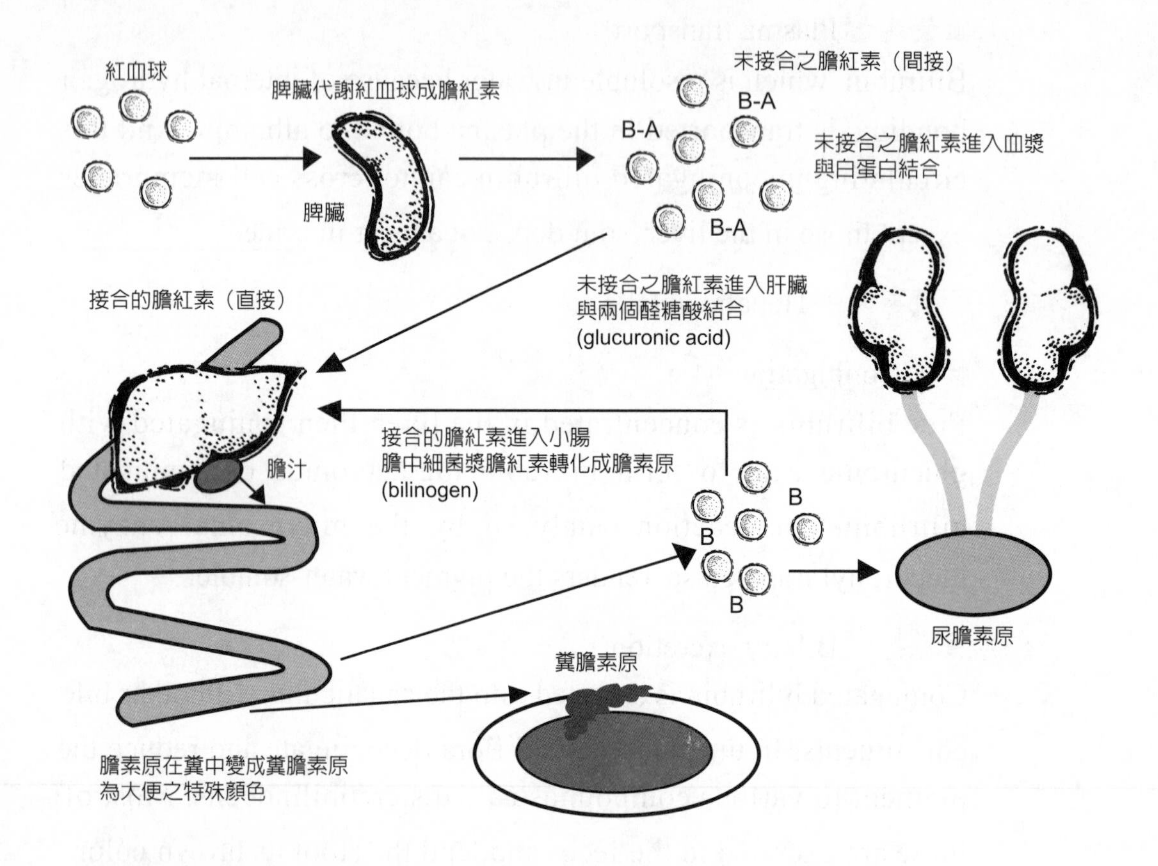

3.黃疸之診斷 Laboratory findings of jaundice

（1）**Total bilirubin > 2mg/dl**

Total Bilirumin (conjugated + unconjugated) Normal 0.3-1.3 mg/dl

Direct Bilirubin (only conjugated) Normal 0.1-0.4 mg/dl

黃疸病患常見血中的膽紅素上升

a.Hemolysis increases total bilirubin but direct bilirubin is normal. and urine color in normal and no bilirubin is found in urine.

b.Obstruction increases both total & direct bilirubin. urine color is dark and bilirubin is present in the urine.

c.Liver cell necrosis or viral hepatitis also increases total & direct. urine color is dark and bilirubin is present in the urine.

(2) **Serum transaminases**

SGOT (AST) & SGPT (ALT)

Damage to heart results in elevated SGOT levels about 8 hrs after injury.

SGOT levels are elevated markedly with acute hepatitis, but mildly with cirrhosis, hepatic neoplasms, cholestatic disease and fatty liver.

Hepatitis：SGOT/SGPT = 1.2

Hepatic necrosis：SGOT/SGPT = 0.56

(3) **Alkaline phosphatase (ALP) normal < 80 iu/l**

a.ALP 主要由肝臟及骨頭生成

b.ALP 血中濃度對肝內及肝外膽管阻塞特別敏感

Serum levels are particularly sensitive to partial or mild biliary obstruction, either extrahepatic or intrahepatic.

c.骨骼的毛病（如：軟骨病）及副甲狀腺機能亢進，ALP 血中濃度亦會上升Increased osteoblastic activity (Osteomalacia, Hyperparathyroidism) also increases serum ALP levels.

(4) **PTC：Percutaneous Transhepatic Cholangiography**

ERCP：Endoscopic Retrograde Cholangio Pancreatography

4.黃疸之病因

◎感染性疾病常會引發黃疸

Infectious diseases that may cause jaundice

(1) Viral hepatitis
(2) Gas gangrene (Clostridial myelonecrosis)
(3) Weil's disease
(4) Yellow fever
(5) Hepatic candidiasis
(6) Toxic shock syndrome

◎ 非感染性黃疸 Non-infectious jaundice

(1) Alcoholic hepatitis and cirrhosis.
(2) Primary biliary cirrhosis.
(3) Primary hepatocellular carcinoma
(4) Metastatic carcinoma of the liver
(5) Hemochromatosis
(6) Congestive heart failure
(7) Welson's disease

◎ 藥物引發黃疸 Drug-induced jaundice

(1) Anti-infectives：

a.Amebicides：Carbarsone
b.Anthelmintics：Thiabendazole
c.Antifungals：Ketoconazole
d.Antibiotics：Cloxacillin, Oxacillin, Flucloxacillin, Erythromycin estolate & ethylsuccinate, Troleandomycin, Clindamycin.
e.Urinary Antiseptics：Nitrofurantoin, Sulfonamides.
f.Antituberculous：Rifampin, Isoniazid, Ethambutol.

(2) Antineoplastics：Mercaptopurine, Azathioprine, Busulfan. Methotrexate. Cyclophosphamide, Tamoxifen, Carmustine.
(3) Anticoagulants：Warfarin (Coumadin)
(4) Cardiovascular agents：Methyldopa, Verapamil, Captopril, Nicotinic acid.
(5) CNS drugs：Dantrolene (Dantrium), Sulindac, Indomethacin, Ibuprofen, Naproxen, Diflunisal, Phenylbutazone, Phenytoin, Carbamazepine.Phenothiazines. Imipramine, Desipramine, Amitriptyline.Chlorpromazine, Promazine, Perphenazine, Prochlorperazine, Thioridazine, Haloperidol, Chlorprothixene, Benzodiazepines, Flurazepam.

（6）Oral hypoglycemics：Chlorpropamide, Tolbutamide, Glyburide.
（7）Hormones：Methyltestosterone, Oral contraceptives, Synthetic Progestins.
（8）Antithyroid：Propylthiouracil, Methimazole.
（9）其他：Injectable gold compds, Allopurinol.

◎ 阻塞性黃疸 **Obstructive Jaundice**

（1）Congenital obstructive jaundice. Biliary atresia, Choledochal cyst.
（2）Choledocholithiasis (Gallstone)
（3）Biliary tract strictures.
（4）Malignant obstruction. Pancreatic Adenocarcinoma, Cholangiocarcinoma, Ampullary Carcinoma.

（二）肝炎 (Hepatitis)

Acute Diffuse Hepatocellular Disease

（1）急性肝炎的種類 **Forms of Acute Hepatitis**

a.Viral Hepatitis 病毒性肝炎
b.Bacterial Hepatitis 細菌性肝炎
c.Amebic Hepatitis 阿米巴肝炎
d.Chemicals or Drug-induced Hepatitis 藥物引發的肝炎

（2）慢性肝炎的種類 **Forms of Chronic Hepatitis**

a.Chronic viral Hepatitis慢性病毒性肝炎
Hepatitis B
Hepatitis C (non-A, non-B)
Hepatitis D (delta)
b.Autoimmune (idiopathic)自體免疫性肝炎：Chronic active hepatitis
c.Alcohol-induced hepatitis 酒精引發的肝炎

HAV：Hepatitis A Virus	A型肝炎病毒
HBV：Hepatitis B Virus	B型肝炎病毒
NANB：Non-A Non-B Hepatitis	非A非B型肝炎病毒
HDV：Hepatitis D Virus (delta agent)	D型肝炎病毒
HBsAg：Hepatitis B surface Antigen	B型肝炎病毒表面抗原
Anti-HBs：Hepatitis B surface antibody	B型肝炎病毒表面抗体
HBcAg：Hepatitis B core Antigen	B型肝炎病毒核心抗原
Anti-HBc：Hepatitis B core antibody	B型肝炎病毒核心抗体
HBeAg：Hepatitis B e Antigen	B型肝炎病毒e抗原
Anti-HBe：Hepatitis B e antibody	B型肝炎病毒e抗体
HBIG：Hepatitis B Immune Globulin	B型肝炎病毒免疫球蛋白

1.肝臟疾病的表徵（Manifestations of liver disease）

Pain, Alteration in Liver size, Abnormal liver function tests
Jaundice, Hepatocellular failure, Portal hypotension,
Hepatorenal syndrome, Hepatocellular necrosis, Hepatic encephalopathy

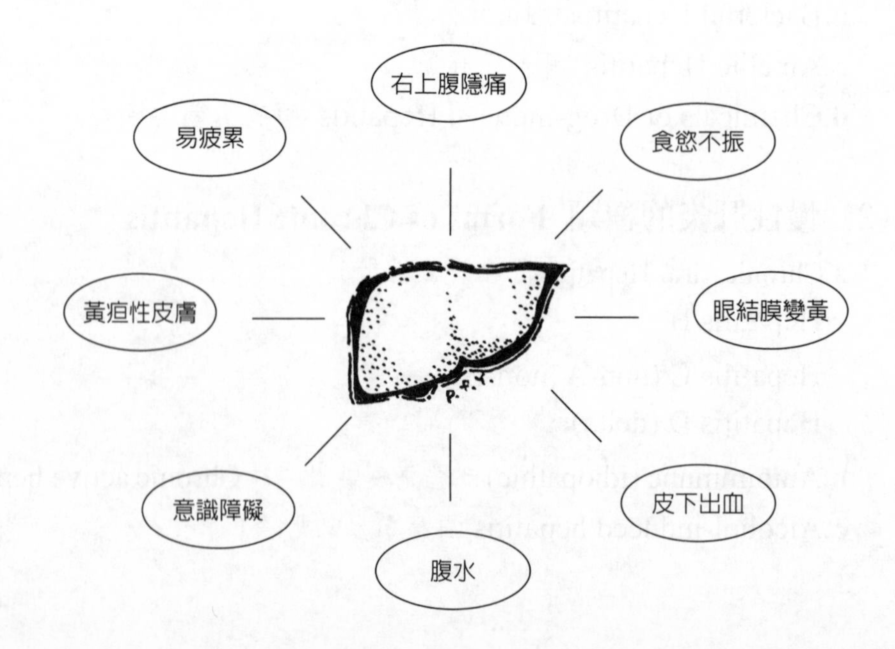

◎ 肝炎有何症狀？

臨床上，肝炎可能沒有症狀，或呈現易疲累、腹脹、食慾不振、右上腹隱隱作痛。嚴重時，則呈現茶色尿、黃疸性皮膚、眼結膜變黃、皮膚下出血、水腫、腹水、意識障礙、肝衰竭甚至死亡等。

2.病毒性肝炎

肝炎種類	病毒	傳染途徑	死亡率	慢性肝病
A	RNA	糞便及口腔	低	無
B	DNA	血液	高	高
C	RNA	血液	中	最高
D	RNA	隨B型肝炎	高	高
E	RNA	糞便及口腔	孕婦較高	無

肝炎病毒種類的比較

特徵	Hepatitis A	Hepatitis B	Hepatitis C	Hepatitis D
病原體	RNA virus 27 nm	DNA virus 42 nm	RNA virus 50 nm ?	RNA viral particle Delta
傳染途徑	口腔、糞便	注射、性交	Parenteral	Parenteral
潛伏期	15-45 days	30-180 days	15-150 days	35 days
發作 (onset)	Acute	Insidious	Insidious	?
抗原 Antigen	HAAg	HBsAg HBcAg HBeAg	?	HDAg HBsAg
帶原者	No	Yes	Yes	

特徵		A	B	C	D	E
病毒		RNA	DNA	RNA	RNA	RNA
潛伏期範圍(天)		15-50	30-150	15-160	30-150	20-40
潛伏平均天數		30	75	50	?	27
傳染媒介	口腔、糞便	是	否	最小	?	是
	家庭生活	是	最小	最小	?	是
	垂直式	否	是	?最小	?	?
	血液	很少	是	是	是	否
	性交	否	是	最小	?	?
帶原者		否	有	有	有	否
慢性肝炎的危險率		否	10 %	70-90 %	是	否
肝癌的危險率		否	是	是	?	否
預防性疫苗		有	有	無	無	無
免疫球蛋白		有效	有效	無效	無效	?
致死率		=0.15 %	= 1 %	= 0.5 %	高	0.5-1.5 %

◎ 肝炎的臨床表徵 **Clinical features of Hepatitis**

一般有三天至一星期的前驅期 (Prodromal period)，亦可能長達 2–3 星期，典型之症狀為：Malaise(不適)、Anorexia(噁心)、Vomiting(嘔吐)、Loss of taste（味覺異常)、Myalgia（肌肉痛)、GI upset、右上腹疼痛、Fatigue、Headache、Mild fever、Urticaria（蕁麻疹)、Rash(皮膚癢)，有時亦有、hepatomegaly、splenomegaly(肝脾腫大)及Jaundice(黃疸)等現象或出現短暫性之蜘蛛斑。

（1）**Hepatitis A (HAV：Hepatitis A Virus)**
Infectious hepatitis (Short-incubation)

A型肝炎病毒最先在1973年被証實。A型肝炎是一種傳染病，特別容易發生在年輕人身上，然而它有隨年齡增加而感染嚴重的趨勢，這是很特別的問題，因為在孩童身上感染的A型肝炎只是輕微似感冒的症狀，但在中年和老年人身上卻會出現非常嚴重的症狀。在典型的臨床過程中，在病發六到八週之後，會出現全身不適、食慾缺乏、頭痛、輕微的發燒和味覺的改變等症狀，立刻病人會發現有黑尿、軟便和右上腹部不適的症狀，黃疸在數天之後也可能會發生，而值得慶幸的是只有少數病人真的會變成黃疸，因此疾病會自然消失僅像感冒，然而 A型肝炎有時會變成猛爆性而導致死亡，但大多數病人約超過99 %以上，都會康復也不會有什麼後遺症。

HAV：A型肝炎早期在糞便(fecal)中能發現 HAAg 而後症狀才出現
Anti-HAV (HAV Antibody)：血中若有IgM & IgG表示剛感染
若僅含IgG則表示已感染一段時間

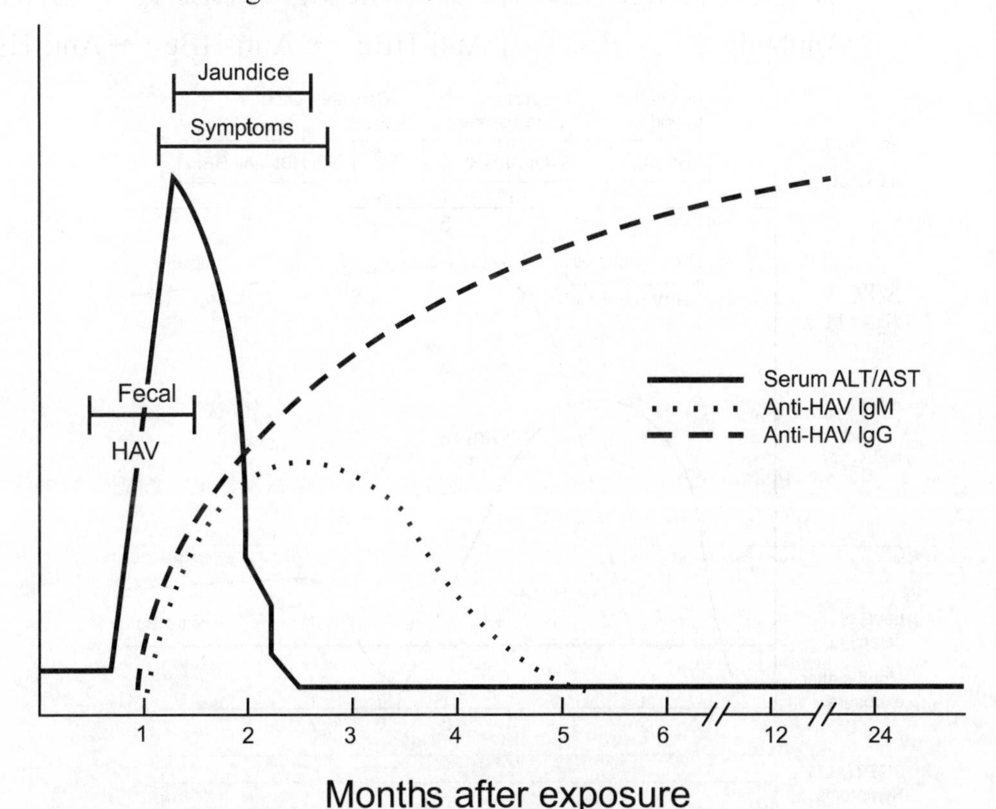

(2) Hepatitis B (HBV：Hepatitis B Virus) Serum Hepatitis (Long-incubation)

a.HBsAg：B型肝炎表面抗原
一般在臨床症狀出現前即存在(+)表示被感染三個月後會消失若持續六個月以上表示帶原者

b.Anti-HBs：B型肝炎表面抗体並非每個人感染後皆能產生抗體若(+)表示對HBV具免疫力

c.HBcAg：Hepatitis B core Antigen 血中不存在

d.Anti-HBc：Hepatitis B core antibody 分為 IgM & IgG 兩種

e.HBeAg：Hepatitis B e Antigen
為 HBV core antigen 之一部份存在時表示病毒正在複製具High infectivity高感染性一般出現時間較短在發病後兩週會消失但持續存在時表示帶原狀態

f.Anti-HBe：Hepatitis B e antibody

B 型肝炎 Antigen 出現的順序為 HBsAg → HBeAg → DNA-p
Antibody 出現的順序則為 Anti-HBc → Anti-HBe → Anti-HBs

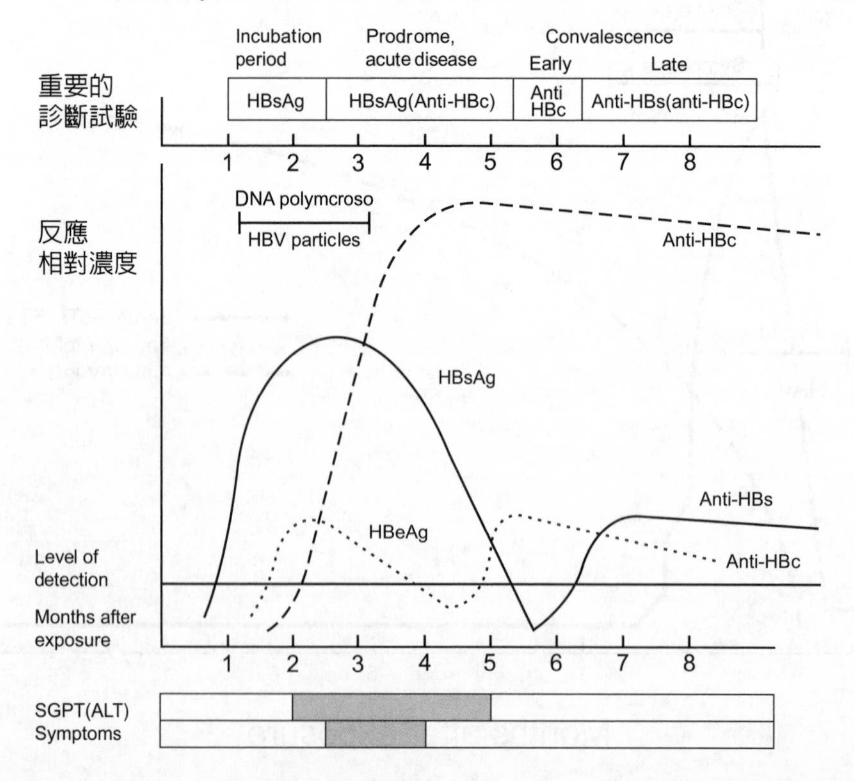

◎ B型肝炎的病程：

慢性B型肝炎的自然病程，在不同的時期，可依血清病毒標記以及組織病理的變化而分為三期：

(1) 免疫耐受期(Immune tolerance)

B肝病毒在肝細胞中大量複製，血清e抗原陽性，HBV DNA 濃度頗高；肝細胞損傷較輕，血清 GOT、GPT值正常；肝組織切片顯示輕微的慢性發炎。

(2) 免疫廓清期(Immue clearance)

免疫反應增強，毒殺性T淋巴球攻擊被B型肝炎病毒感染的肝細胞，常伴有肝炎的急性發作和e抗原的血清轉換(e-seroconversion)，HBV DNA 濃度下降；肝組織切片顯示慢性活動性肝炎或慢性小葉性肝炎。

(3) 病毒核酸嵌入期(Intergration)

又稱潛伏期(Latent phase)，血清 GOT、GPT 值正常，e抗原陰性，e抗體陽性，HBV DNA 嵌鑲與肝細胞 DNA 內以 integrated DNA 形式存在；肝組織切片可顯示輕微變化或不活動性肝炎肝硬化或肝癌，端視廓清期長短而定。

狀 態	HBsAg	HBeAg	Anti-HBc	Anti-HBe	Anti-HBs
已感染	＋	－	－	－	－
急性感染、高傳染性	＋	＋	IgM	－	－
慢性感染、高傳染性	＋	＋	IgG	－	－
慢性感染、低傳染性	＋	－	IgG	＋	－
帶原者	±	－	IgG	＋or－	－
已具免疫力	－	－	IgG	＋or－	＋

(3) **Hepatitis C**

C 型肝炎病毒主要是經由輸血感染，雖然輸血不是主要肝炎傳播的模式，但超過百分之五十的案例卻是由不明的傳播模式得到的。C型肝炎病毒的臨床過程和其他型的肝炎很難加以區分，雖然C型肝炎似乎症狀比較輕微。但這個疾病最重要的特徵是其轉變成慢性的可能性，有百分之七十受感染的病人最後會發展成慢性病，其中約有百分之二十的人會繼續變成肝衰竭甚或肝癌。目前C型肝炎並沒有預防性疫苗然而有一些証據指出可以用α-干擾素來治療急性肝炎並減少慢性疾病的發病率。

Hepatitis C, a blood-borne infectious disease of the liver, the leading cause of cirrhosis and liver cancer and the number one reason for liver transplants in the U.S., is transmitted through body fluids, primarily blood or blood products, and by sharing needles. In many patients, the mode of transmission is unknown. Unfortunately, most people infected with hepatitis C are unaware of it because it may take years for symptoms to develop. Hepatitis C chronically infects an estimated 170 million people worldwide (three percent of the world population), with as many as 180,000 new cases occurring each year. It is estimated that less than 30 percent of all cases are diagnosed. If left untreated, hepatitis C can be fatal for some patients.

◎ 當接觸肝炎病毒後，臨床上可能有下列幾種表現方式：

(1) Acute Hepatitis 急性肝炎

a.Icteric 黃疸性：常伴隨黃疸、發燒及倦怠等症狀

b.Anicteric 無黃疸性

(2) Fulminant Hepatitis 猛爆性肝炎

(3) Chronic Hepatitis 慢性肝炎

Chronic active Hepatitis & Chronic persistent Hepatitis

(4) Carrier state 帶原狀態

(5) 病毒被體內防禦功能清除

3. B型肝炎的傳染途徑

(1) 輸血表皮傳染

Percutaneous：Transfusion of blood or blood products

突然針刺、故意針刺(如：藥物濫用、穿耳洞、針灸等)或咬傷

※Blood and Blood Products & Risk of Viral hepatitis

a.No risk：Purified plasma protein fraction, Human albumin, Immune serum globulin

b.Low risk：Frozen red blood cells

c.Intermediate：Whole blood, Packed red blood cells, Leukocytes or Platelets, Fresh frozen plasma

d.High risk：Coagulation factor concentrations

(2) 非表皮、性接觸

Nonpercutanous, Sexual contact

血液透析或臟器移植 Hemodialysis or renal transplant

與精神疾病患接觸 Contact among clients, staff in institutions for mentally retarded

口腔或眼睛接觸血液 Blood splash in mouth or eye

母子垂直感染 Maternal-neonatal (vertical)

4. 罹患肝炎之危險性因子

(1) 高危險性 High risk

Immigrants or refugees from areas of high endemicity of HBV

Clients in institutions for mentally retarded

Users of illicit parenteral drugs

Homosexually active males

Household contacts of HBV carriers

Patients of hemodialysis units

(2) 中危險性 Intermediate risk

Prisoners (male)

Staff of institutions for mentally retarded

Health care workers with frequent contact with blood

(3) 低危險性 Low risk

Health care workers with no or infrequent contact with blood

Healthy adults

5.會引發肝炎的藥物

(1) Intrinsic hepatotoxicity

Acetone, Alcohol, Antimony, Arsenicals, Aspirin, Acetaminophene, Carbon tetrachloride, Chloroform, Halothane, Toluene, Phosphorus, Cincophen, Daunorubicin, Isoniazid, Phenothiazines, Tetracyclines.

(2) Idiosyncratic (Hepatocellular)

Allopurinol, Gold salts, Azathioprine, Methotrexate, 6-Mercaptopurine, Carbamazepine, Phenytoin, Valproic acid, Trimethadione, Papaverine, Chloramphenicol, Oxacillin, Sulfonamides, Nitrofurantoin, Ketoconazole, Ethionamide, Isoniazid, p-Aminosalicylic acid, Pyrazinamide, Rifampin, Furosemide, Thiazide diuretics, Quinidine, Procainamide, Methyldopa, Phenylbutazone, NSAIDs, Oxyphenisatin, Dantrolene, Disulfiram, Halothane

(3) Idiosyncratic (Cholestatic)

Acetohexamide, Chlorpropamide, Methimazole, Propylthiouracil, Phenothiazines (Chlorpromazine), Butyrophenones (Haloperidol), Tricyclic Antidepressants, Phenytoin, Valproic acid, Azathioprine, Estrogens, Methyltestosterone. Erythromycin estolate, p-Aminosalicylic acid, (PAS).

另最容易導致肝炎的藥物則是halothane, isoniazid及acetaminophen

6.病毒性肝炎之治療 (Treatment of viral hepatitis)

(1) Bed rest 充分休息，避免過勞

(2) Food 飲食以低脂肪高熱量食物為原則，更不可飲酒或抽煙
急性期應限制蛋白質之攝取量

(3) 衛生習慣、飲食及盥洗用具應和家人分開使用避免傳染(?)

(4) Drug (?)

a.Lamivudine 100 mg 干安能

b. α -Interferon 干擾素
c.Ribavirin HIG
d.Hepatitis Immune Globulin
e.Silymarin
f . Cortisteroids
g.Immunsuppresive agent：Azathioprin (Imuran)
h.Immunostimulating agent：Lavamisole (Decaris)
i .保肝片(Proheparum)？
j . Questran (Cholestyramine)

◎ Lamivudine (Zeffix)

Lamivudine (Antiviral) (Zeffix) (3TC)(干安能)：

(1) 作用機轉

為核甘酸類似物(nucleoside analogue)屬cytosine類。主要抗病毒機轉是併入正在成長中的DNA鍵內雜交(hybridization)及抑制DNA聚合酵素，而終止病毒的複製。

(2) 治療劑量：100 mg qd 口服

(3) 副作用：頭痛、噁心、下痢、腸胃不適、血液學病變、抑鬱、疲勞

◎ Adefovir (Hepsera)

(1) Mechanism of Action

Adefovir is an acyclic nucleotide analog of adenosine monophosphate. Adefovir is phosphorylated to the active metabolite, adefovir diphosphate, by cellular kinases. Adefovir diphosphate inhibits HBV DNA polymerase (reverse transcriptase) by competing with the natural substrate deoxyadenosine triphosphate and by causing DNA chain termination after its incorporation into viral DNA. The inhibition constant (Ki) for adefovir diphosphate for HBV DNA polymerase was 0.1 μM. Adefovir diphosphate is a weak inhibitor of human DNA polymerases α and γ with Ki values of 1.18 μM and 0.97 μM, respectively.

(2) Antiviral Activity

The in vitro antiviral activity of adefovir was determined in HBV transfected human hepatoma cell lines. The concentration of adefovir that inhibited 50 % of viral DNA synthesis (IC50) varied from 0.2 to 2.5 μ M.

◎ **α-Interferon**

(1) 作用機轉

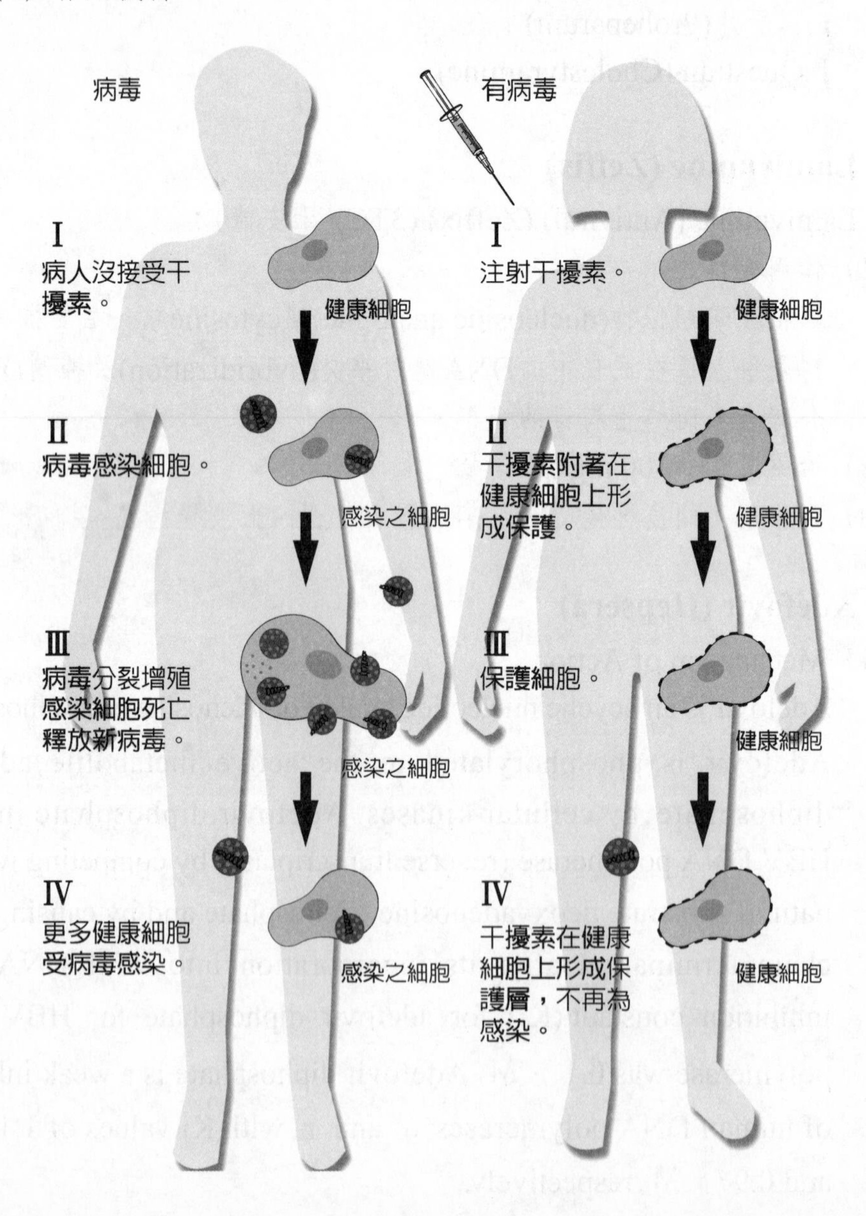

(2) 副作用

大部分接受干擾素治療的病患都會有類似感冒的不舒服症狀，但是在治療持續一段時間以後，這些症狀會慢慢消失。後來可能出現的副作用包括倦怠、骨髓造血功能抑制、神經精神症狀(例如：木訥狀態、認知變化、煩躁不安、憂鬱等)。

CNS：Psychosis, Depression, Extrapyramidal ataxia, Seizure, Paresthesia.

Hematologic：Granulocytopenia, Thrombocytopenia, Anemia.

Dermatologic：Psoriasis, Erythema multiforme.

Gastrointestinal：Hepatic decomprensations, Autoimmune hepatitis.

Cardiovascular：Cardiac arrhythmias, Hypotension.

Other：Retinopathy, Hearing loss, Hyperthyrosim.

◎ **Ribavirin 200 mg**

最近有一些研究使用干擾素與ribavirin抗病毒藥物的治療，其治療以後持續有反應的機率為40-50 %，明顯地優於只使用干擾素治療的15-25 %。Ribavirin 抗病毒藥物的副作用主要是溶血性貧血，接受治療的女性必須避免懷孕，因為這種藥物可能導致胎兒畸形。

(1) Descriptions：Ribavirin is a synthetic nucleoside with antiviral activity.

(2) Actions：Ribavirin is a synthetic nucleoside analog. Ribavirin produces its antiviral effect primarily by altering the nucleotide pools and normal messenger RNA formation, which could account for its effectiveness against both DNA and RNA viruses. The drug is actively phosphorylated intracellularly into mono-, di-, and triphosphates. The monophosphate is an inhibitor of inosine monophosphate dehydrogenase which is involved in the synthesis of guanosine monophosphate. The composition of the nucleotide pool is markedly altered after addition of ribavirin to cell cultures.

（3）Dosage and Administration：Oral.

・≦ 65 kg：400 mg twice daily.

・65 kg～≦75 kg：400 mg in the morning and 600 mg in the evening after meals.

・> 75 kg: 600 mg twice daily.

・Max. daily dose is 1200 mg.

（4）Adverse drug reaction：

headache,dizziness,nausea,pharyngitis,lacrimation, bronchospasm,chest pain,conjunctivitis,rhinitis,rash.

（5）Contraindications：

a.Creatinine clearance of less than 50 ml/min should not take oral ribavirin.

b.Hypersensitivity to ribavirin or any component.

c.Pregnancy or women of child-bearing potential.

d.Male partners of women who are pregnant.

e.Autoimmune hepatitis.

f.Oral ribavirin should not be given as monotherapy for Hepatitis.

g.Significant or unstable cardiac disease.

7.亞太肝臟研究學會(APASL) 對B型肝炎治療之結論

※亞太肝臟研究學會（APASL）於2000年對B肝治療結論如下：

慢性B型肝炎治療的最主要目的是清除B型肝炎病毒或抑制其繁殖，以及治療結束時及結束後6-12的月後，確保HBeAg(e抗原)或病毒(HBV-DNA)的消失以及肝功能指數(ALT或GPT)的正常化。短期目標是抑制肝臟發炎及預防肝臟代償不全，長期目標則為防止肝病惡化或進行為肝硬化乃至肝癌，已達長期存活的目的。

（1）B肝主要治療準則建議

a.正常肝功能指數病人現階段不應治療。

b.病人的ALT值如大於正常上限的兩倍(>2×ULN)，且持續增加（兩次檢查之間至少應相差一個月以上)，則可考慮開始治療。

c.B型肝炎病毒DNA陽性反應且肝功能指數大於正常值上限五倍以上者(>5X ULN)應以lamivudine〔干安能(Zeffix)〕治療。(但此類病人，缺乏干擾素不適用對照研究之證據)。

d.B型肝炎病毒DNA陽性反應且肝功能指數介於正常值上限兩倍至五倍者(2X~5X ULN)應由醫師與病人就lamivudine或干擾素療期、可能療效與副作用乃至費用等討論後選一治療。

(2) B肝主要治療準則

為了達成經濟有效的治療，治療時和治療後的監測極為重要

a.治療期間，應每個月一次，至少每三個月間測一次肝功能指數、e抗原及/或B型肝炎病毒DNA。如以干擾素治療，另需監控副作用的發生。

b.治療結束後，前四個月應每月檢查肝功能指數(ALT或GPT)、e抗原及或B型肝炎病毒DNA，以後至少應每3個月監測一次。對未有反應者，有必要進一步的監控，以確認是否有延遲反應或需再次治療。

c.干擾素之建議治療期為4～6個月，建議監控6～12個月。

d.干安能建議治療至連續兩次間隔至少一個月之間測證實e抗原血清轉陰後，即可停藥。至於e抗原原本為陰性病人，目前無適當治療期建議，應決定於臨床反應及潛在肝疾病的嚴重度而定。

e.肝臟代償不全病患、肝臟移植病患、免疫抑制劑治療中病患等均建議以干安能治療。

f.干安能治療期間產生之YMDD變異株，現有建議為持續干安能治療以抑制野生病毒株，但最佳的治療方法尚需進一步研究探討長期結果或加入其它抗病毒藥物之效果。

(3) 抗藥突變種

所謂的抗藥突變種乃是在HBV DNA polymerase 基因的YMDD locus (tyr-met-asp-asp)發生methionine被valine (YVDD)或isoleucine (YIDD)取代，這種突變會使Zeffix的效用下降20～100倍，Zeffix抗藥性突變種病毒的發生率，在連續治療一年後約為14～32％，治療三年後約有一半的病人會發生抗藥性變株

8.病毒性肝炎之預防 Prevention of viral Hepatitis

a.Immune Serum Globulin 免疫球蛋白 (?)
b.Hepatitis B Immune Globuin (HBIG) B型肝炎免疫球蛋白
c.Hepatitis B Vaccine (Purified Hepatitis B Surface Antigen) B型肝炎疫苗
Energix-B 10μg 或 Recombivax HB 5μg
第一劑量：Birth, 第二劑量：1-2 months, 第三劑量：6-18 months
或第一劑量：1-2 months, 第二劑量：4 months,
第三劑量：6-18 months

(1) 使用B型肝炎免疫球蛋白預防的狀況 HBIG prophylaxis

a.Percutaneous or mucosal HBV exposure.
b.Neonates of mothers with third-trimester acute hepatitis B.
c.Sexual contacts with acute hepatitis B patients.
d.Nonrecurring sexual contacts of chronic HBsAg carriers
e.Inadvertent administration of HBsAg-positive products.

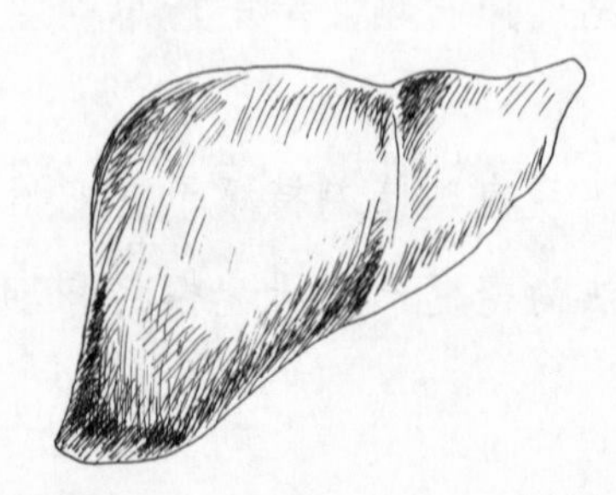

(2) 接觸B型肝炎病患後應接受的預防方法

Type of Exposure	HBIG	HBV Vaccine
Perinatal	0.5 ml IM within 12 hrs of birth	0.5 ml IM within 12 hrs to 7 days of birth repeat at 1-6 months
Sexual	0.06 ml/kg IM within 14 days of sexual contact	
Percutaneous **a.**Unvaccinated	0.06 ml/kg IM immediately	Adult：1ml IM in 1 week repeat at 1-6 months Children：0.5 ml IM in 1 week repeat at 1-6 months
b.Vaccinated with adequate Anti-HBs	No additional treatment	
c.Vaccinated with inadequate Anti-HBs	0.06 ml/Kg IM immediately	Booster dose：1 ml IM

(3) 濾過性病毒肝炎的預防

a.A型肝炎：最理想的控制，在於良好的衛生環境，排泄物的安全處理及傳染來源的鑑別，免疫球蛋白血清可有效預防和治療超過百分之五十的A型肝炎。然而一個麻煩的問題是年輕人的A型肝炎發病率的降低，愈來愈少免疫專一球蛋白可有效預防及治療A型肝炎，幸好A型肝炎疫苗現已經研發出來，在不久的將來應該就可以廣泛應用。

b.B型肝炎：避免多重性交及濫用靜脈注射藥物是預防B型肝炎最有效的方法，另外B型肝炎免疫專一球蛋白HBIG似乎可有效預防大約75 %左右的病例，同時也有一種有效的疫苗可以預防B型肝炎感染(如Energix-B或Recombivax HB)

c.C型肝炎：預防C型肝炎的機轉目前尚未知道，免疫球蛋白對此並沒有效，目前仍未有疫苗。僅有α-干擾素可應用於此疾病的治療。

9.肝炎的併發症 Complications of Hepatitis

a.Relapsing hepatitis

b.Fulminant hepatitis (Hepatic failure)

c.Cholestatic hepatitis

d.Renal failure

e.Aplastic anemia or Coagulopathies

f.Connective tissue disease

g.Arthralgias, Arthritis

h.Liver cirrhosis

i.Cholestasis

j.Hepatoma.(Hepatocellular carcinoma)

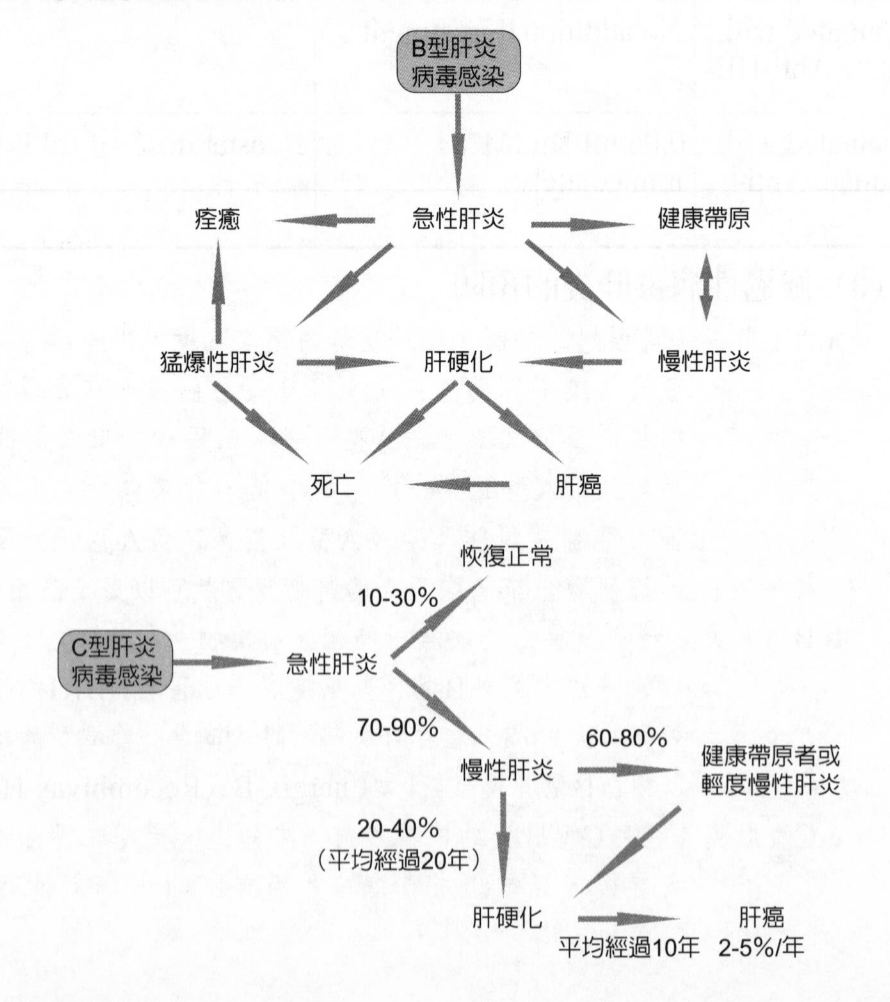

（三）肝硬化 Cirrhosis

肝硬化(kirrhos = yellow)被定義為肝臟內纖維組織擴散增加，包括再生性結節的呈現。纖維化是纖維素原化(Fibrinogenesis)活化的結果，纖維素原化通常認為受到在炎症和壞死中所釋放的組織介素(Cytokines)刺激而造成的。實際上，所有慢性肝臟疾病最後都會演變成肝硬化，纖維組織會導致肝結構的變異作用，喪失正常的功能，即使肝細胞會再生，結構的變異也會危害其他功能。

到目前為止，在美國，肝硬化最常見的原因是酒精的消耗成癮，其他的原因包括各種型態的慢性肝炎、原發性膽硬化、血色素沉著症、威爾森疾病和α-1抗胰蛋白(Antitrypsin)的缺乏；典型酒精性肝硬化的病人 大約有每天消耗1品脫(473 ml)威士忌連續長達15年之久，然而大多數喝這麼多酒的病人並未發展成肝硬化，故可能主要是由遺傳因素決定肝硬化是否會發生，而在肝硬化的病例中，只有大約百分之二十的病人是因為酒精所導致硬化的。

臨床上肝硬化的表徵和肝門脈高壓的發生及肝細胞功能的喪失有關，肝門脈高壓是因通過肝臟的阻力升高所引起的，特別是靜脈引起的食道曲張，或胃曲張及下腸系膜靜脈引起的出血，當壓力到達某種程度時，這些靜脈會有破裂的傾向，而造成胃腸道出血，這特別對食道曲張更常見。其他肝硬化的臨床表徵則為腹水即腹腔液體的聚集，而"腹水"病態生理的形成是複雜的，但兩個最重要的特徵似乎是因肝門脈高壓引起的肝門脈循環處的標體靜壓增加，以及低蛋白血症所引起的膠體壓力下降，低蛋白血症是因為肝細胞白蛋白合成的減少，以及肝表面白蛋白的流失，這會引起循環系統膠體壓力的降低(因白蛋白合成的減少)，以及腹膜腔膠體壓力的增加(因腹腔的白蛋白增加)，這些因素綜合會導致腹膜腔液體的聚集，且血管內液體的流失也會導致鈉滯留激素(Aldosterone)的分泌，而活化腎素血管收縮素系統(Renin-Angiotensin System)，導致腎臟中水份及鈉鹽的滯留，因而形成惡性循環，最後導致體液滯留及水腫。

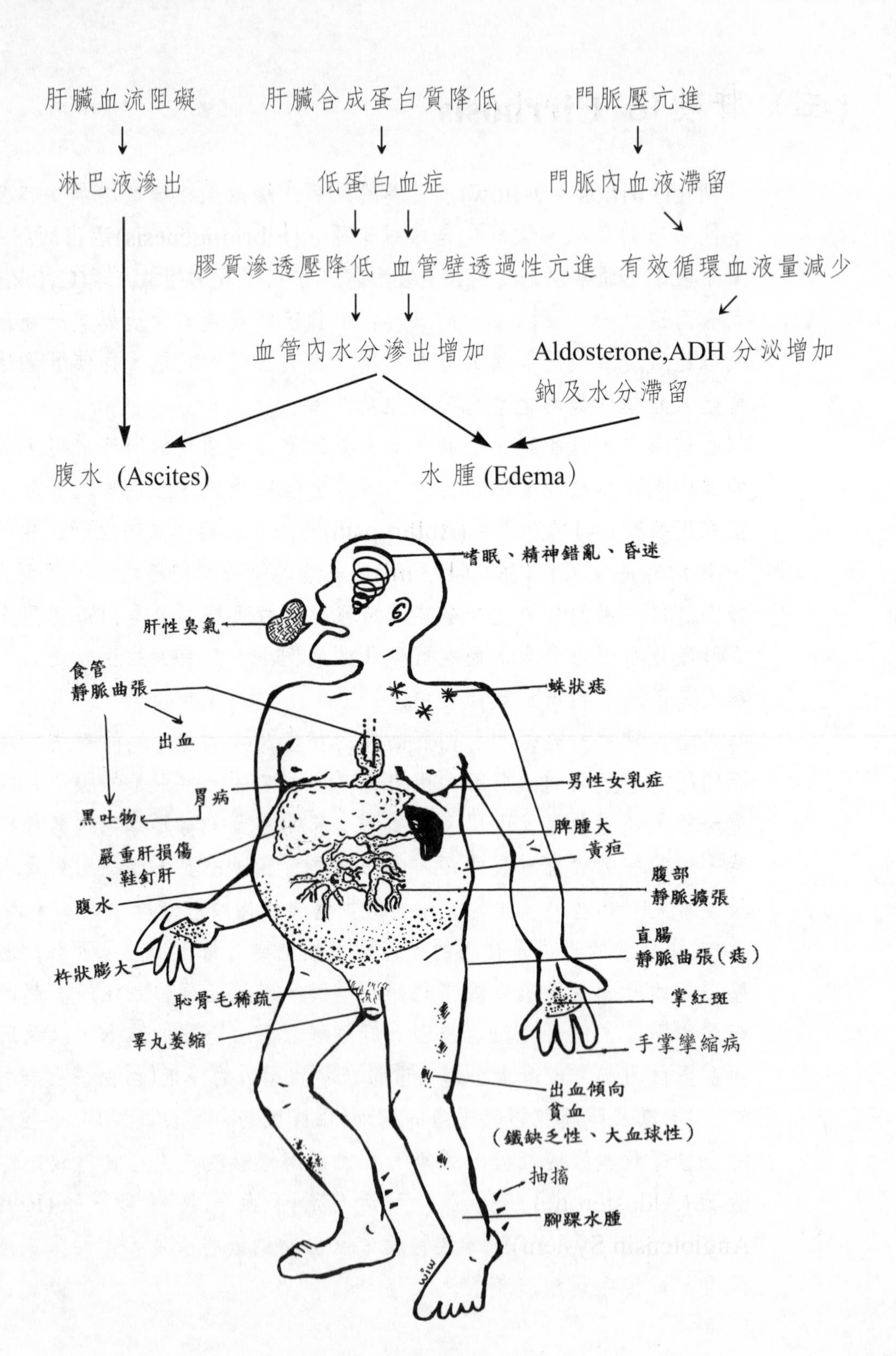

肝臟血流阻礙
肝臟合成蛋白質降低
門脈壓亢進
淋巴液滲出
低蛋白血症
門脈內血液滯留
膠質滲透壓降低
血管壁透過性亢進
有效循環血液量減少
血管內水分滲出增加
Aldosterone,ADH 分泌增加
鈉及水分滯留
腹水 (Ascites)
水腫 (Edema)
嗜眠、精神錯亂、昏迷
肝性臭氣
食管
靜脈曲張
出血
胃病
黑吐物
嚴重肝損傷
、鞋釘肝
腹水
杵狀膨大
恥骨毛稀疏
睪丸萎縮
蛛狀痣
男性女乳症
脾腫大
黃疸
腹部
靜脈擴張
直腸
靜脈曲張(痔)
掌紅斑
手掌攣縮病
出血傾向
貧血
(鐵缺乏性、大血球性)
抽搐
腳踝水腫

肝硬化的症狀

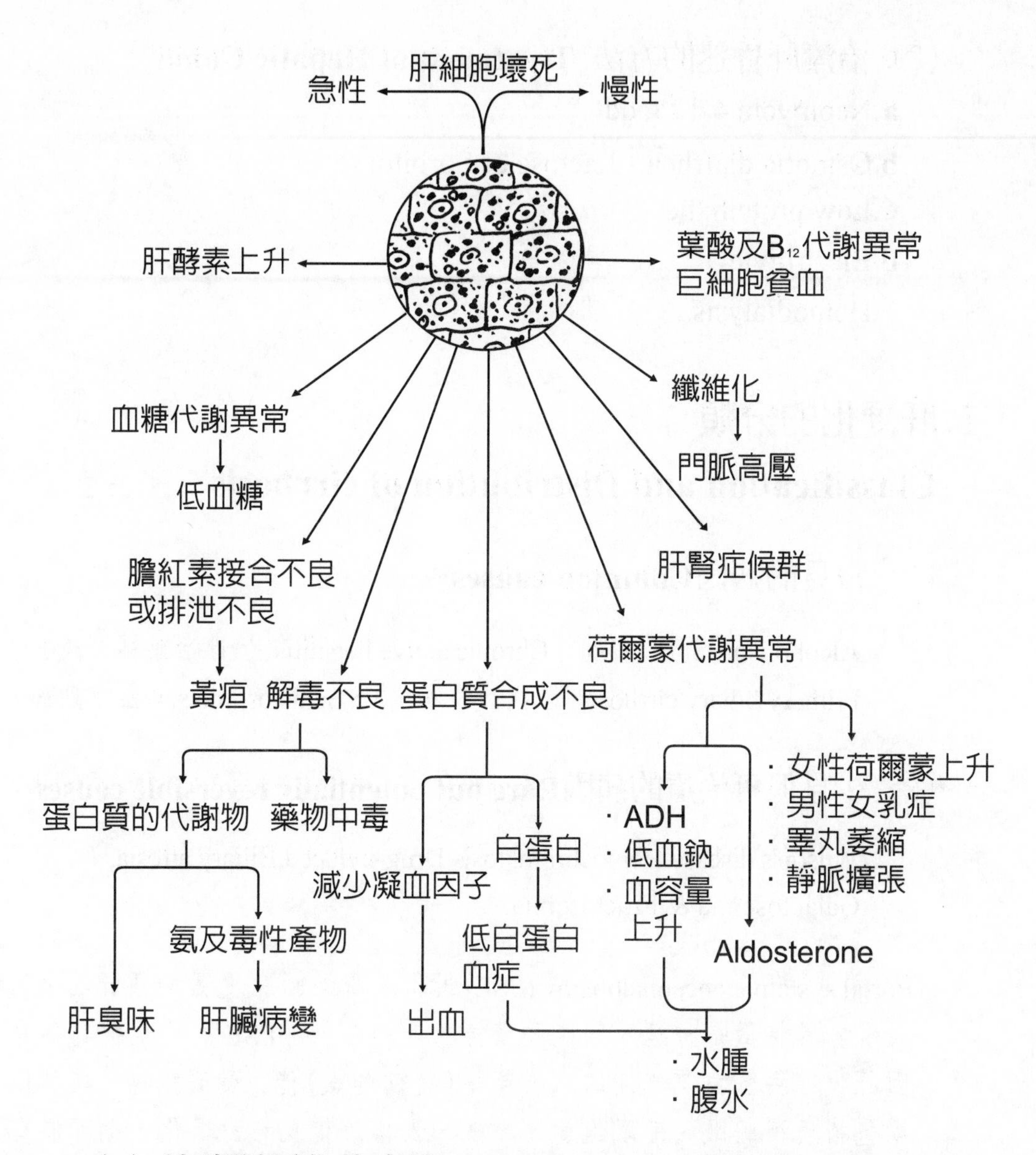

（1）治療肝硬化的方法 **Treatment of Liver Cirrhosis**

a.Nutrient treatment：Fluid,Electrolytes,Vitamin & Nutrition

b.Albumin

c.Vomitting & Abdominal pain

d.GI-Bleeding

e.Ascites：Spironolactone 200-400 mg qd or Lasix(Furosemide) 40-120 mg qd

（2）治療肝昏迷的方法 **Treatment of Hepatic Coma**

a.Neomycin 4-12 g qd

b.Osmotic diarrhea：Lactose or Sorbitol

c.Low protein diet

d.Electrolyte

e.Hemodialysis

1.肝硬化的分類

Classification and Distribution of cirrhosis

（1）常見的病因**Common causes**：

Alcoholism(酒精成癮)、Chronic active hepatitis(慢性活動性肝炎)、Primary biliary cirrhosis(原發性膽硬化)、Schistosomiasis(血吸蟲病)

（2）少見但可治療的病因**Rare but potentially reversible causes**：

Wilson's disease,Hemochromatosis,Drug-induced,Biliary atresia, Galactosemia & Fructosemia.

Portal systemic encephalopathy (PSE) 肝門系統性腦病 是另一種肝硬化的表現，其特徵是神經、智能和精神功能的降低。PSE 的發生被認為是因肝臟移去蛋白質代謝的有害產物(特別是氨)能力受到損傷。典型徵候包括反覆睡眠、睡眠過度、冷淡、人格改變及智力退化，也可能有神經功能異常，如口齒不清，無保持固定姿態及誇張性肌腱反射。病情診斷可依臨床表現和特殊的腦波圖(三角波型式delta)來判定，其他的臨床特徵包括過度女性化的表現，這是因酒精影響睪丸的功能 以及肝臟無法代謝女性荷爾蒙所致。過度女性化的結果會出現蛛狀血管瘤，掌腱紅斑、杜普伊倫攣縮、腮增大、女乳症及睪丸萎縮等症狀。

2.肝硬化徵候及症狀

肝硬化最重要的表現是黃疸及腹水。然而一種隱伏漸進性的病變是全身衰弱、疲勞、食慾缺乏及最後出現PSE症狀，包括反覆睡眠、冷淡健忘、困惑、安樂感及人格改變也可能會發生；社會性美德通常會失去，恍惚和昏迷會繼續發生。同時神經學上的症狀亦出現，可能包括無保持固定姿態、口齒不清、肌肉彊硬、反射亢進，有時也有局部神經學上的症狀。原發性的膽硬化可能有一些獨特的特徵，如搔癢、黑尿、淡色糞便、脂肪痢及黃斑瘤。實驗上異常包括高膽紅素血病、低白蛋白血病、延長前凝血時間、低血鈣症及AST、ALA輕微的上升，白血球減少症也可能會發生。在原發性膽硬化中，血漿鹼性磷酸鹽酵素(Alkaline phosphatase ALP) 和血漿膽固醇也會顯著升高，血漿中也會出現抗體Antimitochondrial antibodies。肝硬化的臨床過程通常會無情的惡化，在酒精性肝硬化病人中雖然戒酒，惡化的過程依然會持續。目前沒有特別的醫藥治療可治療任何一種的肝硬化。然而，藉由戒酒，酒精性病人的預後可加以改善。自體免疫慢性活動性肝炎病人的預後則可藉由持續性低劑量的類固醇治療法來加以改善。初步的研究顯示Methotrexate可能對膽汁性肝硬化的治療有部分的效果。血色素沉著症的肝硬化可由靜脈切開術移去鐵來治療。但沒有什麼証據顯示萬一病人演變成肝硬化，其預後會改善。威爾森疾病的預後可藉由銅螯合治療術(D-penicillamine)來改善。初步的研究顯示慢性B型肝炎可由α-干擾素治療法來改善。不過，肝臟移植仍然是末期肝病患者的選擇。

3.肝硬化之併發症

(1) 腹水 Ascites
(2) 腸胃道出血 GI bleeding (Varices)
(3) 肝性腦症、肝昏迷 Hepatic encephalopathy
(4) 其他症狀 Other associated disorders

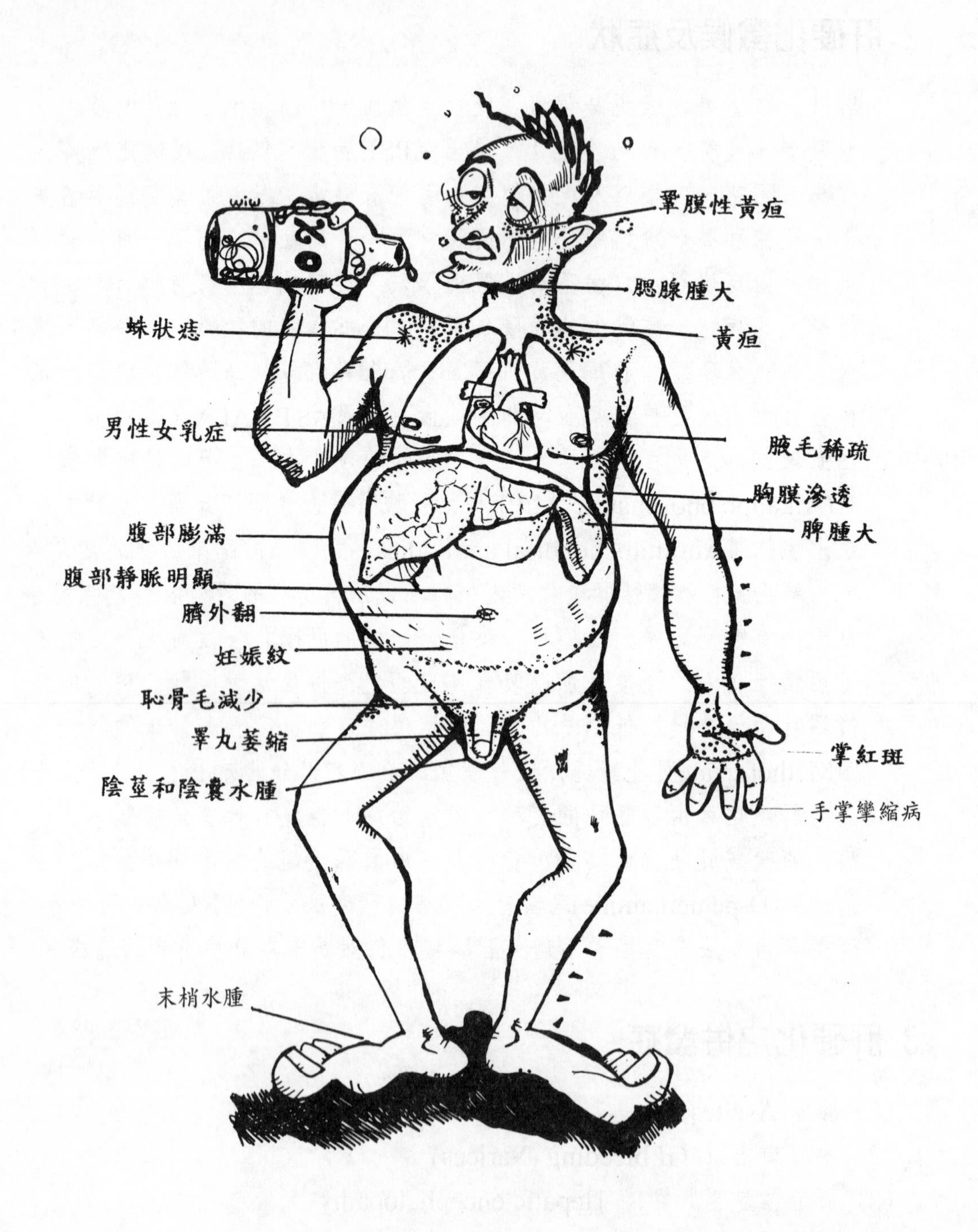

酒精性肝病變造成的臨床腹水症狀

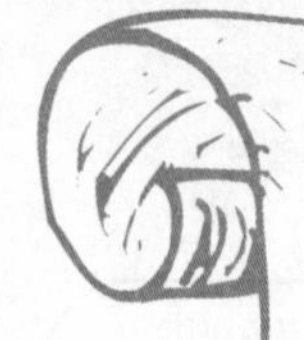

第十四章

非類固醇抗發炎藥物的正確使用方法

【摘　要】

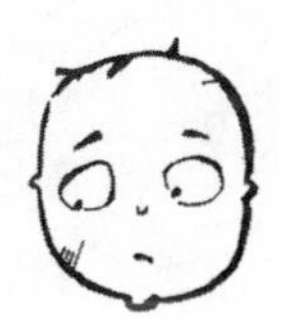
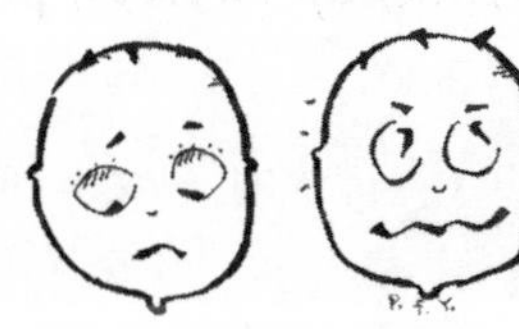
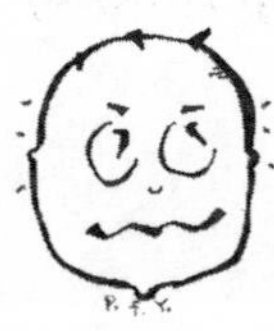
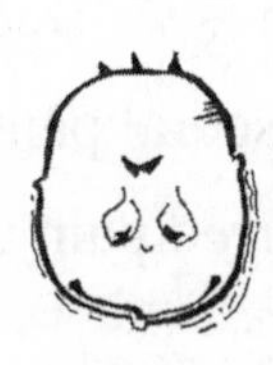
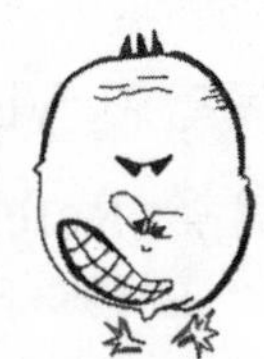

疼痛的五個過程

一、疼痛的概念

疼痛是一種不舒適的主觀經驗，它可能是某些疾病的症狀或徵候表現，通常會引起精神不安，並表示身体組織受到真正的損傷，因此疼痛一般可作為身體受傷或出現病理異常的指標。

『Pain is whatever the patient says it is, and exists wherever he says it does』

(1) 急性疼痛

併有組織傷害及心理焦慮，通常是暫時性的，發生於受傷時及傷害恢復期，如：手術後、外傷、燒傷、車禍、生產及一些內科疾病。

(2) 慢性疼痛

組織傷害已經恢復，但仍存在疼痛感，通常是長時間的，病患精神狀況比較憂鬱，併有絕望、無助感，生活失去意義等精神症狀，如：關節炎、頭痛、下背痛、糖尿病神經病變等慢性疾病。

(3) 癌症疼痛

併有急性疼痛及慢性疼痛之特性，常發生內臟、軟組織及骨頭的疼痛。

◎ 疼痛之分類

(1) 表皮疼痛 Superficial pain
(2) 深部肌肉骨頭疼痛 Deep musculoskeletal pain
(3) 內臟疼痛 Visceral pain
(4) 牽連痛 Referred pain

◎ 臨床上疼痛的分類

(1) 頭痛 Headache
(2) 胸痛、心悸 Chest pain and Palpitation
(3) 腹痛 Abdominal pain
(4) 頸背痛 Pain in the back and neck
(5) 四肢疼痛 Pain in the Extremities

◎ **Three Components of Pain**：

a.Nociception：the body's detection and signaling of noxious events.

b.Pain：the conscious perception or recognition of the nociceptive stimulus.

c.Suffering：the affective, behavioral, or emotional response to the pain.

◎ **Primary sensation of pain**：

a.Pain from skin or subcutaneous tissue.

b.Pain from skeletal muscle.

c.Visceral pain.

◎ **Secondary**：mental processing or reaction of it.

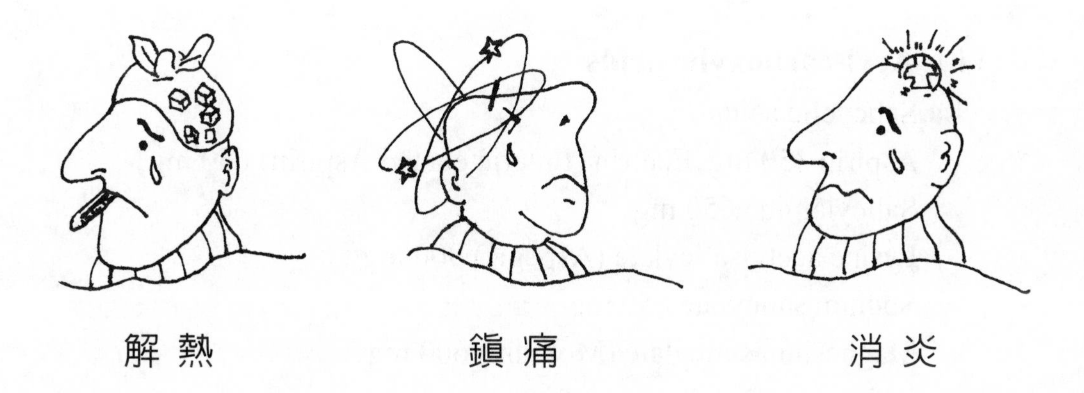

解熱　　鎮痛　　消炎

二、非類固醇消炎鎮痛藥的化學分類

◎ **Non-Steroid Anti-Inflammatory Drugs (NSAIDs)**

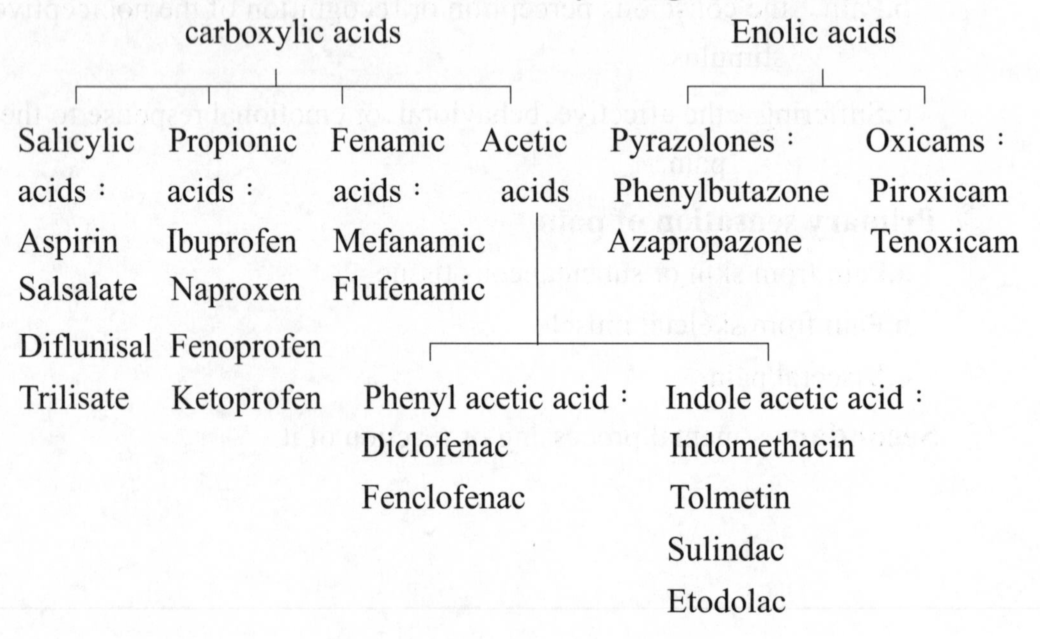

◎ **NSAIDs** 非類固醇消炎鎮痛藥之化學分類

1. Acidic agents（酸性）

(1) Aryl-carboxylic acids

a. Salicyclic acids

Aspirin 350 mg, Ecotrin (Enteric coated Aspirin) 650 mg,
Salicylamide 650 mg,
Lysine acetylsalicylate (Aspegic) 900 mg,
Sodium salicylate 650 mg,
Magnesium salicylate (Mobidin) 600 mg,
Diflunisal (Dolobid) 250-500 mg,
Salsalate (Salicylsalicylic acid) 750 mg,
Choline salicylate (Aarthropan) 870 mg,
Choline magnesium trisalicylate (Trilisate) 500 mg.
Niflumic acid (Niflucid & Nifliril cream)

b.Anthranilic acids (Fenamates)

Mefenamic acid (Ponstan) 250-500 mg, Flufenamic acid, Meclofenamate sodium (Meclomen) 100 mg.

（2）**Aryl-alkanoic acids**

a.Arylacetic acids (Phenylacetic acids)

Diclofenac (Voltaren) 25-50 mg, Alclofenac, Fenclofenac.

b.Heteroaryl acetic acids

Tolmetin (Tolectin) 200 mg, Zomepirac (Zomax) 100 mg.

c.Indole & Indene acetic acids

Indomethacin (Indocid) 25 mg, Sulindac (Clinoril) 100 mg, Etodolac (Lonin) 200 mg.

d.Pyrrolizine carboxylic acids

Ketorolac (Keto) 15, 30, 60 mg

e.Aryl-propionic acids

Ibuprofen (Mortin) 400 mg, Fenoprofen (Nalfon), Ketoprofen (Profenid), Naproxen (Naposin) 250 mg, Fenbufen (Cinopal), Pirprofen (Rengasil), Indoprofen, Flurbiprofen (Ansaid), Tiaprofenic acid (Surgem).

（3）**Enolic acids**

a.Pyrazolidinediones (Pyraxolones)

Azapropazone 600 mg, Feprazone (Methrazone) 200 mg, Phenylbutazone, Oxyphenbutazone, Mepirizole (Mebron) 100 mg.

b.Oxicams

Piroxicam (Feledene) 20 mg, Isoxicam (Maxicam) 200 mg, Tenoxicam (Tilcotil) 20 mg, Meloxicam (Mobic) 7.5 mg.

2. Non-acidic agents（非酸性）

Tiaramide (Solantal) & Mepirizole (Mebron) 100 mg

Nabumetone (Relifex) 500 mg

三、非類固醇消炎鎮痛藥的適應症

◎ **FDA approved indications for NSAIDs**

(1) Rheumatoid arthritis (RA) 類風濕性關節炎
(2) Osteoarthritis (OA) = Degenerative joint disease 骨關節炎
(3) Ankylosing spondylitis (AS) 關節硬化性脊椎炎
(4) Tendinitis 肌腱炎
(5) Bursitis 黏液囊炎(滑囊炎)
(6) Acute painful shoulder 急性肩痛
(7) Acute gout 急性痛風
(8) Primary dysmenorrhea 原發性經痛
(9) Mild to moderate pain 輕度至中度的疼痛
(10) Fever 發燒

	Aspirin	Trilisate	Ibuprofen	Naproxen	Fenoprofen
類風濕性關節炎	★	★	★	★	★
骨關節炎	★	★	★	★	★
關節硬化性脊椎炎	★			★	
肌腱炎	★			★	
黏液囊炎	★			★	
急性肩痛	★	★		★	
急性痛風	★			★	
原發性經痛	★		★		
輕度至中度的疼痛	★	★	★		★
發燒	★		★		

	Voltaren	Ponstan	Meclomen	Piroxicam	Tenoxicam
類風濕性關節炎	★		★	★	★
骨關節炎	★		★	★	★
關節硬化性脊椎炎	★				★
肌腱炎					★
黏液囊炎					★
急性肩痛					★
急性痛風					★
原發性經痛	★	★			
輕度至中度的疼痛		★			
發燒					

	Indomethacin	Sulindac	Tolmetin	Phenylbutazone*
類風濕性關節炎	★	★	★	★
骨關節炎	★	★	★	★
關節硬化性脊椎炎	★	★		★
肌腱炎	★	★		★
黏液囊炎 滑囊炎	★	★		★
急性肩痛	★	★		★
急性痛風	★	★		★
原發性經痛				
輕度至中度的疼痛				*已禁用

四、非類固醇消炎鎮痛藥的藥理作用

抗發炎作用之主要機轉，乃抑制 Cyclooxygenase (COX) 以阻斷 prostaglandin 合成，使其無法蓄積，而達到鎮痛消炎效果，但是有些藥物（如：Phenothiazine，Tricyclic antidepressants，Vitamin E）雖可抑制前列腺素之合成，卻沒有抗發炎作用，又金劑及秋水仙素 Colchicine 雖會增加前列腺素合成，卻可治療風濕及痛風，故抑制前列腺素之合成，可能並非 NSAIDs 消炎的唯一機轉。

◎ **Pharmacologic action of NSAIDs**

（1）Inhibit prostaglandin synthesis 抑制前列腺素之合成
Specific inhibition & Nonspecific inhibition.

（2）Inhibit endoperoxidase and thromboxane

（3）Inhibit neutrophil activation & aggregation
(inhibit superoxide and free radical production)

（4）Stabilize lysosomal membrane

（5）Uncouple oxidative phosphorylation

（6）Displace natural antiinfalmmatory peptides from binding sites

（7）Inhibit histamine, serotonin and kinin

（8）Affect lymphocyte function indirectly

◎ 環氧化酵素 **COX** 抑制作用的分類

（1）**非選擇性COX抑制劑**

a.高劑量aspirin, indomethacin, piroxicam, diclofenac, ibuprofen

b.抗發炎作用&抑制血小板凝集

c.具高度腸胃及腎臟之不良反應

（2）**選擇性COX-2抑制劑**

a.Celecoxib (Celebrex) 100 mg/cap

b.Rofecoxib (Vioxx) 25 mg/tab

c.Parecoxib 20 mg/amp

d.Valdecoxib 10 mg
e.Etoricoxib 30 mg
f.Etodolac (Loninine) 200 mg/cap
g.Meloxicam (Mobic) 7.5 mg
h.抗發炎作用
i.但不影響血小板功能、腸胃&腎臟前列腺素分泌

◎ COX-1 & COX-2

性質	COX-1	COX-2
Regulation	Constitutive	Inducible
Change range	2-4	10-80
Tissue expression	血小板、平滑肌、 內皮細胞、胃及腎臟	Monocytes Macrophages Fibroblasts
Enzyme role	Housekeeping 正常生理功能	Inflammatory 發炎及生長
NSAIDs 理想	不影響	抑制

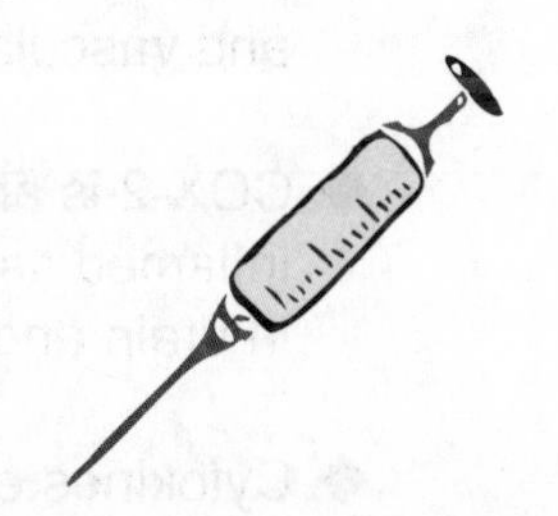

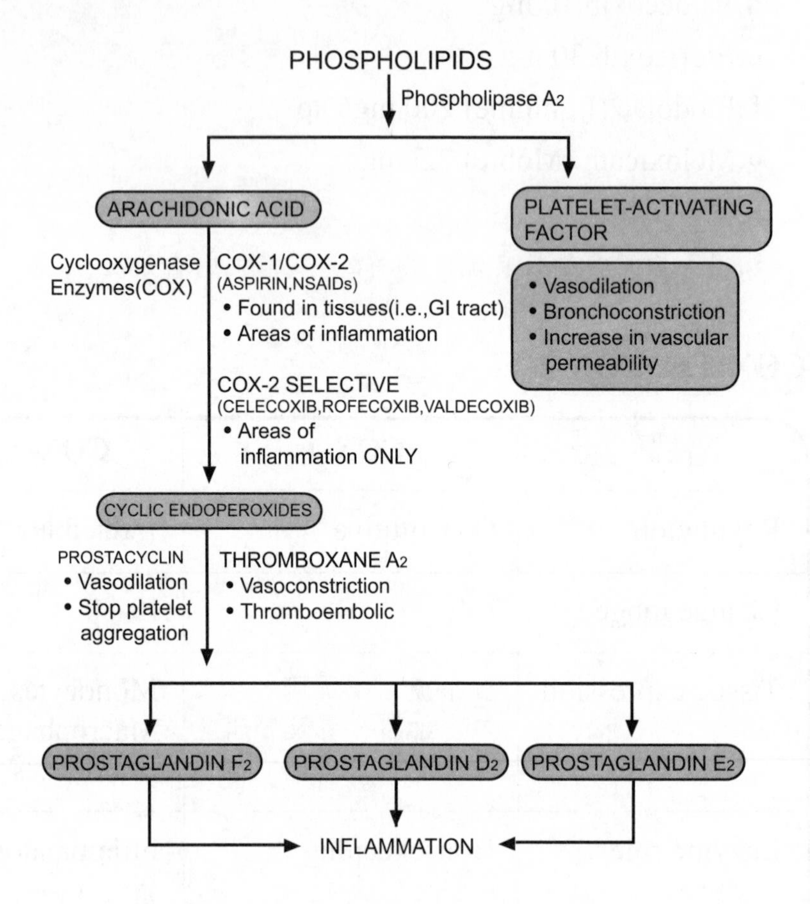

Cyclooxygenase(COX) Enzyme Isoforms

◆ COX-1,the “homeostatic” isoform,is constitutively expressed in many tissues and produces the prostaglandins involved in gastric cytoprotection and vascular homeostasis

◆ COX-2 is an inducible isoform expressed in inflamed tissue,but also constitutively expressed in brain and kidney

◆ Cytokines,endotoxin,hormones,growth factors, and mitogens are all capable of inducing COX-2

五、非類固醇消炎鎮痛藥的使用劑量

藥名	吸收時間 (Tmax)	半衰期 (h)	給藥計劃	劑量範圍/天
Aspirin	1-2	0.25	900-1500 mg qid	3000-6000 mg
Salsalate	1-2	16	1000 mg bid-tid	1000-4000 mg
Diflunisal	1-2	5-20	500 mg bid-tid	1000-1500 mg
Ibuprofen	0.5-1.5	2	600-800 mg qid	1200-3200 mg
Naproxen	2-4	12-15	250-750 mg bid	750-1500 mg
Fenoprofen	1-2	2-3	300-600 mg qid	1200-2400 mg
Voltaren	1-3	1-2	25-50 mg qid	100-200 mg
Ponstan	2-4	?	250 mg tid-qid	500-1000 mg
Meclomen	0.5-2	3	100 mg tid-qid	300-400 mg
Piroxicam	3-5	38	10-20 mg qd	20 mg
Indomethacin	1-6	1-10	25-50 mg qid	75-200 mg
Sulindac	1-4	16	200 mg bid	400-600 mg
Tolmetin	0.5-1	1-1.5	400-600 mg tid	1200-2400 mg
Phenylbutazone	2	50-100	100 mg tid	200-400 mg

藥名	吸收	代謝	排泄
Aspirin	胃 小腸	肝	腎
Salsalate	小腸	肝	腎
Ibuprofen	胃 UGI	肝	腎
Naproxen	胃 UGI	肝	腎
Fenoprofen	胃 UGI 腸肝循環	肝	腎
Voltaren	胃 小腸	肝	腎
Ponstan	胃 UGI	肝	腎 67 % 膽 25 %
Meclomen	胃 UGI 腸肝循環	肝	腎 70 % 膽 30 %
Piroxicam	胃	肝	腎 65 % 膽 35 %
Indomethacin	胃 UGI	肝	腎 65 % 膽 35 %
Sulindac	胃 UGI 腸肝循環	肝	腎 50 % 膽 30 %
Tolmetin	胃 UGI	肝	腎

Agents	Peak conc.(h)	Half-life(h)	Onset(h)	Duration(h)
Aspirin	0.25-2	0.25-0.33	0.5	3-6
Choline salicylate	1.5-2	?	?	4
Diflunisal	2-3	8-12	1	8-12
Acetaminophene	0.5-2	1-4	0.5-1	3-6
Mefenamic acid	2-4	2-4	?	6
Meclofenamate	0.5-2	2.3-3.3	?	4-6
Ibuprofen	1-2	1-2.5	0.5	4-6
Fenoprofen	1-2	2-3	0.25-0.5	4-6
Ketoprofen	0.5-2	2-4	1	3-4
Naproxen	2-4	12-15	1	up to 7
Indomethacin		4-5		
Piroxicam		50		

六、非類固醇消炎鎮痛藥的副作用

藥名	鎮痛	抗發炎	半衰期	主要副作用
Aspirin	++	+++	5-10	腸胃刺激、耳鳴
Panadol	++	0	3-5	肝毒性
Nefopam	+	0	?	口乾、流汗、噁心
Indomethacin	++	++++	2-5	腸胃刺激、頭痛、痙攣
Sulindac	++	+++	16	腸胃刺激、頭暈
Ibuprofen	++	++	3-4	皮膚癢、頭痛
Naproxen	++	+++	13	皮膚癢、腸胃刺激
Diclofenac	++	+++	3-5	腸胃刺激、頭暈
Mefenamate	++	+	2-3	下痢、溶血性貧血
Piroxicam	++	+++	38-45	腸胃刺激、皮膚癢、水腫

Drug	出血傾向	潰瘍	下痢	意識障礙	腎毒性	骨髓抑制	引發氣喘
Aspirin	++++	+++	±	++	+	0	++
Diflunisal	+	+	+	+	+	0	0
Salsalate	+	+	+	+	+	0	0
Ibuprofen	++	++	+	+	+	0	++
Fenoprofen	++	++	+	+	+	0	++
Naproxen	++	++	+	+	+	0	++
Meclomate	++	++	+++	+	+	0	++
Inteban	++	+++	+	+++	++	0	++
Sulindac	++	++	++	+	±	0	++
Tolmetin	++	++	+	+	+	0	++
Piroxicam	++	++	+	+	+	0	++
Phenylbutazone	++	+++	+	+++	+++	++	++

◎ **NSAIDs** 不良反應出現的百分比 (%)

Drug	腸胃刺激	腎臟毒	中樞毒	皮膚癢	肝毒性	過敏	血液毒
Aspirin	25-70	18-39	10	< 1	< 5	< 1	20-60
Ibuprofen	8-27	3-10	3-9	3-9	< 1	< 1	< 1
Naproxen	10-32	3-9	3-9	3-9	< 1	< 1	< 1
Indomethacin	15-45	< 1	10-50	< 1	< 1	< 1	< 1
Sulindac	10-21	< 1	3-9	3-9	< 1	< 1	< 1
Meclofenamate	11-60	< 1	3-9	3-9	?	< 1	< 1
Piroxicam	15-30	< 3	< 3	< 3	< 1	< 1	< 1

(1) **Gastrointestinal side effect induced by NSAIDs**

a.Dyspepsia

b.Occult blood loss

c.急性腸胃出血 Active gastrointestinal hemorrhage

d.胃炎 Gastritis

e.噁心 Nausea、嘔吐 Vomiting

(2) **Nephrotoxic effects induced by NSAIDs**

a.可逆性腎衰竭

Hemodynamically mediated reversible acute renal failure

b.間質性腎炎

Interstitial nephritis with or without nephrotic syndrome

c.Papillary necrosis

d.不可逆腎衰竭 Irreversible acute renal failure

e.鈉及水份滯留 Sodium chloride and water retention

f.高血壓 Hypertension

g.高鉀血

Hyperkalemia associated with hyporeninemic hypoaldosteronism

◎ **NSAIDs** 不良反應的比較

	腸胃刺激	潰瘍	中樞神經	耳鳴	肝炎	腎障礙
Meclofenamate	●●●	●	●	●	●	●
Mefenamic acid	●	●	●	NA	NA	●●
Indomethacin	●●●●	●●●	●●●	●	●	●●
Sulindac	●	●	●	●	●	●
Tolmetin	●●●	●●	●●	●●	NA	●●
Piroxicam	●●●	●●●	●	●	●	●
Diclofenac	●●	●●	●	●	●●	●
Carprofen	●●	●	●	●	●	●
Fenoprofen	●●	●	●●	●●●	●	●
Flurbiprofen	●●	●	●	●	●	●
Ibuprofen	●●	●	●	●	●	●
Ketoprofen	●●	●	●	●	●	●
Naproxen	●	●●	●●	●●	●	●
Etodolac	↔/●	↔/●	●	●	●	●
Oxyphenbutazone	●●●●	●●●●	●	●	●●●	●
Phenylbutazone	●●●●	●●●●	●	●	●●●	●
Ketorolac (Toradol) tromethamine	●●●	●●	●●●	●	●	●●●
Acetylsalicylic acid	●●●●	●●	●	●●●	●●	●
Diflunisal	●	●	●	●	●	●

◎ NSAIDs 藥效的比較

	Analgesic	Antipyretic	Anti-inflammatory	Uricosuric
Acetylsalicylic acid	●	●	●	●/•
Diflunisal	●	•	●	•
Oxyphenbutazone	●	●	●	●
Phenylbutazone	●	●	●	●
Sulfinpyrazone	•	•	•	●
Acetaminophen	●	●	•	•
Ibuprofen	●	●	●	•
Naproxen	●	●	●	•
Fenoprofen	●	●	●	•
Flubiprofen	●	●	●	•
Ketoprofen	●	●	●	•
Indomethacin	●	●	●	•
Sulindac	●	•	●	•
Tolmetin	●	●	●	•
Piroxicam	●	●	●	•
Diclofenac	●	●	●	•
Etodolac	●	•	●	•
Mefenamic acid	●	•	●	•
Nabumetone	●	●	●	•

七、非類固醇消炎鎮痛藥的藥物交互作用

	藥物	交互作用	處置方式
NSAID	+ Acetaminophen	↑腎毒性	併用時小心監視 (勿長期使用)
	+ Glucocorticoid	↑消化性潰瘍	併用時小心監視
	+ Alcohol	↑潰瘍或出血	勿同時服用
	+ Anticoagulants	↑抗凝血作用 ↑出血傾向	監測出血時間 必要時調整劑量
	+ Sulfonylureas	↑降血糖作用	併用時小心監視 Glipizide,Glyburide 較小
	+ Diuretics (Thiazide & loop)	↓利尿作用	監測血壓變化 避免長期併用尤其 Indomethacin
	+ Potassium sparing diuretics	↑高血鉀	避免併用
	+ ACE inhibitors	↓降壓效果	監測血壓變化、避免 長期併用尤其 Indomethacin
	+ β-blockers	↓降壓效果	監測血壓變化 避免長期併用 Sulindac & Naproxen 影響較小
	+ Cefamadole + Cefoperazone + Moxalactam	↑出血危險性	避免併用
	+ Carbenicillin + Ticarcillin	Hypoprothrombinemia ↑出血危險性	避免併用

	+ Dipyridamole + Sulfinpyrazone	↑出血傾向	避免併用
	+ Dextran	↑出血傾向	避免併用
	+ Valproic acid	↑出血傾向	避免併用
	+ Hydantoins	↑Hydantoin濃度	避免長期併用
	+ Gold salt	↑腎毒性	避免併用
	+ Cyclosporine	↑腎毒性	避免併用
	+ Methotrexate	↑骨髓及腎毒性	避免併用
	+ Salicylates	↓鎮痛效果	避免併用
	+ Lithium	↑鋰血中濃度	避免併用
	+ Probenecid	↑腎毒性	避免併用
	+ Dipyridamole	↑Water retention	避免併用尤其Indomethacin
	+ Digoxin	↑Digoxin濃度	Indomethacin & Ibuprofen會升高毛地黃血中濃度

八、老年人使用非類固醇消炎鎮痛藥的注意事項

1.老化對藥物反應的變化

多種疾病，服用多種藥物，造成較多的藥物交互作用。記憶力減退，醫囑遵從性低，藥物不良反應增多，身體水份及脂肪減少。

(1) **脂溶性藥物** (Phenytoin, Benzodiazepine, Barbiturate)
較易積蓄

(2) **水溶性藥物** (Digoxin)
分佈容積變小，血中濃度升高，較易產生毒性。
肝功能減退，藥物的代謝發生變化，藥物清除率變慢。
腎功能降低，藥物清除率降低，較易蓄積而產生毒性。
腸胃機能退化，增加消化道出血的罹病率。

2.老年人使用NSAIDs之原則

以中至短效(半衰期較短者)較好，由一般成人劑量之半量開始，有腸胃不適者可用 fenbufen 或 sulindac，有腎功能不全者可用 sulindac。Indomethacin會引起意識混淆，甚至痙攣，故避免使用，監測療效及藥物之不良反應後再小心調整劑量。

(1) **可用之藥物**
Ibuprofen, Acetaminophen, Salsalate, Difunisal, COX-2 inhibitors.

(2) **避免使用之藥物**
Aspirin, Indomethacin, Piroxicam, Tolmetin.

3.老年病患治療輕中度疼痛的方法

(1) 先使用Acetaminophen 500-1000 mg（最大劑量 4000 mg/天）按時給藥(隔六小時)至疼痛改善，但注意肝毒性的監測。

(2) 若疼痛持續，則改用非類固醇消炎鎮痛藥(如：Ibuprofen、Ketoprofen)，注意血壓、腎功能及腸胃刺激的監測。

(3) 若疼痛持續，則改用另一類之非類固醇消炎鎮痛藥(如：Sulindac、COX-2 inhibitors)。

(4) 亦可於短期中使用 Acetaminophen 加一種非類固醇消炎鎮痛藥或 Acetaminophen + Codeine，但避免同時使用兩種非類固醇消炎鎮痛藥。

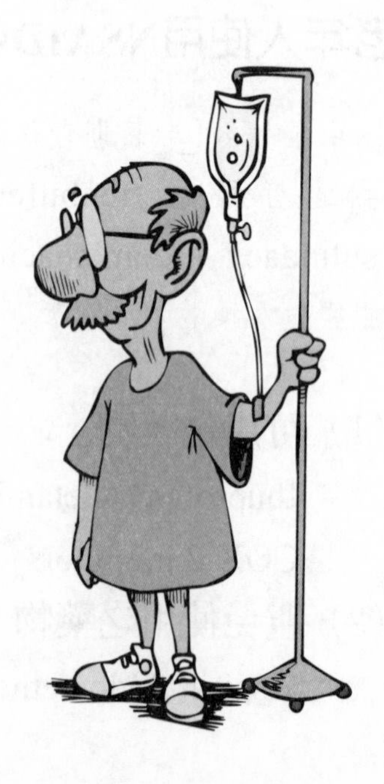

九、孕婦及哺乳婦女使用非類固醇消炎鎮痛藥的注意事項

(1) NSAIDs 對孕婦之影響

a.懷孕時間延長
b.產期延長
c.生產前後出血量增加
d.貧血
e.子癇前症及妊娠毒血症

(2) NSAIDs 對胎兒的影響

a.凝血機能異常
b.顱內出血之意外增加
c.動脈導管早期閉鎖
d.持續性肺高血壓

Aspirin	B/D
Diclofenac	B/D
Diflunisal	C/D
Ibuprofen	B/D
Indomethacin	D
Fenoprofen	B/D
Meclofenamate	B/D
Mefenamic acid	C/D
Naproxen	B/D
Sulindac	B/D
Tolmetin	B/D

◎ 懷孕末期最好避免服用 **NSAIDs**，以免影響產期及胎兒

- NSAIDs 在懷孕最後三個月均不可長期服用，因為會抑制 Prostaglandin 之合成，而導致延長母親懷孕與生產時間，並影響胎兒出生後之血液肺循環。
- Aspirin, Salicylate, Salsalate, Choline salicylate [C/D] 會造成胎兒出血傾向，孕婦尤其在生產前三個月請勿使用。
- Ibuprofen, Napoxen, Fenoprofen, Meclofenamate, Indomethacin, Sulindac [B/D] 解熱鎮痛藥，孕婦必要時可以服用，但在生產前三個月間則不可長期服用。
- Acetaminophen (Panadol) [B] 懷孕期間較安全之鎮痛藥，但亦不能長期或大量服用，以避免產生肝毒性。

◎ 哺乳婦女使用非類固醇消炎鎮痛藥的注意事項

- 避免選用毒性較大或作用時間太長之 Piroxicam, Indomethacin, Mefenamic acid, Meclofenamate, Phenylbutazone.

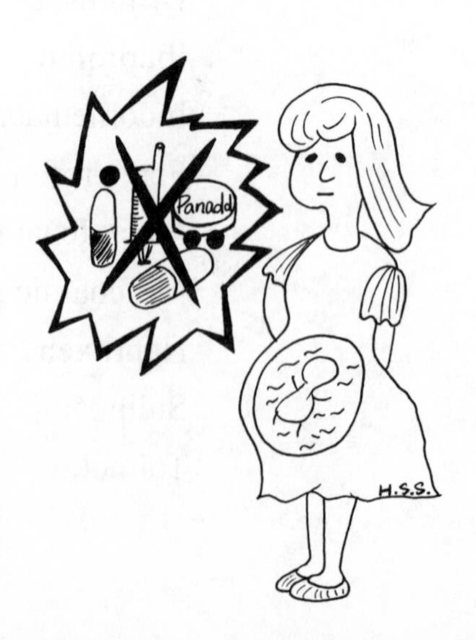

十、非類固醇消炎鎮痛藥的病患用藥指導

病患狀況	推薦使用或避免服用的藥物
氣　喘	避免使用Aspirin，但可用Ketoprofen或Diclofenac
消化性潰瘍	小心服用或使用H_2-antagonist or misoprostol預防
下　痢	避用meclofenamate
便　秘	使用meclofenamate
糖尿病	使用Glyburide或Glipizide較安全
肝　病	避免Diclofenac或Oxicams及Acetaminophen
腎臟疾病	使用Sulindac或nonacetylated salicylate
高血壓	使用Sulindac或COX-2 inhibitors，避免indomethacin
老年人	使用半衰期較短者，如：Ketoprofen或COX-2 inhibitors
痛風、急性炎症	服用Indomethacin或Tolmetin
外科手術	開刀前一星期停用Aspirin, Phenylbutazone, Piroxicam 前一天停用全部的解熱鎮痛劑

◎ 注意事項

(1) 兩種不同之NSAID併用時，鎮痛作用無法相加，但副作用常相乘。

(2) 避免長期或過量使用NSAID。

(3) 飯後服藥或併用制酸劑，可減低腸胃障礙，肛門栓劑亦較無腸胃刺激性。

(4) 服藥時，若出現皮膚癢、紅疹、光敏感性時，請停藥。

(5) 服藥時，若同時飲酒，會增加腸胃及中樞神經的不良反應。

(6) 忘記服藥時，應儘快補服，但與下一劑量時間很接近時，請勿補服或加大劑量。

(7) 藥品應儲存於陰涼乾燥處，避免日光直照，高溫及浴室。

(8) 減低腸胃刺激性的方法。

a.用於止痛時儘量採低劑量

b.以約 200 ml開水併服

c.不要躺著服藥

d.戒煙

e.避免含酒精的飲料

f.與食物併服

g.使用較無腸胃刺激者，如：Acetaminophen, Fenbufen, Sulindac, COX-2 inhibitors等

h.使用 H_2-antagonist, sucralfate, misoprostol預防

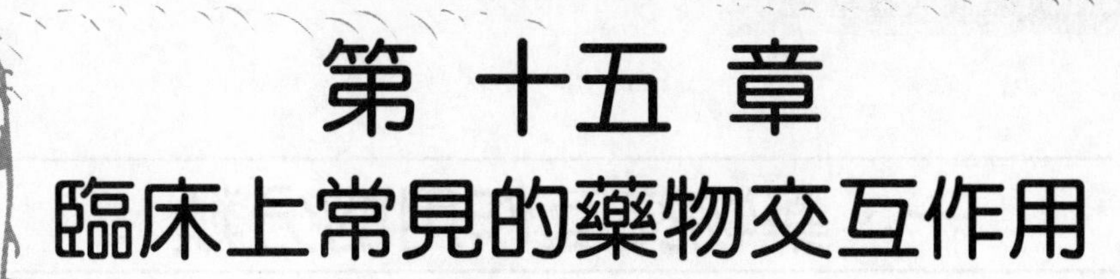

第十五章 臨床上常見的藥物交互作用

【摘要】

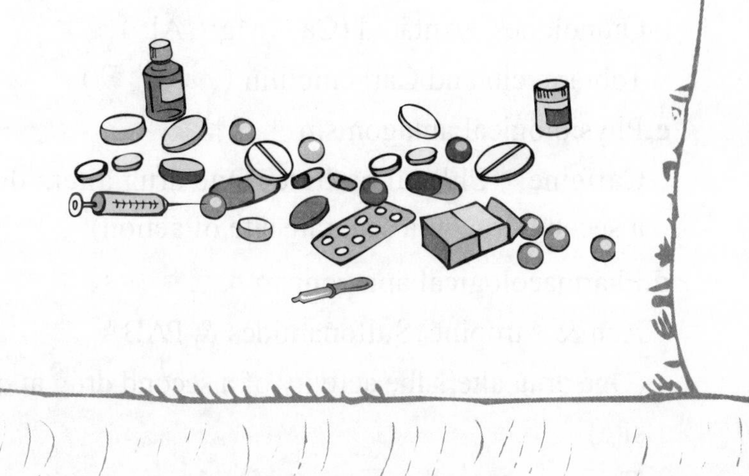

一、藥物交互作用的分類

(1) **Drug interactions**

a.增強藥物的作用 An increase in drug activity

b.減弱藥物的作用 A decrease in drug activity

c.增加藥物之不良反應 An increase in some adverse effect of the drug

(2) **Augmentation of drug activity**

a.Summation 相加：

Alcohol + Barbiturates EAB = EA + EB (1+1=2)

b.Synergism 相乘：

Barbiturates + Aspirin EAB >EA + EB (1+1>2)

c.Potentiation 增強：

MAO Inhibitors + Amphetamine EAB > EA + EB (0+1>1)

(3) **Reduction of drug activity**

a.Physical antagonism 物理拮抗：

The absorption of insulin onto glass

b.Chemical antagonism 化學拮抗：

Tetracyclines + Antacid (Ca^{+2}, Mg^{+2}, Al^{+3}),

Quinolones +Antacid (Ca^{+2}, Mg^{+2}, Al^{+3}),

Tobramycin and Carbenicillin (形成沈澱)

c.Physiological antagonism 生理拮抗：

Caffeine + Chloral hydrate (One drug alters the overt activity of a second drug at a separate site of action)

d.Pharmacological antagonism 藥理拮抗：

Ach & Atropine, Sulfonamides & PABA

(One drug alters the activity of a second drug at or near the receptor site)

This type of antagonism can be either competitive or non-competitive

◎ 競爭性拮抗

Competitive antagonists compete with agonists in a reversible fashion for the same receptor site.

◎ 非競爭性拮抗

The non-competitive antagonist binds irreversibly to the receptor site or to another site that inhibits the response of the agonists.

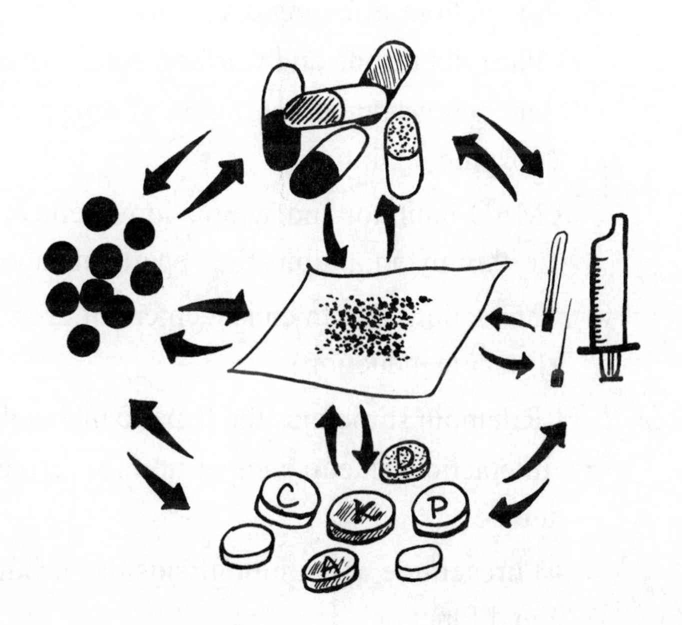

二、藥物交互作用的機轉

(一) 藥劑學上的交互作用

Pharmaceutical Interactions

Physical，Chemical incompatibility 物理與化學上的配伍禁忌
Kanamycin & Methecillin，Gentamicin & Carbenicillin，
(Inactivation or incompatibility reduces bioavailability by decreasing the amount of active drug.)

(二) 藥物動力學上的交互作用

Pharmacokinetic Interaction

(1) Alternation of gastrointestinal absorption of drugs. 干擾腸胃吸收
：Cholestyramine decrease digoxin and thyroxine bioavailability.

(2) Interactions affecting distribution of drugs. 影響藥物的分佈
：Phenylbutazone and warfarin result severe bleeding.

(3) Interactions due to inhibition of drug metabolism.
(Enzyme inhibition)
：MAO inhibitor and sympathomimetic amines result hypertension.
Erythromycin inhibits the hepatic metabolism of Carbamazepine.

(4) Interactions due to enhancement of drug metabolism.
(Enzyme induction)
：Rifampin stimulates the hepatic metabolism of digitoxin.

(5) Interactions due to competition for active transport systems in renal tubules.
：Furosemide and aminoglycosides produce impairment of renal function

● 影響吸收之藥物 Drug Interaction of absorption

(1) Tetracyclines & Quinolones Complex：with Al^{+3}, Ca^{+2}, Mg^{+2} antacids, decrease absorption

(2) Cholestyramine：acts as ion exchange resin to complex with acidic compounds (warfarin) and interferes absorption

(3) Metoclopramide：speeds up gastric emptying, increases absorption of acetaminophene

(4) Propantheline：slows gastric emptying, can have detrimental effect on erythromycin that are unstable at strong acid pH

● 影響分布之藥物 Drug Interaction of Distribution

Salicylates, NSAIDs, Oral hypoglycemics, Long-acting sulfonamides：

(Protein binding in blood) in each case, other drugs are present that bind to the same region on the protein and therefore displace some of the substance.

如：Salicylate administration may enhance the hypoglycemic response to sulfonylureas, particular chlorpropamide.

● 影響排泄之藥物 Drug Interaction of Excretion

(1) Probenecid：may inhibit the active renal tubular secretion of methotrexate (decrease renal clearance)

(2) Diclofenac and indomethacin：may inhibit the active renal tubular secretion of methotrexate

(3) Thiazide diuretics：may decrease lithium clearance

(4) Allopurinol：may impair the conversion of azathioprine and 6-mercaptopurine to inactive products by inhibiting xanthine oxidase.

● 影響代謝之藥物 Drug interaction of Elimination

(1) Ethanol：may speed up metabolism of phenytoin, tolbutamide

or warfarin

（2）Phenytoin：may speed up metabolism of corticosteroid or warfarin

（3）Phenylbutazone：may inhibit metabolism of tolbutamide or warfarin

（4）Cimetidine：may inhibit metabolism of benzodiazepines

（5）Allopurinol：may inhibit metabolism of azathioprine or 6-mercaptopurine

（三）藥物藥效學上的交互作用

Pharmacodynamic Interaction

(INTERACTIONS AT SITE OF ACTION)

（1）Reserpine or Haloperidol & Levodopa

（2）Guanethidine & Tricyclic antidepressant

（3）Propranolol (β -blockers) & Insulin

（4）Aspirin & Probenecid

（5）NSAIDs & Diuretics

◎ **Pharmacokinetic Mechanisms**

（1）Absorption

a.Drug binding in the GI tract

b.GI motility alterations

c.GI pH alterations

d.Intestinal flora alterations

e.Drug metabolism alterations within the wall of the intestine

（1）Protein-binding displacement

（2）Modified renal excretion

（3）Modified nonrenal excretion

（4）P-450 Enzyme induction

（5）P-450 Enzyme inhibition

◎ **Pharmacodynamic Mechanisms**

(1) Antagonistic effects

(2) Synergistic side effects

(3) Indirect pharmacodynamic effects

1. Common enzyme inducer and inhibitor

(1) 酵素誘導劑 Enzyme inducers

Antipyrine, Carbamazepine, Lindane, Glutethimide, Phenobarbital, Phenobutazone, Phenytoin, Primidone, Rifampin.

Cigarette smoking, Ethanol chronic use.

Barbiturates, Carbamazepine, Phenytoin, Rifampin.

: decrease serum concentration of object drug

: gradual onset over 1-2 weeks

(2) 酵素抑制劑 Enzyme inhibitors

Allopurinol, Chlordiazepoxide, Chloramphenicol, Chlorpromazine, Cimetidine, Dextropropoxyphene, Dicumarol, Disulfiram, Ethanol acute use, Imipramine, Metronidazole, Phenylbutazone, Prochlorperazine, Warfarin.

Aminodarone, Chloramphenicol, Cimetidine, Diltiazem, Erythromycin, Fluoxetine, Floroquinolones, Isoniazid, Ketoconazole, Sulfonamides, Valproic acid, Verapamil.

: Increase serum concentration of object drug

: Usually rapid onset (within 1-2 doses)

2. 肝臟酵素誘導劑 Drugs that induce Hepatic enzyme

(1) Barbiturates (Phenobarbital)

(2) Cabamazepine

(3) Griseofulvin

(4) Ethanol (Chronic use)
(5) Isoniazid
(6) Phenytoin
(7) Primidone
(8) Rifampin
(9) Environmental agents：Cigarette smoking & diet、St. John's Ward(聖約翰草*Hypericum perforatum*，屬於金絲桃科植物，內服可安定神經，治療抑鬱)

3. Drugs that inhibit hepatic Enzyme

Allopurinol	Metronidazole
Amiodarone	MAO inhibitors
Chloramphenicol	Omeprazole
Cimetidine	Paroxetiine
Ciprofloxacin	Propoxyphene
Disulfiram	Phenylbutazone
Diltiazem	Quinidine
Erythromycin	Sertraline
Isoniazid	Sulfonamides
Ketoconazole	Verapamil

4. Clinical important drugs metabolized by human CYP 450 isoforms

(1) CYP 1A2 (11 %)
(2) CYP 2C9 (17 %)
(3) CYP 2C19
(4) CYP 2D6 (21 %)
(5) CYP 3A4/ 5 (34-36 %)

(1) Cytochrome P450 1A2（CYP 1A2）

a.Substrate：Theophylline, Porpranolol, Clozapine, Tricyclic anti-deppressants(TCAs)

b.Induced by Smoking tobacco，carbamazepine，Phenytoin，Rifampin

c.Inhibited by：Cimetidine，Fluvoxamine，Ciprofloxacine

(2) **Cytochrome P450 2C9（CYP 2C9）**

a.Substrate：Most NSAIDs (including COX-2 inhibitors)，TCAs，S-warfarin，Phenytoin

b.Induced by Carbamazepine，Phenobarbital

c.Inhibited by：Cimetidine，Omeprazole，Amiodarone，SSRIs

(3) **Cytochrome P450 2C19（CYP 2C19）**

a.Substrate：Diazepam，Omeprazole，Phenytoin

b.Not affected by common inducers

c.Inhibited by：Ketoconazole，Omeprazole，Troglitazone

(4) **Cytochrome P450 2D6（CYP 2D6）**

a.Substrate：Codeine，β-blockers，Tricyclic antidepressants

b.Not affected by common inducers

c.Inhibited by：Quinidine，SSRIs (Fluoxetine，Paroxetine)

(5) **Cytochrome P450 3A4/ 5（CYP 3A4/ 5）**

a.Substrate：Benzodiazepines，Ca^{+2}-blockers，Cyclosporin，Cisapride，HMG-CoA inhibitors，Astemizole，Terfenadine，Sildenafil，Taxol，Tamoxifen，Vinblastine，Protease inhibitors，R-warfarin

b.Induced by Carbamazepine，Phenobarbital，Pheytoin，Rifampin，St. John’s Ward

c.Inhibited by：Azole antifungal agents (Ketoconazole，Itraconazole，Fluconazole)，Cimetidine，Erythromycin，Fluvoxamine (Luvox)，Grapefruit juice (GJ)，Indinavir，Nefazodone，Zafirlukast

◎ **Drug protein binding sites**

Drug	Binding sites
Warfarin	Albumin
Amitriptyline, Disopyramide, Lidocaine, Propranolol	a-1-acid glycoprotein
Cyclosporin	Lipoprotein
Corticosteroids	Transcortin
Digoxin	Tissue：Sodium-potassium ATPase

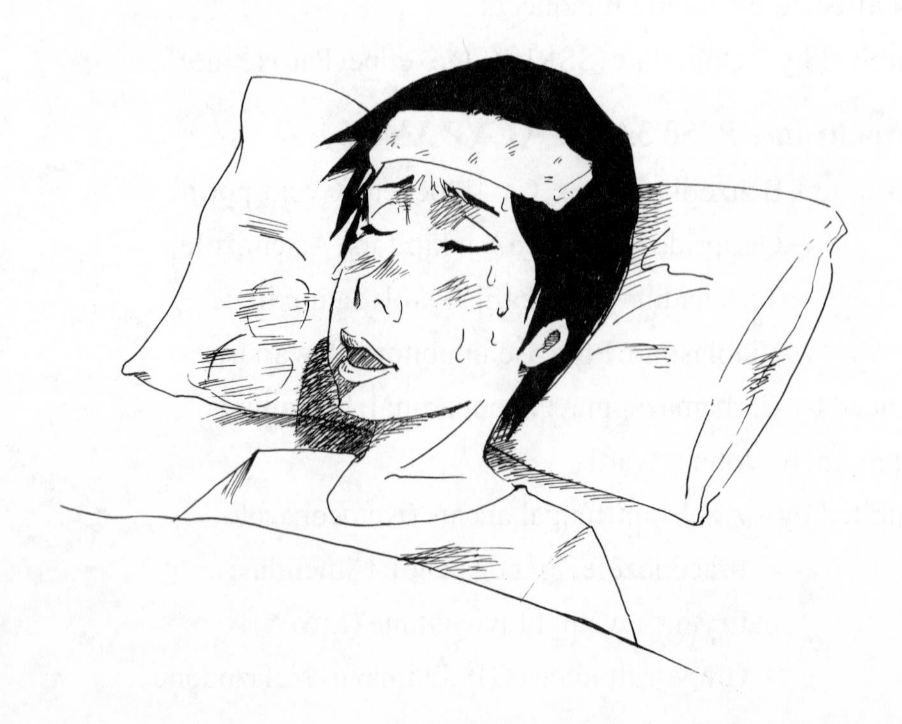

三、容易發生交互作用的藥物

（1）**Drugs with a major effect on a vital process**

Anticoagulants：Warfarin

Opioid analgesics：Morphine

Hypoglycemics：Insulin

General sedatives：Ethanol

（2）**Drugs with a steep dose-response curve**

Calcium antagonists：Verapamil

Anti-parkinsonian drugs：Levodopa

Sulphonylureas：Chlorpropamide

Antidepressants：Amitriptyline

（3）**Drugs with concentration-dependent toxicity**

Cardiac glycosides：Digoxin

Aminoglycosides：Gentamicin

Cytotoxic agents：Methotrexate

Psychoactive drugs：Lithium

（4）**Drugs whose loss of effect leads to disease breakthrough**

Corticosteroids：Prednisolone

Methylxanthines：Theophylline

Antibiotics：Tetracycline

Neuroleptics：Chlorpromazine

（5）**Patient dependent on prophylactic drug action**

Oral contraceptives

Immunosuppressive agents：Cyclosporin

Anticonvulsants：Phenytoin

Cardiac anti-arrhythmics：Quinidine

◎ Estimated tendency of drug classes to participate in drug interactions

表格內為最常發生交互作用的藥物

Oral anticoagulants	43 %
Antidiabetics	16 %
MAO inhibitors	16 %
Phenothiazines	10 %
Anticonvulsants	10 %
Tricyclic antidepressan	6 %
Digitalis glycosides	6 %
Antiarrhythmics	6 %
Salicylates	4 %
Hormones	3 %

◎ Drugs with a narrow therapeutic Index

a.Aminoglycoside antibiotics

b.Cyclosporin

c.Digoxin

d.Hypoglycemic agents

e.Lithium

f . Phenytoin

g.Theophylline

h.Tricyclic antidepressants

i . Warfarin

四、容易發生藥物交互作用的病人

(1) **Elderly patients receiving polypharmacy**

a. Increased susceptibility to adverse effects, particularly involving the central venous system and CNS.

b. Impaired compensatory homoeostatic mechanisms leading to likelihood of postural hypotension, hypothermia and confusion.

c. Comprehension and memory often poor, so dose regimens must be kept simple.

(2) **Patients with complex, severe acute illness**

Symptoms may be constantly changing and it may be difficult to differentiate effects of drugs from those of underlying disease e.g. cardiogenic shock, aplastic anemia, and hepatic pre-coma.

(3) **Patients with unstable disease treated with chronic drug therapy**

An interaction may precipitate an exacerbation or produce, concentration dependent drug toxicity (e.g. cardiac arrhythmia, severe asthma and brittle diabetes).

(4) **Patients dependent on drug prophylaxis**

Loss of therapeutic effect may result in disease breakthrough or unwanted physiological effect (e.g. connective tissue disorder, Addison's disease, renal transplant and contraception).

(5) **Disease affecting major organs of drug elimination**

Disorders influencing hepatic or renal function favor the likelihood of an adverse reaction or interaction (e.g. impaired oxidation in cirrhosis or cardiac failure and reduced renal excretion in uremia).

(6) **Patients with severe intercurrent illness**

Acute infective disorders which influence drug handing or response. (e.g. pneumonia, viral hepatitis, and pyelonephritis).

(7) **Patients with two or more prescribing doctors**

Treatment by both family practitioners and hospital clinics can result in unfortunate drug combinations.

5. Patients at increased risk of drug interactions

(1) Increased risk due to severity of the disease state being treated

a. Cardiac arrhythmias

b. Epilepsy

c. Diabetes

d. Asthma

e. Hypothyroidism

f. Aplastic anemia

g. Hepatic pre-coma

(2) Increased risk due to drug interaction potential of therapy

a. Cardiovascular disease

b. Connective tissue disorders

c. Gastrointestinal disease

d. Infection

e. Metabolic disorders

f. Psychiatric illness

g. Respiratory ailments

h. Seizure disorders

五、臨床上重要的藥物交互作用

併用藥物	交互作用	注意事項
Oral anticoagulants + Amiodarone * + Aspirin、Salicylates * + Androgens (17-alkyl) + Cephalosporins * + Clofibrate * + Vitamin E + H2-antagonists + Metronidazole * + Erythromycin * Nalidixic acid + SMZ-TMP (Bactrim) * + Thyroid hormones *	抑制抗凝血劑的代謝是經由抑制肝臟內的Cytochrome P-450酵素	監測出血時間(Bleeding or prothrombin time)或是降低anticoagulants 25%～50%之使用量
Oral Anticoagulants + Barbiturates * + Carbamazepine + Griseofulvin + Phytonadione、Vit.K + Rifampin	增加肝臟抗凝血劑的代謝；Barbiturates減弱抗凝血的作用，但停藥時反會加強抗凝血作用	避免一併服用 亦會增加Clotting factor之合成
Digoxin + Amiodarone * + Erythromycin * + Quinidine * + Verapamil * + Tetracycline *	減少腎之廓清率；減少非腎之廓清率。升高毛地黃的血中濃度(毛地黃的廓清率降低)	TDM降低毛地黃劑量： ●監測毛地黃血中濃度 ●觀察患者之心臟毒性是否出現
Digoxin (Digitalis) + Amphotericin B + Corticosteroids + Thiazide & loop diuretic *	造成低鉀血症 增加心臟毒性	監測血中鉀離子濃度 補充含高鉀的食物
Theophylline + Cimetidine + Erythromycin (Macrolides) + Quinolones + Oral contraceptives	抑制肝臟Cytochrome P-450之Theophylline的代謝，血中濃度升高	

Theophylline + Hydantoins、Rifampin + β -blockers	減弱Theophylline的作用（尤其是非選擇性之β-blockers）	避免共同使用 ＊改用選擇性之β-blockers（如：catendol），不會降低Theophylline之廓清率
Aminoglycosides + 骨骼肌弛緩劑	增強呼吸抑制作用	避免共同使用
Aminoglycosides + Loop diuretics * + Cephalosporins (IV)	增加腎毒性 增加神經耳毒性	避免共同使用 ＊監測聽力功能
Aminoglycosides + Carbenicillin + Piperacillin	減弱Aminoglycoside作用	避免共同使用

併用藥物	交互作用	注意事項
β -blockers + Antidiabetic agents (Insulin or Sulfonylureas)	抑制心跳及腎上腺素的作用，遮蓋低血糖症狀，亦可能會抑制胰島素分泌使血糖上生	避免共同服用或使用具心臟選擇性阻斷劑
β -blockers + Verapamil (Isoptin)	過度抑制心肌收縮力，甚至造成心臟停止跳動	避免共同服用
β -blockers + Phenothiazines、Wintermin + Cimetidine + Oral contraceptives	加強β阻斷效果	降低β -blockers劑量
β -blockers + Barbiturates + Hydralazine + NSAIDs + Rifampin	減弱β阻斷效果	避免長期併用

Clonidine + β -blockers *	高血壓反彈 (Rebound)	避免一併使用
Clonidine + Tricyclic antidepressant *	降壓失效或減弱	避免一併使用
Carbamazepine + Erythromycin (Macrolides) + Cimetidine + Danazol + Isoniazid (INAH)	抑制Carbamazepine代謝，血中濃度上升，毒性增加 ＊Inhibit CYP 3A4	TDM 調整劑量
Doxycycline + Carbamazepine + Hydantoins + Phenobarbital	加快Doxycycline代謝，降低抗菌效果 ＊Induce CYP 3A4 or CYP 1A2	改換另一種四環素
Tetracyclines + Antacids + Ca,Fe,Mg salts	降低四環素的抗菌效果	隔開(至少三小時)服用
Phenytoin (Hydantoins) + Amiodarone + Chloramphenicol + Cimitidine + Dicumarol + Isoniazid + Phenylbutazones + Sulfonamides	抑制Phenytoin的代謝，血中濃度上升 ＊Inhibit CYP 3A4 or CYP 2C9	TDM 調整劑量
Phenytoin + Antineoplastics + Folic acid + Rifampin + Diazoxide	增加肝中Phenytoin的代謝，血中濃度降低 ＊Induce CYP 3A4 or CYP 2C9	避免一併使用

併用藥物	交互作用	注意事項
Alcohol + Cefamandole + Cefoperazone + Chlorpropamide + Metronidazole + Moxalactam	顏面潮紅、嘔吐、流汗、心跳加快 (Disulfiram-like reaction)	服藥期間不可飲酒
Alcohol + Clonidine + Antianxiety drugs + Antihistamines + Hypnotics	中樞神經過度抑制	服藥期間不可飲酒
Antihypertensive agents + NSAIDs (long term)	降低降壓效果 前列腺素合成受抑制	避免一併使用
ACE inhibitors + Spironolactone + Potassium salts	抑制腎臟鉀離子的排泄，造成嚴重高鉀血症	避免共同使用
Acetaminophen + Hydantoins	加速Acetaminophen的代謝，造成肝毒性 *Induce CYP 1A2	降低Acetaminophen劑量
Clindamycin (Cleocin) + Aluminum salts	降低 Cleocin的吸收	分開服用
Corticosteroids + Oral contraceptives + Estrogens + Erythromycin + Ketoconazole	增加 Corticosteroid的副作用	避免一併使用
Corticosteroids + Barbiturates + Hydantoins + Rifampin + Chloestyramine	降低 Corticosteroid的藥效	避免一併使用

Sympathomimetics + Halothane + Reserpine + Methyldopa + Antidepressants + MAO inhibitors + Hydantoins *	增強心臟毒性，造成心跳加快、心律不整、高血壓	避免一併使用
Oral contraceptives + Ampicillin + Tetracycline	干擾女性荷爾蒙腸肝循環，使避孕失效	避免一併使用
Oral contraceptives + Barbiturates + Rifampin + Phenytoin + Primidone + Griseofulvin	因女性荷爾蒙代謝增加，降低避孕效果	避免一併使用

併用藥物	交互作用	注意事項
Lidocaine + Cimetidine + Propranolol	減少Lidocaine的代謝，使血中濃度上升，增加毒性 ＊Inhibit CYP 3A4	降低劑量
Quinidine + Amiodarone * + Cimetidine	血中濃度上升， 可能造成心律不整	避免一併使用
Quinidine + Barbiturates + Hydantoins + Rifampin	血中濃度降低	避免一併使用
Sulfonylureas + Chloramphenicol + Sulfonamides + Clofibrate + Salicylates	加強降血糖效果	注意低血糖反應

Cyclosporin + Erythromycin + Diltiazem + Ketoconazole	增加Cyclosporin之 腎毒性	避免一併使用
Cyclosporin + Hydantoins + Rifampin * + Sulfonamides *	降低Cyclosporin之 血中濃度 * Induse CYP 3A4	避免一併使用
Methotrexate + Probenecid + Salicylate	抑制Methotrexate 腎小管的排泄， 升高血中濃度	避免共同使用
Methoxyflurane + Tetracycline + Barbiturate Probenecid + Aspirin & Salicylates Allopurinol + Mercaptopurine + Azathioprine + Cyclophosphamide	增加腎毒性的危險 降低促進尿酸排泄藥效 ，增加抗癌藥之毒性	避免共同使用 避免一併使用 併用時必須減低劑量
Lithium + NSAIDs + Thiazide diuretics + Probenecid	減少鋰的排泄， 血中濃度上升， 注意毒性	調整劑量
Ether + Neomycin	加強呼吸抑制作用	避免併用
Tubocurarine + Gentamicin	加強呼吸抑制作用	避免併用

併用藥物	交互作用	注意事項
Amitriptyline、Clozapine Desipramine、Imipramine + Cimetidine + Ciprofloxacin + Diltiazem + Erythromycin + Grapefruit juice + Norfloxacin	抑制CYP 1A2酵素，造成Amitriptyline, Clozapine, Desipramine, Imipramine等藥血中濃度增高，增加心臟QT-interval prolongation的危險。產生心室性心律不整、心房顫動。	避免併用。 若需一起使用時，需密切監測心電圖(ECG)。
Amiodarone、Astemizole Cisapride、Erythromycin Imipramine、Quinidine Sertraline、Tamoxifen、Terfenadine + Cimetidine + Clarithromycin + Diltiazem + Erythromycin + Fluconazole + Fluoxetine + Fluvoxamine + Indinavir + Ketoconazole + Metronidazole + Omeprazole + Quinidine	抑制CYP 3A4 酵素造成Amiodarone, Astemizole, Cisapride, Erythromycin, Imipramine, Quinidine, Sertraline, Tamoxifen, Terfenadine等藥血中濃度增高，增加心臟QT-interval prolongation的危險。產生心室性心律不整、心房顫動。	避免併用。 若需一起使用時，需密切監測心電圖(ECG)。

現今台灣藥師在健保制度中之角色

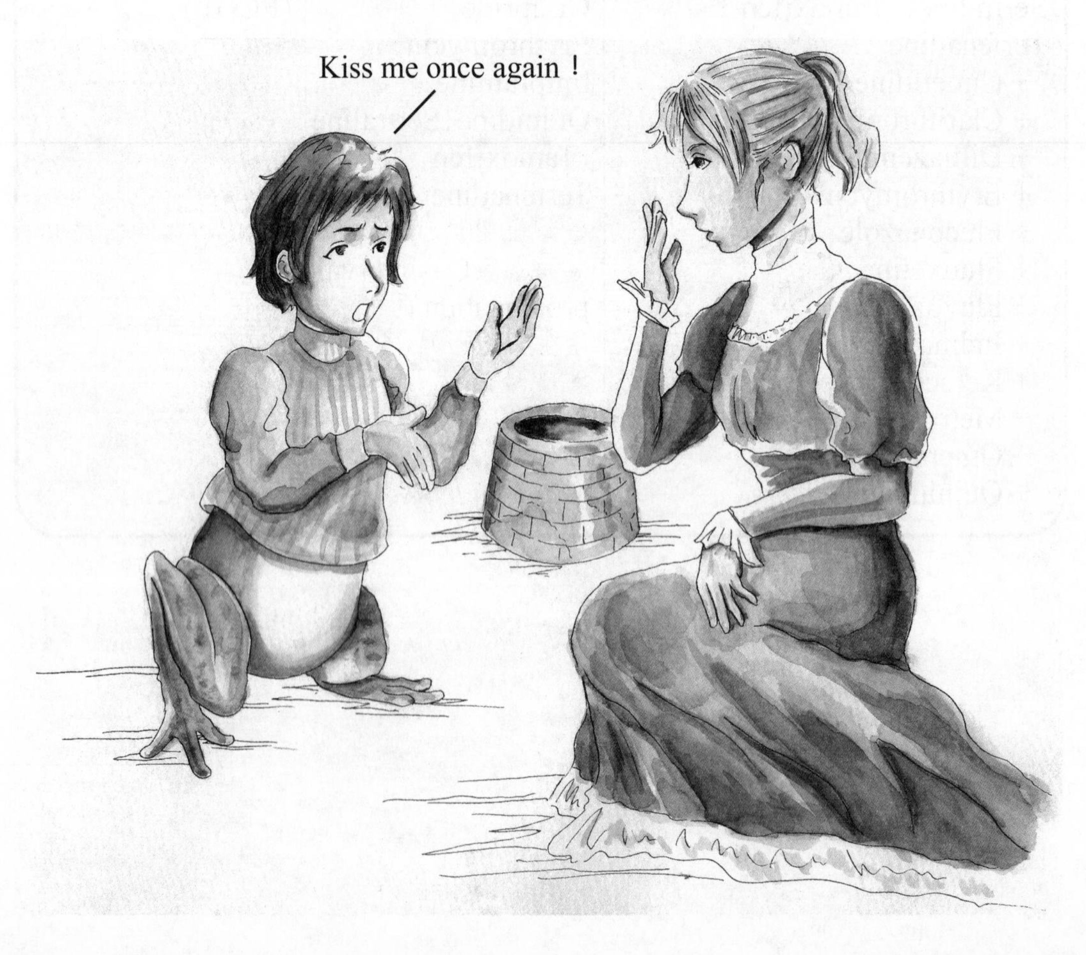

【編者學術著作】

1. 郭盛助 黃麗嬌 賴建銘 中村秀雄 Studies on Heterocyclic compounds X Antihypertensive & Antianginal activities of 3,4-Dimethylpyrano [2,3-c] pyrazol-6-one Derivatives. 臺灣藥學雜誌(J. Taiwan Pharm. Assoc.) 1988；39(4)：234-239.
2. 賴建銘：孕婦用藥安全問題—畸形胎 (Teratogenicity) 藥學雜誌(The Journal of Pharmacy) 1989；6(1)：44-55.
3. 賴建銘：點滴輸液之分類及治療之基礎理論 藥學雜誌(The Journal of Pharmacy) 1992；8(3)：87-96.
4. 賴建銘：高血壓梯階式治療法之再評估 藥學雜誌(The Journal of Pharmacy) 1993；9(1)：114-132.
5. 郭代璜 柯慧明 賴建銘 邱泰惠 吳天賞 鄧哲明 郭盛助 Hypoglycemic and antiplatelet constituents of Taxus mairei 中華藥學雜誌(The Chinese Pharmaceutical Journal) 1994；46：175-183.
6. 賴建銘：藥師於門診的病患諮詢服務 藥師週刊 (1995)。
7. Jing G Chung, Hue M Kuo, Tase H Lin, Chin C Ho, Jau H Lee, Jem M Lai, Gerald N Levy, and Wendell W Weber. Evidence for arylamine N-acetyltransfer in the nematode Anisakis simplex. Cancer letters 1996；106：1-8.
8. Jing-Gund Chung, Hsiu-Maan Kuo, Li-Tzu Wu, Jem-Min Lai, Jau-Hong Lee, Chi-Fu Hung. Evidence for arylamine N-acetyltransfer in Hymenolepis nana 中華微免雜誌(Chinese J. Microbiol. Immunol.) 1997；30：1-17.
9. Jem-Min Lai, Jing-Gung Chung, Hwang-Hui Wang, Guang-Wei Chen, Li-Tzu Wu, and Chang-Hai Tsai. Human Colon Tumor Arylamine N-Acetyltransferase Characterization. 中國醫藥雜誌(Med. J. CMCH) 1997；2：93-103.
10. Jing-Gung Chung, Hwang-Hui Wang, Guang-Wei Chen, Li-Tzu Wu, Jem-Min Lai, and Chang-Hai Tsai. Kinetics of Arylamine N-Acetyltransferase in Tissues from Human Colon Tumor. 中國醫藥雜誌 (Med. J. CMCH) 1997；2：81-92.

11. J.H. Lee, L.G. Chung, J.M. Lai, G.N. Levy, and W.W. Weber. Kinetics of arylamine N-acetyltransferase in tissues from human breast cancer. Cancer Letters 1997；111：39-50.

12. L.G. Chung, J.H. Lee, C.C. Ho, J.M. Lai, Y.C. Chou, H.H. Teng, and S.C. Huang. A Survey of arylamine N-acetyltransferase activity in common fruits and vegetables. Journal of Food Biochemistry 1997；20：481-490.

13. Jem-Min Lai, Li-Tzu Wu, Jing-Gung Chung, Li-Jiau Huang, Sheng-Chu Kuo. All-trans-retinoic acid and indole-3-acetic acid affect methionine adenosyltransferase of human tumor cells. The Chinese Pharmaceutical Journal. 1997；49：61-67.

14. Guang-Wei Chen, Jing-Gung Chung, Hwang-Hui Wang, Lii-Tzu Wu, Chang-Hu Hsu, Jem-Min Lai, Jaung-Geng Lin, and Chang-Hai Tsai. Purification and characterization of a N-Acetyltransferase from Chinese Human Colon Normal Tissue. 中台灣醫學科學雜誌(M.Taiwan J.Med.) 1998；1：34-42.

15. Jing-Gung Chung, Jau-Hung Lee, Hwang-Hui Wang, Shih-Hsien Chang, Lii-Tzu Wu, Jem-Min Lai, and Chi-Fu Hung. Vitamin E promotes Arylamine N-Acetyltransferase activity in the rat. 中國醫藥學院雜誌(China Medical College Journal) 1998；7(1)：17-26.

16. 李禮君 施麗娟 謝調揚 賴建銘 臨床路徑簡介及藥師在路徑中該扮演的角色 台灣臨床藥學雜誌(Formosa Journal of Clinical Pharmacy) 2000；8(1&2)：33-47.

【本書重要參考文獻】

一、藥師國考命題指定用書：

1. Pharmacotherapy：A Pathophysiologic Approach 2002 5th edition
   Editors：Joseph T. Dipiro, Robert L. Talbert etc
2. Applied Therapeutics (The Clinical Use of Drugs) 7 th edition 2001
   Edited by Lloyd Yee Young, Mary Anne Koda-Kimble
3. Textbook of Therapeutics (CLINICAL PHARMACY & THERAPEUTICS).
   7th Edition 2000, Eric T. Herfindal, Dick R. Gourley, Linda LL Loyd Hart

二、其他：

1. ABC of Hypertension. British Medical Journal 1987 p22-29
2. ACE inhibitors in the treatment of elderly hypertensive. DRUGS OF TODAY vol.25,no.1 p13-17 1989
3. AHFS Drug Information
4. Antihypertensive drugs and quality of life in the elderly. J.CARDIOVASCULAR PHARMACOLOGY 14(Suppl.10) S21-26 1989
5. Association between cleft lip with and without cleft palate and prenatal exposure to diazepam. Lancet 1975：2：748
6. Avery's drug treatment (principles and practice of clinical pharmacology and therapeutics) 3rd edition
7. Cardiovascular birth defects and antenatal exposure to female sex hormones. N.Engl. J. Med. 1977：292：67-70
8. Centers for Education & Research on Therapeutics (CERT)
9. Clinical Pharmacy and Therapeutics. 1994 Edited by Roger Walker Churchill Livingston
10. Concise Pathology 1995 2nd edition Edited by Parakrama Chandrasoma a LANGE medical book
11. Does antihypertensive therapy influence quality of life ? CLINICAL PHARMACY vol 8,1989 p359-363
12. Drug Actions (Basic Principles and Therapeutic aspects) 1995
13. Drug Facts and Comparisons
14. Drug Information Handbook for Physician Assistants (1999-2000)
15. Drug interaction (Fourth Edition)

16. Drug Interaction Facts (1999, 2000)
17. Drug prescribing during pregnancy, Am J. Obstet. Gynecol. 1978；132：235
18. Drug Therapy in Obstetrics and Gynecology 2nd edition 1986 Chapter 2. Drug effects on the Fetus. p13-24
19. Drug therapy in the elderly. POSTGRADUATE MEDICINE vol.85,no.6, 5,1989 p87-99
20. Drugs for Hypertension. The Medical Letter. Vol.29 Jan.2.(I 730) 1987
21. Drugs for the Heart. 5th edition. Lione H.Opie.2001
22. Drugs in Pregnancy and Lactation 1983 (A reference guide to fetal and neonatal risk)
23. Drugs in Pregnancy which to use and which to avoid Drug Therapy /April 1983 p167-176
24. FDA drug evolution information.net
25. Geriatric pharmacology. DRUGS OF TODAY vol.25,no.10, p671-675 1989
26. Hepatotoxic of erythromycin estolate during pregnancy. Micro Agent Chemother. 1977；12：630
27. http：//www.medscape.com
28. http：//www.pharminfo.com
29. Human Diseases (A Systemic Approach) 4th Edition. 1995. Mary Lou Mulvihill
30. Hypertension,A practical Approach.1984 Epstein & Oster
31. Hypertension Edited by G.Sandler MTP press 1987
32. Hypertension management (Clinical practice and therapeutic dilemmas)
33. Managing Hypertension in Elderly patients. DRUG THERAPY 3,1983 P61-70
34. Medication Teaching Manual (The Guide to Patient Drug Information) 7th edition 1998
35. Medicine in old age. BMJ 1985. Cardiovascular disease in the old. p96-105
36. Metronidazole in pregnacy. Am J. Obstet.Gynecol. 1966；94：343
37. Pathology for the Health-Related Professions 1996
38. Pathology Illustrated. 5th Edition 1995 "Churchill Livingstone"

39. Pathophysiology (Adaptations and Alterations in Function) 3rd Edition Barbara L. Bullock & Pearl Philbrook Rosendahl 1992 "Lippincott"
40. Pathophysiology (Clinical Concepts of Disease Processes) 5th edition Sylvia A. Price & Lorraine M. Wilson 1997 "Mosby Year Book"
41. Pathophysiology of Heart disease. ed.by Naranjna S.Dhalla. 1987
42. Pathophysiology with Practical Application 1993 by Phyllis Chowdry Wm. C. Brown Publishers
43. Pharmacological intervention trials in elderly hypertensives. DRUGS OF TODAY vol 25,no.12, p787-797 1989
44. Pharmacy Times ~ Some Clinically Important Drug Interactions~
45. Prescribing in pregnancy. Edited by Peter C Rubin. BMJ. 1987
46. Professional Guide to Patient Drug Facts
47. Propanolol & Hydralazine in management of essential hypertension in pregnancy . Br.J Obstet.Gynecol. 1980；87：110
48. Reevaluating stepped care for Hypertension. Pros and cons of available drugs. Drug Therapy /Dec. 1987 p30-40
49. Reevaluating stepped care for hypertension.The profiled-care Alternative. Drug Therapy/Jan. 1988 p46-54
50. Teratogenic effect of meclizine, cyclizine and chlorcyclizine. JAMA 1965；194：987
51. The effect of moderate alcohol consumption during pregnancy on fetal growth. J.Pediatr. 1978；92：457-460
52. The Essential Guide to Prescription Drugs James W. LONG, M. D. & James J. Rybacki, Pharm. D
53. THE NTUH DRUG BULLETIN 台大藥報 Vol.9. no.7. no.8. 1988
54. Treatment of hypertension with calcium entry blockers in Elderly patients. DRUGS OF TODAY vol.25,no.6 1989. p431-437
55. Use of Cardiovascular drugs in the elderly. What difference does age make? POSTGRADUATE MEDICINE vol.85,no.5, 4,1989 p319-330
56. 當代醫學 Vol.15. 1, p33-36. 1988
57. 醫院藥學 Vol.4：p233-239,1987

【藥名索引】

C

D

E

F

G

H

I

K

L

M

O

P

Q

R

S

T

【編者座右銘】

生命意謂著有些必要的事情應該去做

或者說是某件任務該去完成

假如我們一直逃避

不願意去從事某些事情

那麼我們的生命所得就等於零

就本質上來說

人類的生命原就該奉獻給某些事物

成功並不能用一個人

達到什麼地位來衡量

而是依據他在邁向成功的過程中

到底克服了多少困難和障礙

■布克 華盛頓

【優良藥師執業守則】

一、藥師職業應以病患之利益為最大優先考量

二、藥師應不斷充實藥學專業知識，提昇藥事服務品質

三、藥師應提供安全及有效的優質藥物

四、藥師應認真維護藥學專業工作之榮譽與尊嚴

五、藥師應誠實及良心地執行藥學專業

六、藥師不可運用藥學專業知識違反人道

七、藥師應有愛心及耐心照顧病患

八、藥師應保守病患隱私與秘密，尊重病患之尊嚴及自主權

九、藥師應奉獻一切，為大眾健康善盡專業服務責任

十、藥師應與病患及醫療人員建立和諧及互信的友誼

十一、藥師應尊重同行，與其他醫療人員發揮團隊互助的精神

十二、藥師服務熱忱，不因年齡、性別、宗教、國籍及族群而有差別

~MEMO~

生活與問題

生活就是在解決每天所發生的問題
一但沒有問題
不是生活趨於平淡
就是生命即將結束
如果問題不斷發生
那是象徵生活的進步與生命力的增長

~MEMO~

努力不懈

世上沒有任何事物能夠取代毅力
天賦不能夠
天資聰穎但失敗者比比皆是
才氣不能夠
懷才不遇幾乎已成爲諺語
學歷不能夠
世上盡是飽讀詩書的怠職者
堅持與決心才是無所不能

~MEMO~

生活與問題

生活就是在解決每天所發生的問題
一但沒有問題
不是生活趨於平淡
就是生命即將結束
如果問題不斷發生
那是象徵生活的進步與生命力的增長

~MEMO~

努力不懈

世上沒有任何事物能夠取代毅力
天賦不能夠
天資聰穎但失敗者比比皆是
才氣不能夠
懷才不遇幾乎已成爲諺語
學歷不能夠
世上盡是飽讀詩書的怠職者
堅持與決心才是無所不能

~MEMO~

生活與問題

生活就是在解決每天所發生的問題
一但沒有問題
不是生活趨於平淡
就是生命即將結束
如果問題不斷發生
那是象徵生活的進步與生命力的增長

~MEMO~

努力不懈

世上沒有任何事物能夠取代毅力
天賦不能夠
天資聰穎但失敗者比比皆是
才氣不能夠
懷才不遇幾乎已成爲諺語
學歷不能夠
世上盡是飽讀詩書的怠職者
堅持與決心才是無所不能

～MEMO～

生活與問題

生活就是在解決每天所發生的問題
一但沒有問題
不是生活趨於平淡
就是生命即將結束
如果問題不斷發生
那是象徵生活的進步與生命力的增長

～MEMO～

努力不懈

世上沒有任何事物能夠取代毅力
天賦不能夠
天資聰穎但失敗者比比皆是
才氣不能夠
懷才不遇幾乎已成爲諺語
學歷不能夠
世上盡是飽讀詩書的怠職者
堅持與決心才是無所不能

基礎臨床藥物治療學

大專用書

❶

編者：賴建銘
繪圖：白斐瑛、沈東儒
封面設計：賴建銘
編輯：林士民
總策劃：黃世勳、賀曉帆
發行人：洪心容
出版者：文興出版事業有限公司
地址：臺中市漢口路2段231號
電話：(04)23160278
傳真：(04)23124123
E-mail：wenhsin.press@msa.hinet.net
印刷：鹿新印刷有限公司
地址：彰化縣鹿港鎮民族路304號
電話：(04)7772406
傳真：(04)7785942
初版：西元2004年3月
定價：新臺幣700元整
ISBN：957-28932-6-2
本書如有缺頁、破損、裝訂錯誤，請寄回更換

本書部份圖片感謝 NOVA DEVELOPMENT 提供

基礎臨床藥物治療學 / 賴建銘編著. --初版.
-- 臺中市：文興出版，2004〔民93〕
面； 公分. --（大專用書：1）
參考書目：面
含索引
ISBN 957-28932-6-2（平裝）

1. 藥理學 2. 藥物治療

418.1 93004469